U0206451

国家社科基金重大项目"中国非传统安全威胁识别、评估与应对研究"（项目批准号：12&ZD099）研究成果之一

国家社科基金青年项目"中国国门非传统安全威胁识别与跨域治理研究"（项目批准号：15CZZ043）的阶段性成果

非 传 统 安 全 与
平 安 中 国 丛 书

顾问◎李健和
主编◎余潇枫　何艳玲

从"国门安全"到"场域安全"

——出入境检验检疫的非传统安全分析

CONG GUOMENANQUAN DAO CHANGYUANQUAN
CHURUJING JIANYANJIANYI DE FEICHUANTONG ANQUAN FENXI

余潇枫　赵振拴　廖丹子　编著

中国社会科学出版社

图书在版编目（CIP）数据

从"国门安全"到"场域安全"：出入境检验检疫的非传统安全分析／
余潇枫等编著 . —北京：中国社会科学出版社，2015.11
ISBN 978 - 7 - 5161 - 7297 - 1

Ⅰ. ①从… Ⅱ. ①余… Ⅲ. ①国境检疫—卫生检疫—安全—分析
Ⅳ. ①R185.3

中国版本图书馆 CIP 数据核字（2015）第 300914 号

出 版 人	赵剑英
责任编辑	张　林
特约编辑	金　沛
责任校对	高建春
责任印制	戴　宽

出　　版	中国社会科学出版社
社　　址	北京鼓楼西大街甲 158 号
邮　　编	100720
网　　址	http://www.csspw.cn
发 行 部	010 - 84083685
门 市 部	010 - 84029450
经　　销	新华书店及其他书店

印　　刷	北京明恒达印务有限公司
装　　订	廊坊市广阳区广增装订厂
版　　次	2015 年 11 月第 1 版
印　　次	2015 年 11 月第 1 次印刷

开　　本	710 × 1000　1/16
印　　张	18.5
插　　页	2
字　　数	316 千字
定　　价	68.00 元

当前我国国家安全内涵和外延比历史上任何时候都要丰富，时空领域比历史上任何时候都要宽广，内外因素比历史上任何时候都要复杂，必须坚持总体国家安全观，以人民安全为宗旨，以政治安全为根本，以经济安全为基础，以军事、文化、社会安全为保障，以促进国际安全为依托，走出一条中国特色国家安全道路。贯彻落实总体国家安全观，必须既重视外部安全，又重视内部安全，对内求发展、求变革、求稳定、建设平安中国，对外求和平、求合作、求共赢、建设和谐世界；既重视国土安全，又重视国民安全，坚持以民为本、以人为本，坚持国家安全一切为了人民、一切依靠人民，真正夯实国家安全的群众基础；既重视传统安全，又重视非传统安全，构建集政治安全、国土安全、军事安全、经济安全、文化安全、社会安全、科技安全、信息安全、生态安全、资源安全、核安全等于一体的国家安全体系；既重视发展问题，又重视安全问题，发展是安全的基础，安全是发展的条件，富国才能强兵，强兵才能卫国；既重视自身安全，又重视共同安全，打造命运共同体，推动各方朝着互利互惠、共同安全的目标相向而行。

　　——中共中央总书记、国家主席、中央军委主席、中央国家安全委员会主席习近平2014年4月15日主持召开中央国家安全委员会第一次会议上的讲话节录

"非传统安全与平安中国"丛书

顾　问　李健和(中国人民公安大学副校长、教授)
主　编　余潇枫(浙江大学非传统安全与和平发展研究
　　　　　　　中心主任、教授、博士生导师)
　　　　何艳玲(中山大学中国公共管理研究中心主
　　　　　　　任、教授)

总　序

平安中国:美好社会的根基

　　"平安中国"是当今中国社会结构转型与改革开放深化的重要主题,也是民众普遍关注与政府十分重视的大议题。当前,国际问题与国内问题的相互交织以及非传统安全威胁的不断凸显,不仅强化了"平安中国"建设的现实诉求,而且提升了"社会安全"与"人的安全"在国家安全维护中的价值地位。在此情况下,追求"创新、协调、绿色、开放、共享",建设安定和谐的社会秩序,提升安全维护的国家能力,已成为当今中国落实总体国家安全观,全面建成小康社会的重要标志。在中国参与全球治理的进程中,"平安中国"建设对促进世界和谐与繁荣同样有着积极的引领与示范意义。

　　"平安"是一个内涵比"治安"大得多的范畴。平安是指:社会矛盾能得以化解,社会冲突能得以调适,社会富裕能得以保障,社会正义能得以伸张,社会公平能得以体现,社会质量能得以提升,社会和美能得以实现。与之相应,"平安中国"就是要在中国打造出这样的局面:经济建设欣欣向荣,人民群众安居乐业,社会治安秩序良好,国际交往合作共赢。在这个持续发生深刻变革的时代,"平安建设"关涉着中国政府的各个部门,关涉着中国社会的方方面面,也关涉着中国公民的点点滴滴。在安全价值高于发展价值的今天,可以说平安是民生得以保障的标志,是经济可持续发展的前提,是美好社会得以实现的根本。

　　"非传统安全与平安中国"丛书将精选中国"平安建设"的有效典型与创新范例,通过引介其在协调社会关系、规范社会行为、解决社会问题、化解社会矛盾、应对社会风险、保持社会稳定、创新社会管理、促进社会公正等方面的实践和反思,为促进中国的安全体制转型和创新中国的安全治理方式架桥铺路,为实现政府善治和美好社会夯实基础。

余潇枫　何艳玲

2015 年 11 月

目　录

序一 ……………………………………………………… （1）

序二 ……………………………………………………… （4）

第一章　检验检疫新语境:非传统安全 ……………………… （1）
　第一节　"主权安全":历史语境的转换 …………………… （1）
　第二节　"国门安全":现实语境的拓展 …………………… （18）
　第三节　"场域安全":理论语境的建构 …………………… （37）

第二章　检验检疫非传统安全威胁识别 …………………… （54）
　第一节　检验检疫安全威胁识别概述 …………………… （54）
　第二节　生态环境安全威胁识别 ………………………… （61）
　第三节　公共卫生安全威胁识别 ………………………… （72）
　第四节　食品安全威胁识别 ……………………………… （82）
　第五节　产品质量安全威胁识别 ………………………… （88）

第三章　检验检疫非传统安全威胁评估 …………………… （96）
　第一节　威胁评估理论概述 ……………………………… （96）
　第二节　生态环境安全威胁评估 ………………………… （104）
　第三节　公共卫生安全威胁评估 ………………………… （112）
　第四节　食品安全威胁评估 ……………………………… （121）
　第五节　产品质量安全威胁评估 ………………………… （130）

第四章 保障"国门安全":成就与挑战 …………………………（138）

第一节 保障"国门安全"的成就 …………………………（138）

第二节 保障"国门安全"的挑战 …………………………（163）

第五章 探索"场域安全":联动与启示 …………………………（179）

第一节 检验检疫非传统安全维护的国际联动 …………（180）

第二节 检验检疫非传统安全维护的国际比较 …………（199）

第三节 检验检疫非传统安全维护的国际经验 …………（210）

第六章 维护"场域安全":框架与路径 …………………………（221）

第一节 "场域安全"维护的基本框架 …………………（221）

第二节 "场域安全"维护的路径探索 …………………（242）

参考文献 …………………………………………………………（270）

后 记 ……………………………………………………………（280）

序 一

"保证国家安全是头等大事"。近年来，党和政府越来越看重非传统安全，党的十六大、十七大报告多次强调要重视传统安全与非传统安全相互交织的安全现实；党的十八大报告指出要高度重视我国面临的生存安全问题和发展安全问题；党的十八届三中全会更是突出强调要健全"公共安全体系"、创新"社会治理体制"、并在中央高层设立"国家安全委员会"。在国家安全委员会第一次会议上，提出要树立"总体国家安全观"，强调成立国家安全委员会是推进国家治理体系和治理能力现代化、实现国家长治久安的迫切要求，是全面建成小康社会、实现中华民族伟大复兴中国梦的重要保障。同时，非传统安全在我国全球与区域外交实践中也越来越成为重要话语和手段，2014年在上海举办的亚洲相互协作与信任措施会议第四次峰会上，我国积极倡导建立共同、综合、合作和可持续的亚洲安全观。这一系列重大举措表明，国家安全特别是非传统安全的维护被提到了保障国家内外改革与发展的战略高度，前所未有。

非传统安全理论研究虽然只有二十几年的历史，但却发展迅速，更重要的是它很有现实的指导意义。非传统安全不仅关涉国家安全，而且还与国民安全、社会安全、国际安全紧密相连。检验检疫是国家服务国际贸易和国际旅行的重要力量，也是我国质检"抓质量、保安全、促发展"的重要方面。对应国安委第一次会议上提到的"五组安全关系"和"十一类安全"，检验检疫都有相关性。因此，在"总体国家安全观"的视野里，检验检疫概莫能外，从国家安全相关的高度来研究检验检疫工作的非传统安全问题，也就有了现实意义和战略意义。

浙江大学非传统安全与和平发展研究中心主任余潇枫教授是国内较早开展非传统理论与实践研究的专家学者，浙江大学还创设有国内第一个非传统安全管理专业博士点与硕士点。余潇枫教授及其团队在承担国家社科基金重大项目"中国非传统安全威胁识别、评估与应对研究"期间，关注到了检验检疫面临的非传统安全挑战，并进行了深入的研究分析，特别是以宁波检验检疫局、深圳检验检疫局为研究对象，采用现场调研、深度访谈、问卷分析等方法，结合调研质检总局、上海检验检疫局、广东检验检疫局等，形成了一系列的研究成果，其中具代表性的有《学术前沿》发表的《非传统安全治理能力建设的一种新思路——"检验检疫"的复合型安全职能分析》，《中国社会公共安全研究报告》上发表的《"检验检疫"与口岸公共安全新挑战——基于非传统安全的分析》等。《从"国门安全"到"场域安全"》一书的出版是近两年研究成果的集成，该书基于非传统安全分析的视角，提出了检验检疫所维护的安全不仅是进出境环节中的国门安全，更是涵盖"技防性""灾防性""国防性"和"球防性"四大安全职能的"场域安全"。认为检验检疫的这一"场域安全"维护既关涉国家安全，又关涉国际安全与人的安全，是国家公共安全体系中不可或缺、不可分割、不可轻视的重要部分；认为应把检验检疫所涉的非传统安全从"国门安全"提升到"场域安全"的高度，同时把检验检疫的"场域安全"问题纳入国家安全的议题，置于公共安全体系的建构与完善中。余潇枫教授团队开展的是一项有战略意义的前瞻性课题，取得的研究成果是对国家安全理论体系的重要拓展，也是对当前质检职能定位、工作职能转变的重要贡献，值得更多的人，特别是质检系统工作人员共同关注研究。

曾经，黑死病让欧洲遭受毁灭性打击，土豆枯萎病带来了大饥荒；今天，埃博拉正在考验非洲考验世界，亚洲鲤鱼正在美国五大湖猖獗……人类文明进步的过程，也是人类一次次与非战争灾害过招的过程，如传染病、生物入侵、食品安全……威胁从未间断过。在全球化时代，越来越频繁的国际贸易和旅行给有效维护非传统安全造成越来越大的困难，给一个国家和地区的人民身体健康和国家经济安全等带来诸多潜在威胁。但这些远没有得到足够的重视，希望能有更多的像余潇枫教授一样的专家学者投身检验检疫非传统安全研究，为质检全面深化改革提供理论支撑和实践指导，为国家质量和安全治理提供顶层设计的思想和思路。

"安而不忘危，存而不忘亡，治而不忘乱。"习近平在2014年亚太经合组织（APEC）工商领导人峰会上指出，经济新常态将给中国带来新的发展机遇。适应新常态，关键在于全面深化改革的力度，其中最重要的一条要求是要推进高水平对外开放，让经济更有活力、贸易更加自由、投资更加便利、道路更加通畅、人与人交往更加密切。当前，国际政治经济形势错综复杂，国家安全面临新挑战，我国改革进入攻坚期和深水区，发展处于转型期和换档期，对外开放步入新阶段，如何处理好发展和安全的关系，重新思考和建构公共安全体系，考量与定位检验检疫的公共安全维护职能，不仅关乎民生，而且关乎国运；不仅关乎中国，而且关乎世界。

国家质量监督检验检疫总局党组书记、局长

序　二

　　用非传统安全理论特别是"场域安全"的视角，分析出入境检验检疫的复合型安全职能，剖析其在国家安全治理体系中的地位与作用，寻求全球化背景下检验检疫全面深化改革，以提升国家质量和安全治理能力的新路径，是一项十分紧迫而又有意义的探索。

　　出入境检验检疫是"国门安全"维护的"执法卫士"，也是极具涉法性、涉外性、涉安性的保国安民的"境防力量"。改革开放以来，出入境检验检疫的"抓质量、保安全、促发展"的地位与作用日益凸显，特别是在应对"非常规灾害""非传统战争""非常态危机"等非传统安全威胁中，出入境检验检疫作为一个整体，其安全维护作用不可或缺、不可替代、不可分割。在我国新确定的涵盖"十一类安全"的总体国家安全观中，出入境检验检疫的法定工作几乎与所有安全领域相关联。从全球出入境检验检疫体系看，我国出入境检验检疫的"技防""灾防""国防"的公共安全维护职能，以及具有"球防"意义的国际性安全维护职能，不仅关乎民生，而且关乎国运；不仅关乎中国，而且关乎世界。

　　面对深度全球化的"大贸易""大通关""大口岸""大物流"的新形势，出入境检验检疫的安全维护远远超越了口岸查验环节的"国门"，而是进入了一个更广的时空范围与活动领域的"场域"。主权安全与人的安全、社会安全、国际安全相叠加与交织，政治安全与经济安全、环境安全、公共卫生安全相复合与融通，以往单一的、线性的、局部的、纯技术的安全视角将由复合的、非线性的、整体的、技术与价值融合的安全视角所替代，即"国门安全"转向"场域安全"。通过这样的分析视角转换，出入境检验检疫的"场域安全"性质可概述为：检验检疫不仅是一种通过某种技术对某一法检对象进行检验检测与判定的"技术安全"，而且还是通过安全标准的设定与落实来体现人的安全维护的"价值安全"；不仅是保护贸易顺利进行与合理交换的"经济安全"，而且是维护环境不受破坏的"生态安全"；不仅是从多方面保护公共秩序的"社会安全"，而且是在特定领域体现主权独立及其维护的"国家安全"，还是公共卫生安全保障、质量安全维护等旨在保护他国乃至人类生存发展的"区域安全"与"全球安全"。以"场域安全"观之，出入境检验检疫的安全功能是全空间、多向度、易时变、多变量的，因此具有整体性、交织性、动态性和不确定性。也因此其各项改革需在全新的视角下、以全新的方式、在更广的领域来施行。

理论是行动的先导，理论创新可以推动实践创新，并引领改革自觉。以安全的视角对新时期出入境检验检疫的全面深化改革进行理论探讨，为出入境检验检疫的历史、现实和未来建构了整体的理论支撑，将进一步推动并指导出入境检验检疫的职能转变和监管模式改革，因此也为国家安全维护增添力量。宁波出入境检验检疫局率先和浙江大学非传统安全与和平发展研究中心联合开展"检验检疫非传统安全分析"的课题研究，取得了初步的理论成果，并在其指导下开展了一系列有益的非传统安全维护的实践探索。"检验检疫非传统安全分析"的理论研究将进一步推进，与此相应的改革实践也将惠及更多方面，期待理论和实践的相互激发能为新时期质检系统的深化改革提供更有意义的思路和指导。

浙江大学非传统安全与和平发展研究中心主任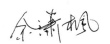

第一章

检验检疫新语境：非传统安全[*]

出入境检验检疫（Entry-exit Inspection and Quarantine）（以下简称"检验检疫"）是国家重要的执法职能之一，"保国安民"是其核心宗旨。从非传统安全的视角看，检验检疫以"国门卫士"为天职，以保障社会安全、经济安全、民生安全、生态环境安全为使命，以服务政治、外交、经济、环境、科技等关键领域的非传统安全为要义。在传统安全威胁与非传统安全威胁相互交织的现实挑战中，检验检疫除了"技防""灾防"外，还承载着重要的"国防"使命和维护国际安全的"球防"的特定责任。因而，检验检疫是国家安全体系中值得关注的重要部分，也是社会公共安全范畴内不可或缺的重要内容。随着深度全球化时代的到来，检验检疫将会越来越紧密地与全球安全、国际安全、国家安全、人的安全、社会安全和环境安全等非传统安全的不同领域及多个层面紧密关联，也因此成为国家治理、社会建设与外交提升中的重要职能之一。

第一节　"主权安全"：历史语境的转换

检验检疫的首要法定职责是依据法律法规、国际惯例和进出口国法规的要求对出入境的货物、人员和交通工具及其他事项实施检验检疫，是国家主权的重要体现。主权的原初含义是指一个国家内的最高统治权。法国学者让·布丹把主权视作一种绝对性的国家权力，认为主权是一个国家不可分割的、至高无上的、统一持久的、凌驾于法律之上的权力。荷兰法学家格劳休斯则将这一体现绝对性国家权力的主权观念延展至国际社会，着

---

[*] 本章由余潇枫、赵振拴、叶东辉、蒋小周执笔。

力从国际法的角度突出主权的对外性质，强调主权是一种体现国家间独立性地位的对等权力，即一个国家在国际社会中对外事务处理的最高独立权。可见，作为绝对性国家权力的主权观，是一个国家对内最高、对外独立的排他性权力的重要标示，或者说，主权既是一个国家是否确实存在的标志，也是一个国家是否享有独立自主地位的标志，还是国家最高利益的标志。与之相应，主权安全就是对主权行使独立性与排他性的确保，对国际社会中国家地位平等性与自主性的确保，对国家最高利益的确保。

在通常的国际贸易中，人们公认主权原则是一个通行的排他性原则，尊重国家主权意味着对排他性原则的尊重。然而国际社会的事实是，不同的国家有不同的体量与质量，国家之间的实际能力、有效权力往往存在着重大甚至悬殊的差异，这种现实中的单元层次上国家主权的差异性，以不同的方式和不同的层面对法理中的体系层次上国家主权的同质性产生了挑战与冲击，使得主权这种形式上平等而在实质上不平等的现实产生了国际制约的必要性，因而在主权原则作为国际秩序运作基础的不可否认的前提下，通过国际法、国际惯例、国际制度、国际机制等途径来保障国家主权合理的存在与发展，在人类社会的发展中越来越成为国际社会的共识。相应的，主权安全也在这样的共识基础上，通过具有法律意义的制度、体制、机制等方式来具体实现。

以非传统安全的视角来观照主权维护，将主权安全从领土保卫的狭义理解扩展到主权安全的广义理解，据此分析检验检疫行使与维护主权以保障国家安全，这使我们对检验检疫职能的再认识与再定位有着特别重要的意义。按广义的主权安全来理解，中国的检验检疫发展史可以概述为：检验检疫的源起与早期发展、非独立主权时期、部分独立主权时期、独立主权时期、相对独立主权时期和相互责任主权时期。

一 检验检疫的源起与早期发展

（一）西方检验检疫的源起与早期发展

在人类社会的历史演化中，"自然威胁"与"人为灾祸"是倒逼人类提升自身安全防御能力的直接原因。《圣经》"出埃及记"中记载，埃及历史上一度有十大灾难降临，迫使法老放弃阻拦被奴役的以色列人出走。这些大灾难有：河水变血水，水发臭鱼死去；青蛙闹灾，蹂躏全国；蚊子遍地，人畜伤亡；吸血蝇遍及埃及全境，毁坏生存环境；瘟疫流行，埃及人畜都逐渐死去；微尘散布埃及，人兽均长毒疮；冰雹连连，毁坏一切；蝗虫布满地面，粮食扫荡无存；天色变黑，埃及全境三天不见光；失去长子与头生牲畜。尽管这只是圣经中的故事，但所描述的灾害与灾难也在很大程度上折射了人类遭遇的各类生存性危机、威胁和挑战。

从小部落到部落联盟，再到国家及至国际社会的形成，随着人类交往圈子的扩大与交往形式的增加，人们对各种灾害灾难的认识也不断深化，而与检验检疫相关涉的灾害灾难频繁杂多，甚至人们认识到全球化时代是一个全球"因病相连"或"微生物世界的一体化"① （the microbial unification of the world）的时代。如 2003 年非典型性肺炎（SARS）疫情一度让众多国家恐慌，2014 年埃博拉（Ebola）疫情则再次让全人类陷入紧张。目前，与检验检疫相关涉的安全威胁极其广泛，检验检疫因此担负的职责也极为繁重，从国际公认的分类来看，检验检疫主要包含与人的生命健康相关涉的出入境卫生检疫，与人和环境相关涉的出入境动植物检疫，与人和经济相关涉的进出口商品检验三大基本类型。

疫病疫情是危害人类生命与健康的直接凶素。防控疫病疫情的国际卫生检疫制度最早源起于意大利。1374 年黑死病侵袭欧洲，意大利为了有效对抗流行性传染病，在威尼斯设卡对入境的船只实施在港外锚地等候40 天的行政措施，对患者的随身用品进行冰冻、火烧、醋浸泡等方法处理，欧洲各国纷纷仿效，海港检疫制度由此产生。18 世纪各国的检疫办法不断完善，19 世纪上半叶欧洲已多次提议举行关于检疫事项的国际会议，1851 年第一个由 11 国参与的地区性的《国际卫生公约》产生，1905年美洲 24 个国家签订了泛美卫生法规。1926 年由国际卫生组织、国际公共卫生局、泛美卫生局三个卫生组织在巴黎召开的第十三次国际卫生会议，产生了新的《国际卫生公约》，共有 172 条，参加该次会议的有包括中国在内的 50 多个国家，国境卫生检疫随即迅速成为各国所普遍接受的制度。②

动植物是与人类生存相生相伴的，动植物疫病疫情也直接关乎人类的生命与健康。动植物检疫源自人们对动植物疫病疫情发生、传播和危害的

---

① ［加］马克·扎克、［加］塔尼亚·科菲：《因病相连：卫生治理与全球政治》，晋继勇译，浙江大学出版社 2011 年版，第 2 页。

② 国家质量监督检验检疫总局法规司编：《出入境检验检疫法律基本教材》，中国纺织出版社 2008 年版，第 217—218 页。

认知，发展于人们对动植物疫病疫情隔离、处置、诊断和控制的实践。自古以来，人类积累了一定的对动物疫病防治和对植物病虫害防治的经验与技术。但19世纪以来，世界各地陆续出现了超出当时防控能力的外来动植物疫病疫情。1845年发生在爱尔兰的马铃薯晚疫病，摧毁了马铃薯农业，造成的大饥荒至少夺走100万爱尔兰人的生命。1860年由美国传入法国的葡萄根瘤蚜，在25年内毁坏了占法国1/3、约200万公顷的葡萄园。1865年由俄罗斯传入北美的白松疱锈病，35年后毁灭了整个美国白松。动物性疫病疫情在19世纪也频频出现，如英国在进口牛中发现带有牛瘟病的病牛，意大利在进口美国肉制品中发现有旋毛虫与绦虫。于是，许多国家开始陆续重视以法律强制手段维护本国国民健康和生态环境，预防动植物疫病疫情的传入。英国于1869年制定了《动物传染病法》，1877年制定了《危险性昆虫法》。日本于1886年制定了《兽类传染病预防法规》。1908年澳大利亚颁布了《澳大利亚检疫法》。1912年美国颁布了《植物检疫法》。此后法国、意大利等国纷纷仿效，相应的国际组织及国际动植物检疫公约也相继产生，如1914年在罗马召开的"万国农会"通过了《国际植物病害公约》，1921年42个国家和地区的代表在巴黎召开关于动物健康的国际会议，动议成立控制动物传染病的国际组织，经过艰难的外交谈判，1924年成立了"国际兽疫局"，即世界动物卫生组织的前身。

商品检验与国际贸易的形成与拓展紧密相连。起初在国际贸易活动中，商品的品质检验一般由买卖双方自行通过"当场确定成交"的方式实施。至16世纪初，欧洲出现了由私人开办的商品检验公证行。1664年法国政府首创了由国家对出口商品实行检验的管理制度。19世纪，国际贸易发展较快，商品检验机构在较发达的西方国家得以设立，到了20世纪商品检验制度在各国普遍设立。

上述三种基本类型的检验检疫，虽然源起的时间与方式在各国均有不同，但其发展则越来越走向国际化与一体化，联合国的各类组织，如世界卫生组织（WHO）、世界动物卫生组织（OIE）、国际植物保护公约（IP-PC）、世界贸易组织（WTO）等均是检验检疫国际化与一体化的主要代表。

（二）中国检验检疫的历史追溯与源起

自古以来，安全与人类的商品交换和贸易活动紧密关联，也与人类的疾病防治和生活保障紧密相连。中国的上古之书《尚书》中多有执政者关于安全治理的政训，如"思安安""虑安危""求安康""享安乐"的执政追求与目标，也有"安定天下""安定国家""安定民心""安抚四海""安居乐业""安保百姓"等的执政古训与做法。

我国检验检疫源起于公元前。"检验检疫"作为政府行政职能范围内的一项重要工作，在各类史籍中均有记载，特别是在"通关""过境"环节中，检验检疫历来受到重视。早在商朝，中国就有了对"六畜"（马、牛、羊、鸡、犬、豕）的饲养与管理。周朝开始设置专门的医官，《周礼·天官》记载有疾医、疡医、食医和兽医的官名。战国时期还有专门诊治马病的"马医"。据以法律条文与行政程序为主要内容的《睡虎地秦简》记载，秦国法律规定对于来往过境的马车，必须用火熏其马、车及驾车皮带才能通过，以驱除马身上带来的寄生虫，预防动物疫病的传播。秦国还创设有世界上最早的"麻风病隔离医院"——"疠迁所"①，专门收容和隔离麻风病人。汉代先民开始有了较有效的害虫防治法，还创造了"堑道作坎，榜驱内于堑坎"的掘沟扑蝗法。至晋朝，与生物防治理念相符合的防虫技术开始形成，即用赤黄色蚁类防治柑橘树上的害虫。

唐代以降，中国与其他国家的贸易和外交往来大大增加，过境检验检疫成为政府的一项专门职能。在唐代的官制中设有"市舶使"，在通商口岸履行外贸管理、关税征收、进出口商品检验等职能。唐代的三省六部制到了宋代，有了六部制下的二十四司制，行政机构进一步扩展完善，与此相应"市舶使"职能在宋代也进一步扩展，由专门的"市舶司"机构来承担，确立了对海外贸易船只"著其所至之地，验其所易之物"的职责，标志着检验检疫作为一项重要的政府职能受到了重视。到元代，出现了与西方当时专门从事对外贸易检验鉴定公证人相应的人员——"市舶牙人"，专职进行进出口商品检验鉴定。明代，在保留市舶司机构的同时，还设立了"市舶牙行"负责进出口商品检验工作，代表政府进行市场管理。明末，荷兰人在台湾地区的安平设立了检疫站，对来往船只和人员进行检疫，以防止鼠疫传播，这标志近代国境卫生检疫制度首次传入我国。清代，因实行严格的闭关锁国政策，全国只留广州一个口岸对外开放，市舶司制度改为从事经营、又代表政府进行外贸管理的"十三行"制度，

---

① 在中国古代麻风病被称之为"疠""疠疡"，或"大风""癞病"。

其商品检验职责由通事领导下的买办来履行。鸦片战争以后,"十三行"制度废止,海港检疫主权纷纷为外国殖民当局窃取,检验检疫主权旁落。① 可见,检验检疫从产生伊始就是执政者针对危险或威胁所展开的维护公共安全的活动,而由这些活动所形成的相应体系则表征着执政实体独立行使辖区内事务的权力的确立。随着国家的形成与国际交往的增加,检验检疫则标志为一个国家主权确立的象征与安全治理能力的体现。

二 非独立主权时期

(一)中国海港检验检疫的雏形初现

17 世纪初我国有了海港检疫的雏形,17 世纪末叶随着海禁的开放,我国逐步建立起出入境检验检疫制度。我国卫生检疫以 1624 年台湾聘医官对入港船舶、船员、旅客进行检诊为始端,1627—1637 年台湾设船舶出入监视所,此为中国境内最早之检疫机构。1873 年上海、厦门两港正式实施海港检疫。1873 年上海开始了中国最早的"依章检疫",因外国船的检疫涉及所属国领事裁判权,北京总税务司决定"由海关与地方官共同执行,检疫医官则由上海道台从海关医官中选聘,受地方官道台和海关税务司双重领导,并按规定收取检疫费"②。商品检验以 1864 年英国仁记洋行进驻上海办理检验业务为起点。动物检疫的历史可以追溯到清末1903 年,而 1911 年清政府在中俄边境设立的黑河兽医检疫处可作为第一个进出境动物检疫机构在中国诞生的标志。1923 年 7 月北洋政府颁布了我国第一个涉及进出境动物检疫的法规《出口肉类检验条例》,这是中国政府主动制定的第一个涉及进出境动物检疫的法规,而官方的动物检疫机构源起于 1927 年天津的"农工部毛革肉类出口检查所"。中国最早的植物检疫机构是 1928 年广州、上海、天津成立的"农产物检查所"。③

(二)门户开放与西方列强把持中国口岸

鸦片战争导致中国口岸门户大开,以往相对封闭的具有管理主权性质

① 《检疫指南:中国出入境检验检疫历史概略》,中华考试网,http://www.examw.com/baojian/law/136506/,2012 年 4 月 6 日。

② 上海出入境检验检疫局编著:《中国卫生检疫发展史》,上海古籍出版社 2013 年版,第10 页。

③ 同上书,第 1 页;黄冠胜主编:《中国特色进出境动植物检验检疫》,中国质检出版社、中国标准出版社 2013 年版,第 15 页。

的口岸状况发生了完全改变，西方列强通过把持与控制我国口岸，加强其殖民统治，"使中国口岸在行政管理权、关税自主权、租借土地的使用权丧失，同时伴随着口岸法律制度的建立，使得西方列强在法制化框架下，建立起符合西方贸易利益的贸易秩序。口岸法律特别是与关税和沿海贸易管理权、海关行政管理有关的制度确定，加剧了中国向半殖民地半封建社会下沉的速度"①。据统计，英、美、法、德、俄、日等国强制中国履行《南京条约》《天津条约》《北京条约》等一系列不平等条约，从而开放的口岸共有 73 个。② 这些口岸的政治决策权和行政管理权均被外国人所控制，我国的对外贸易明显处于劣势地位，政治主权、经济主权、领土主权等逐步丧失。如 1864 年，英商劳合氏在上海口岸开办第一个办理商检业务的机构——上海仁记洋行，陆续开展水险和船舶检验鉴定业务、动植物产品的检验业务等。③ 再如 1873 年上海江海关税务司创建并兼办 50 多年的上海港海港检疫，领导权被洋人篡夺，检疫法权旁落，检疫执法权受损，检疫用人权受制，"绝不是一个独立主权国家应有的自主检疫"。④

三 部分独立主权时期

20 世纪 30 年代，是中国检验检疫发展史上一个十分重要的年代，国民政府从形式上完成了对中国的统一，负责商品检验和动物检疫的商品检验局、负责植物检疫的农产物检查所（后与商品检验局合并）、负责口岸卫生检疫的海港检疫管理总处相继成立，并设立了大量分支机构。除了外商公证行以外，原先由外国人把持或由地方政府设立的检验检疫机构统一收归中央政府领导，出入境检验检疫首次迎来发展高潮。

国民政府时期，中国开始有了行使独立主权性质的检验检疫机构。1929 年起，国民政府开始在上海、天津、广州、汉口、青岛等地筹建商品检验局，先后制定了一系列的法律法规和操作细则，标志着检验检疫工作的国际行为的基本建立。1930 年 7 月 1 日，南京国民政府卫生署海港

---

① 黄冠胜主编：《中国特色进出境动植物检验检疫》，中国质检出版社、中国标准出版社 2013 年版，第 12 页。

② 同上书，第 11 页。

③ 上海出入境检验检疫局编著：《上海动植物检疫发展史》，上海古籍出版社 2012 年版，第 16 页。

④ 同上书，第 22—24 页。

检疫管理处正式在上海成立①，1935 年上海商品检验局实施了历史上第一次熏蒸处理工作（用硫化碳对进口的 100 吨美棉种子进行熏蒸）。需要指出的是，"北洋政府在建立政府查验机构并实施出口农产品检验时，既考虑了国外关注的检疫问题，也考虑了品质检验问题"。② 而国民政府早期的农产品检验既包括商品的品质检验，同时也包括动植物有害生物检疫。

1937 年"七·七"事变后，由于日本的侵略，我国检验检疫工作很快又陷入停顿，随着上海、厦门、汕头、广州、武汉的先后沦陷，这些地区的海港检疫主办权亦落入日本人之手③，日占区的检验检疫机构纷纷沦为侵略者和伪政权的掠夺和统治工具，迁移到内地的检验检疫机构亦举步维艰。在日本人窃取上海港检疫大权后的 7 年间，检疫成了为日侵华服务的工具，上海连续年年出现霍乱流行。④ "随着日本侵华部队战争物质的输入，蚕豆象、甘薯黑斑病、小麦吸浆虫、苹果棉蚜、苹果腐烂病等对农业生产有着严重危害的动物疫病和植物病虫害传入了中国，给农业生产带来巨大损失，影响至今存在。"⑤

1945 年抗战胜利后，国民政府在接收各地政权的同时收回各港检疫机关，检疫业务得以恢复和开展。但由于国民党的腐败统治，检验检疫工作也很快开始腐败屡发，弊端丛生，衰朽没落。"虽然，早期包括在商品检验内容中的进出境动植物检疫工作制定了一系列法规和规章，构建了进出境动植物检疫初期的制度框架，并在一定程度上适应了当时对外贸易的发展，维护了出口贸易秩序"。但由于国民政府的长期动荡，"动植物检疫这一代表国家行使主权的行为，在当时中国社会经济背景下，没有充分发挥"⑥。

总之，在半殖民地半封建的旧中国，检验检疫的主权行使受到种种制

---

① 上海出入境检验检疫局编著：《中国卫生检疫发展史》，上海古籍出版社 2013 年版，第 39 页。

② 黄冠胜主编：《中国特色进出境动植物检验检疫》，中国质检出版社、中国标准出版社 2013 年版，第 21 页。

③ 上海出入境检验检疫局编著：《中国卫生检疫发展史》，上海古籍出版社 2013 年版，第 66 页。

④ 同上书，第 69 页。

⑤ 黄冠胜主编：《中国特色进出境动植物检验检疫》，中国质检出版社、中国标准出版社 2013 年版，第 21 页。

⑥ 同上。

约而只能体现其部分的主权独立性。如在商品检验方面，"进出口商品检验工作由外国检验机构垄断，中国商检局的证书国外不予承认，不能在国际上发挥应有的证明作用"。[①] 在卫生检疫方面，"国民党政府虽然收回部分卫生检疫权，但卫生检疫工作却仍然受制于人，卫生检疫法规在洋人面前显得软弱无力，当发现染疫船而需进行卫生处理时，仍然要受到各国领事的牵制。有时，卫生检疫的实施甚至不能按已定的章程办事"。[②] 中国的进出境动植物检疫工作在民国时期被涵盖在进出口商品检验工作中，由于抗日战争以及后来的内战，进出境动植物检疫工作基本处于停滞状态，即使有相应的检疫工作，也"无法真正起到保护农业生产安全的作用[③]。

四　独立主权时期

（一）中国检验检疫的独立自主（新中国成立后—"文化大革命"前）

"绝对主权"是指主权被视为不容侵犯的最高国家利益。新中国成立后，"各地中外商私营公证检验机构被取消，公证检验鉴定业务统一由商品检验局办理，完全收回了检验主权，检疫工作也彻底摆脱了外国人的控制，走向稳步发展的轨道"。检验检疫是国家安全管理的重要方面，也是主权象征的重要标志。随后，我国在实践中逐渐建立起了一系列相应的法律法规与执法机构。1952 年 2 月，中央对外贸易部成立，设立商品检验总局，统一领导和管理全国的进出口商品检验工作；另外，设立农业部，下设畜牧兽医司和植物病虫害防治司，负责动植物检疫和防治工作。[④] 同时，政府相关部门制定了《输出输入商品检验暂行条例》（1954）、《输出输入植物检疫暂行办法》（1954）等法规制度。特别是国家制定的三个《通则》确定了边境口岸的执法地位，它们分别是《进出口船舶、船员、旅客、行李检查暂行通则》（1950）、《进出口列车、车员、旅客、行李检

---

①　国家质量监督检验检疫总局法规司编：《出入境检验检疫法律基本教材》，中国纺织出版社 2008 年版，第 151 页。

②　同上书，第 218 页。

③　黄冠胜主编：《中国特色进出境动植物检验检疫》，中国质检出版社、中国标准出版社 2013 年版，第 30 页。

④　上海出入境检验检疫局编著：《上海动植物检疫发展史》，上海古籍出版社 2012 年版，第 25 页。

查暂行通则》（1951）、《进出口飞机、机员、旅客、行李检查暂行通则》（1951）。①

1960 年始，我国检验检疫机构权限陆续下放到地方，实行地方和垂直管理的双重领导，但以地方领导为主，并成为各级外贸、卫生和农业主管部门的组成部分。1965 年对外植物检疫工作由商品检验部门移交各地农业行政主管部门，一些重要的国境口岸设立了动植物检疫所，负责口岸动植物检疫工作。

（二）中国检验检疫的再次波折（"文化大革命"时期）

"文化大革命"十年是中国社会的动乱期，检验检疫工作也因此受到极大冲击，一些必要的规章制度和工作程序遭到破坏，检验检疫工作或者处于停滞，或者处于混乱状态，在岗人员只能进行最低限度的日常工作。以上海为例，在 1967 年"一月风暴"的影响下，上海口岸的国境动植物检疫所职工内部"派别"开始无休止的"夺权斗争"，最后导致全所仅留数名检疫人员，检疫工作几乎停顿。② "根据《上海检疫所'文革'大事记》中记述的统计，在这场十年内乱中，仅有职工 60 人上下的一个基层单位，就有 150—170 人次遭受各种形式的摧残。检疫业务几近瘫痪，各项工作停滞不前。"③

从 20 世纪 70 年代开始，在全国范围开展大整顿的氛围下，检验检疫工作率先开始了拨乱反正，各级商品检验局很快就恢复了正常秩序，卫生检疫工作也逐渐恢复正常，并在部分地区开始承接原先由卫生防疫站和卫生局负责的进口食品卫生监督检验工作，为"文革"后期整体国民经济形势的快速好转发挥了重要的作用。1973 年，外贸部颁发了经调整的《现行实施检验商品种类表》，表内列有出口商品 39 类 185 种，同时恢复了进口商品法定检验，在表内增列了进口商品 15 种（类）。④

---

① 上海出入境检验检疫局编著：《中国卫生检疫发展史》，上海古籍出版社 2013 年版，第 83—84 页。

② 上海出入境检验检疫局编著：《上海动植物检疫发展史》，上海古籍出版社 2012 年版，第 49 页。

③ 上海出入境检验检疫局编著：《中国卫生检疫发展史》，上海古籍出版社 2013 年版，第 138 页。

④ 上海出入境检验检疫局编著：《上海商品检验检疫发展史》，上海古籍出版社 2012 年版，第 71 页。

五 绝对独立主权向相对独立主权转型时期

（一）检验检疫工作的全面恢复

十一届三中全会以后，我国转向了以经济建设为中心的现代化建设时期，检验检疫工作逐步得到全面恢复，主权安全的维护也得到不断强化，检验检疫随着国门开放后国际交流的迅速增加，越来越多地发挥着其"保国安民"的重要作用。

改革开放以后，国家制定了一系列检验检疫法律法规，包括《中华人民共和国食品卫生法（试行）》（1983）、《中华人民共和国国境卫生检疫法》（1986）、《中华人民共和国国境卫生检疫法实施细则》（1989）、《中华人民共和国进出口商品检验法》（1989）、《中华人民共和国进出境动植物检疫法》（1992）等。为了适应形势的需要，各级检验检疫机构又陆续划归中央垂直领导，进口食品卫生监督检验工作也从 1987 年开始统一由各级卫生防疫部门和卫生行政部门移交给各级卫生检疫所负责，逐渐形成了以国家进出口商品检验局、农业部动植物检疫总所和卫生部卫生检疫局（总所）分别领导下的"三检"共同把关、各负其责的检验检疫体制，检验检疫工作在各自归口管理部门的领导下，开始实现跨越式发展，取得了辉煌的成就。

在进出境动植物检疫方面，至 1998 年，口岸动植物检疫系统共有各级机构 376 个，其中直属机构 52 个，下属分支机构 324 个，在全国形成了布局合理、协作配合的进出境动植物检疫网络，共同担负日益增长的进出境动植物检疫任务。[1] 同时，伴随一些经济技术开发区、保税区的开办和运营，先后有广州、天津、大连等经济技术开发区设立动植物检疫机构，大大促进了经济开发区、保税区的招商引资活动。

在进出境卫生检疫方面，1991 年，国家卫生检疫局将全国卫生检疫机构划为北京、大连、青岛、上海、深圳、广州、南宁 7 个片，全国 28 个省、自治区、直辖市共有 142 个直属卫生检疫机构（加挂进口食品卫生监督检验所的牌子）；至 1997 年，国家卫生检疫局在原有 7 个分片管理

---

[1] 黄冠胜主编：《中国特色进出境动植物检验检疫》，中国质检出版社、中国标准出版社 2013 年版，第 57 页。

的基础上扩大为 20 个管理局。①

在进出口商品检验方面，国务院于 1980 年 2 月决定改革商检管理体制，外贸部商检局改为中华人民共和国进出口商品检验总局（副部级机构），为国务院直属局，由外贸部代管。各地商检局收归中央建制，为国家商检总局的下属机构，其中任务繁重地区的商检局升为厅（局）级机构，实行由国家商检总局与各省、市、自治区政府双重领导，以总局为主的垂直管理体制。② 其后到 1999 年间，国家商检总局名称、机构级别、隶属关系曾发生多次变动，对各地下属商检局的垂直管理体制始终未变。到 1998 年 3 月，国家商检机构已设有 63 个直属企事业单位，34 个直属商检局及其 468 个分支机构和 131 个企事业单位。③

（二）检验检疫与世界接轨（加入世界贸易组织）

1998 年，为了改变"三检"各成系统、机构林立、职能重叠、效率低下等情况，更好地适应改革开放的形势和外经贸发展的需要，经国务院批准，对原有的检验检疫管理体制进行了改革，将原国家进出口商品检验局、国家卫生检疫局和国家动植物检疫局合并组建成中华人民共和国国家出入境检验检疫局，在体制上形成了"三检合一"的格局，各直属、分支检验检疫局也于 1999 年完成了改革。新成立的国家检验检疫机构是《进出口商品检验法》及实施条例、《进出境动植物检疫法》及实施条例、《国境卫生检疫法》及实施细则以及《食品卫生法》等法律的行政执法机构。鉴于检验检疫的三大特点，即涉外性、必须通过检测技术手段来执行法律、直接地和经常性地对公共安全产生影响，国务院批准检验检疫部门实行垂直领导体制，这为我国提升公共安全能力提供了新的体制保障。

2001 年 4 月 30 日，为了进一步完善社会主义市场经济，适应中国加入 WTO 有关协议的精神，国务院决定将国家质量技术监督局、国家出入境检验检疫局合并，组建"中华人民共和国国家质量监督检验检疫

---

① 上海出入境检验检疫局编著：《中国卫生检疫发展史》，上海古籍出版社 2013 年版，第 141—143 页。

② 国家质量监督检验检疫总局编：《中国出入境检验检疫志》，中央文献出版社 2005 年版，第 355 页。

③ 同上书，第 356 页。

总局"①。2011年10月，按照精简统一效能原则，强化地方政府责任，理顺权责关系，完善监管体系，提高监管水平，国务院办公厅发文明确将质监省级以下垂直管理改为地方政府分级管理。2014年，国家质检总局、中央编办、发展改革委、财政部、人力资源社会保障部联合发文《关于调整省级以下质监行政管理体制的指导意见》（国质检法联［2014］175号），将改革推向纵深。从总体上看，"'质''检'并轨"的体制建设，进一步优化了全国性的质量监督与检验检疫的管理，也开始了检验检疫从绝对独立主权向相对独立主权的转化。

"相对独立主权"（或称相对主权）是与绝对独立主权相区别的主权方式，后者强调主权与国家利益的直接等同性，前者强调主权与国家利益的非直接等同性，即国家利益高于主权，主权要服务于国家利益。传统不可分割的绝对主权内容在"相对主权"观下可被分为政治主权、军事主权、经济主权、文化主权等，为了国家利益的获得，部分主权要素或不同主权内容中的某些方面可以让渡出去，以获得国家利益的最大化。"相对主权"观的产生源于经济全球化对国家主权的绝对性、主权和国家利益不可分割性提出的挑战。事实上，当世界经济在贸易活动不断加强与相互渗透中越来越融合为一个不可分割的有机整体时，主权原有的排他性、专属性开始被经济关系的相互影响、相互依赖、相互渗透、相互合作所形成的开放性与共变性所消解。作为传统绝对主权基础的土地界限被打破，国家主权的"相对化"特征凸显且越来越强，进而形成通过主权让渡以获得国家利益的价值共识。与此相应，随着国际交往的拓展，非国家行为体的发展对国家主权也形成了挑战。如世界贸易组织、国际货币基金组织等各类国际组织，在不同程度上使得原有国家对自身财政、金融、贸易等政策不再享有完全独立的自由行动能力，再如欧盟更是直接通过各成员国的主权让渡来促进共同的经济与社会发展。②

以世界贸易组织为例，号称"经济联合国"的世界贸易组织是根据

---

① 国家质检总局在全国31个省、自治区和直辖市设立了35个直属出入境检验检疫局，280多个分支局，280多个办事处，统称出入境检验检疫机构，人员共3万多人。参见国家质量监督检验检疫总局法规司编《出入境检验检疫法律基础教材》，中国纺织出版社2008年版，第152页。

② 余潇枫、贾亚君：《论国家主权的当代发展与理性选择》，《浙江大学学报》（人文社会科学版）2001年第3期。

《建立世界贸易组织协定》成立的管理当今国际货物贸易、国际技术贸易、国际服务贸易领域和关税、知识产权、反倾销措施，以及其他许多国际经济中的关键问题的政府间国际贸易组织。中国作为其成员国，必须在关税自主权、国家管辖权、经济决策权等方面让渡部分主权，此外，WTO 制度的透明度原则、非歧视政策原则和其他相应的制度原则，也要求我国限制或让渡部分政治决策权。当然这种让渡是相对的，"我国在遵循 WTO 自由贸易原则，开放国内市场的同时，应充分、有效利用保障制度这个合法武器，为我国产业发展建立起'安全阀门'，确保经济安全，维护国家主权"①。我们必须认识到的是，"在坚持国家主权的同时应当适当体现主权的灵活性，不应该抽象地为坚持主权而坚持主权，而应该为获得国家利益最大化而体现主权的价值。脱离国家利益来谈坚持主权是不符合历史逻辑与现实逻辑的。同时，需要强调的是，主权和国家利益不能完全等同起来，转移或让渡部分主权的行为不等于放弃或出让国家利益。主权作为一个国家所独有的生存与发展的权利，以国家利益的获得与否为准绳。对主权的自主限制与合理自愿让渡恰恰是国家意志的充分表达，也是国家能力的最现实的充分表达。"②

为了适应中国加入世界贸易组织的形势，我国更加注重法律法规的系统性，注重检验检疫制度与国际接轨。我国修订及颁布了《中华人民共和国进出境动植物检疫法实施条例》（1996）、《中华人民共和国进出口商品检验法》（2002）、《中华人民共和国认证认可条例》（2003）、《中华人民共和国进出口商品检验法实施条例》（2005）、《中华人民共和国国境卫生检疫法》（2007 年修订）、《中华人民共和国食品安全法》（2009）、《中华人民共和国食品安全法实施条例》（2009）、《中华人民共和国进出境动植物检疫法》（2009 年修订）《中华人民共和国国境卫生检疫法实施细则》（2010 年修订）、等一系列法律法规，国家质检总局先后以总局令的方式发布了 70 多部涉及动植物检疫、卫生检疫、商品检验及综合性业务的部门规章。我国经济随着加入世界贸易组织后高速发展，检验检疫机构纷纷采取一系列措施应对繁荣的国际贸易带来的巨大挑战。我国积极参与

---

① 蔡高强：《中国加入 WTO 与国家主权保护》，《甘肃政法成人教育学院学报》2002 年第 2 期。

② 余潇枫、贾亚君：《论国家主权的当代发展与理性选择》，《浙江大学学报》（人文社会科学版）2001 年第 3 期。

和加强与国家、地区间的合作，缔结大量双边协议。为应对国外技术性贸易措施，检验检疫机构加大动植物与食品检验检疫技术中心、工业品与原材料检测技术中心、机电产品检测技术中心、玩具检测技术中心等实验室的建设；为实现"保安全"和"促发展"双重目标，检验检疫技术不断完善，如旅客携带物检疫工作经历了从单一的人工查验到人、机查验，再到采用检疫人员询问、X 光机检查、检疫犬检查相结合的"人、机、犬"综合查验模式三个阶段①，大大提高了禁止携带物检出率和通关效率。

六　"相互责任主权"时期

进入 21 世纪以来，人们越来越认识到，"非传统安全（威胁）不是国家之间的相互安全威胁，而是国家群体乃至整个人类共同面对的威胁。这已经不是一个国家思考如何应对另外一个国家的安全威胁问题了，而是国家群体思考如何合力应对共同的安全威胁问题，是大家如何共同维护和改善全球公地的问题"。② 所以，除了强调国家领土与主权完整的传统安全，我们更应强调维护社会公共秩序稳定和民众个体生存质量的非传统安全，进而超越传统的"国家中心主义"立场和军事、暴力思维，实现对众多非传统安全问题合作共赢的最大可能的有效治理。

中国作为崛起中的"新兴大国"，目前已和世界上 196 个国家中的174 个国家建立了大使级的外交关系，中国还作为世界大多数国家的最大贸易伙伴正在积极带动世界，成为拉动全球经济复苏与增长的重要引擎，并通过对重大国际和地区事务发挥作用而为各国所关注与期盼。无论是中国自我的定位，还是他国对中国的期望，中国不仅是一个有影响力的大国，还应该是一个负责任的大国。中国在维护自身独立主权的同时，还需要兼顾到地区发展与全球发展的正面效应，以相互责任主权来涵盖相对独立主权。

"责任主权"（Reponsible Sovereignty）是新近国际关系理论与实践中提出的新范畴。"责任主权"指主权在服务于国家利益的同时，还要照顾到主权行使过程中其他国家行为体客观上所受的负面影响最小化。初看起

---

① 黄冠胜主编：《中国特色进出境动植物检验检疫》，中国质检出版社、中国标准出版社 2013 年版，第 77 页。

② 秦亚青：《全球治理失灵与秩序理念的重建》，《世界经济与政治》2013 年第 4 期。

来，非传统安全威胁的确也会产生现实主义安全观所认同与持有的不同程度的"安全困境"，一国为保障安全而采取的资源开发措施，会被其他国家视为相对减少其资源利用可能性的举动，因"公地悲剧"而引发的不安全感是非传统安全困境的重要内容。这就需要我们重新考虑在全球公共产品提供与享用过程中重新探索"国家与主权"关系的新本质。可以说，"责任主权"的提倡与落实，或者以适当让渡主权为前提参与全球治理，应该是国家间共同超越"非传统安全困境"的关键。英国前外交大臣戴维·米利邦德（David Miliband）指出："当国家不仅要留意本国公民的本土需要，还要关心其他国家公民的国际义务时，国家主权就变成了责任主权。"① 中国学者张胜军认为这种"责任主权"应当是"相互的"才合理，否则先发展国家与后发展国家之间就会失衡，要实现"全球深度治理"就需要提倡"相互责任主权"（Mutual Responsible Sovereignty），而以相互依存与"相互责任主权"为基础的"全球深度治理"才是各国应对共同危机的有效良策。②

相互责任主权原则要求我们对"不干涉主权"原则作新的拓展与理解。学者王逸舟认为在当今时代，国家内部的消极事态会外溢而危及他国和国际社会，同时中国的海外利益不断扩大和延伸需要更大力度的与更广范围的保障，特别是主权观的现代转型导致各国更多地把主权视为"一个多元的、综合的、灵活分层次的实践范畴"③，因而需要根据新时代的特点、中国自身的需要，以及全球性安全治理推进的要求，对不干涉原则加以修订、丰富与扩展，进而建构"和合共建"所可能有的国家间的新型关系，以体现中国作为负责任新兴大国的决心。当然，"在我们这个时代，要想超越由主权国家组成的国际体系乃是不现实的，但是我们可以指望超越狭隘的传统的安全观，将本国的安全与国际社会的安全结合起来，即本国的生存与发展应当有助于世界的和谐，世界的和谐又会促进本国的生存与发展"④。总之，中国在融入全球化的进程中，既要坚持自己根本的主权立场，确保国家主权不受侵犯，抵制全球化的负面效应，同时又要

---

① 张胜军：《全球深度治理的目标与前景》，《世界经济与政治》2013 年第 4 期。
② 同上。
③ 王逸舟：《创造性介入——中国全球角色的生成》，北京大学出版社 2013 年版，第 82 页。
④ 朱明权：《国际安全与军备控制》，上海人民出版社 2011 年版，第 280 页。

摆脱传统、绝对主权观的束缚，确立中国作为发展中大国在加入世界事务中应持有的新主权观；还要在坚持主权的独立运用的同时，照顾到其他相应国家的相应利益，甚至"允许其他国家来搭中国的快车与搭中国的便车"①。

中国质检部门与各国相关部门的联动，共同维护国际安全越来越成为中国非传统安全外交的重要方面。检验检疫部门的政策研究、技术支持、人员素质等方面的优势可以在贸易纷争与外交博弈中发挥缓冲、平滑、反制等作用②。如在维护质量安全方面，国家质检总局与欧盟委员会在质检领域的合作不断深化，逐步建立完善工业品安全、消费品和食品安全、地理标志等三个合作机制，其中一大亮点就是中欧在中国消费品快速预警系统（RAPEX-CHINA）的合作。通过该系统，双方建立了中国输欧消费品不合格产品信息的交流渠道，并深化风险评估、风险管理和监督管理等合作，开展相关不合格案例调查、反馈工作，保障互输产品的质量安全，避免不必要的误解和炒作。同时，对系统反映出的产品质量安全风险信息，启动涵盖整个产业链的无缝监管联合行动，共同填补监管缝隙，提升监控成效，从而更有效地从源头确保产品的质量安全。

在维护生命安全方面，我国质检系统积极参与区域和全球性卫生防护工作，促成了我国负责任大国的积极形象的建立，如2014年发生于西非几国的埃博拉疫情引起全世界恐慌，到目前为止，人类还没有找到彻底有效的方法来防治埃博拉出血热，美国疾控中心预测2015年初埃博拉病例将达到140万，全球性疫情需要国家间的积极合作。我国质检等相关部门一如既往地积极参与防治，如派员参加联合国的危机特派团，向疫情高危区非洲提供更多的援助。截至2015年3月，中国在当地支持并参与疫情防控工作的医务人员累计近600名，向13个非洲国家提供了四轮价值约7.5亿元人民币的紧急援助。这是新中国成立以来卫生领域最大一次援外行动。同时，我国还积极呼吁国际社会行动起来，携手抗击疫病。这些既体现了中国与非洲的传统友谊，也体现了当代中国的大国责任和道义。

---

① 《习近平在蒙演讲：欢迎搭中国发展的便车》，凤凰网，http://news.ifeng.com/a/20140822/41692472_0.shtml，2014年8月22日。

② 刘仁陆：《正确认识出入境检验检疫在国家安全与发展战略中的地位和作用》，《中国国门时报》2014年6月30日。

在维护生态安全方面，我国自觉遵守相关国际公约和规则，努力为减少对生态环境的破坏而不断提升检验检疫与质量监管水平。如我国一直积极参与国际植物保护公约（IPPC）相关的国际合作，尽力为区域和国际植物保护组织提供一个国际合作、协调一致和技术交流的框架和论坛，确保全球农业安全，并采取有效措施防止有害生物随植物和植物产品传播和扩散。我国已从 2006 年起，开始执行国际木质包装检疫标准，严格核实 IPPC 标识以确保木质包装符合 IPPC 标准要求。

第二节 "国门安全"：现实语境的拓展

一 安全：从传统到非传统

非传统安全（Non-traditional Security，简称 NTS），简言之，是指区别于传统军事武力冲突的，来自经济、社会、环境、生态、文化、信息等更宽泛领域的新安全威胁。

人类对"非军事威胁"及其危害给予特别关注，是非传统安全认知的逻辑起点。[1] 20 世纪的经济危机、能源危机、生态危机等引发了人们对非传统安全问题的关注与重视。联合国于 20 世纪 60 年代开始关注环境、粮食、人口、贫困等非传统安全问题；70 年代开始关注安全的相互依赖性与发展中的安全问题；80 年代把环境、发展、粮食、人权等直接提升到安全问题来认识，并正式使用了"环境安全""经济安全"词汇；90 年代提出了"人的安全"概念，并提出了与之相关的七大安全问题：经济安全、食品安全、健康安全、环境安全、人身安全、共同体安全和政治安全；21 世纪初的关注热点是恐怖主义、气候问题、能源问题、粮食问题等。非传统安全问题的多样化，使关注点日益增多。如在联合国《2011 年世界发展报告：冲突、安全与发展》中，"健康、教育、收入和性别不平等方面的问题"受到了特别的关注，此报告认为"世界上最弱势的群体正面临着贫困和环境恶化的双重负担"，而解决这些问题被认为是"可有效实现环境的可持续发展"的重要方面。

"非传统安全"一词见于冷战后西方国际安全与国际关系研究界。普

---

① 余潇枫主编：《中国非传统安全研究报告（2011—2012）》，社会科学文献出版社 2012 年版，第 14 页。

林斯顿大学著名国际关系教授里查德·乌尔曼（Richard H. Ullman）于
1983 年发表在《国际安全》期刊上的《重新定义安全》①一文把人类的
贫困、疾病、自然灾害、环境退化等均纳入到安全的范畴中，因而他被西
方学术界认为是最早提出非传统安全概念的人。在中国，非传统安全概念
最早于 1994 年被北京大学学者王勇正式引入。② 1998 年，《世界经济与政
治》把"非传统安全"列入选题建议之中，1999 年傅梦孜撰写发表了国
内第一篇论述非传统安全的文章③。2003 年，《重视非传统安全研究》④
《非传统安全论析》⑤ 等文的发表标志着非传统安全范畴开始进入学术深
入讨论的范围。2008 年浙江大学设立二级学科博士点"非传统安全管
理"，2011 年华中科技大学设立非传统安全二级学科博士点，这标志着中
国非传统安全学科建设与人才培养开始进入"制度化"阶段。

目前关于"非传统安全威胁"的内涵，学界在不断研究的基础上给
出了多种理解，主要有：（1）非直接由军事武力所引发的、没有明确威
胁者的"新"安全威胁，如发展带来的环境恶化、经济危机、能源短缺、
饥饿与贫穷威胁等。（2）非直接由国家行为体带来的安全威胁，如恐怖
主义袭击、跨国犯罪、海盗威胁等。（3）涉及"全球安全""地区安全"
诸多方面的需要多国行为体共同应对的安全威胁。（4）涉及"人的安全"
与"社会安全"为主要领域的各种威胁。（5）与传统安全相互交织的更
具有非武力特征的各类威胁。当然，还可以从安全的理念、主体、重心、
领域、侵害、实质、价值中心、威胁、维护力量、维护方式、维护前提、
维护内容、现有安全制度的适应性等多个角度来比照和界分传统安全与非
传统安全。⑥ 还有学者提出，非传统安全是"行为体间的优态共存"，其

---

① Richard H. Ullman, 'Redefining Security', *International Security*, 8 (1983), pp. 129 – 53.

② 1994 年，北京大学学者王勇在《世界经济与政治》杂志上发表的《论相互依存对我国
国家安全的影响》一文中第一次引用了"非传统安全"的概念。参见王勇《论相互依存对我国
国家安全的影响》，《世界经济与政治》1994 年第 3 期。

③ 傅梦孜：《从经济安全角度谈对"非传统安全"的看法》，《现代国际关系》1999 年第
3 期。

④ 王逸舟：《重视非传统安全研究》，《人民日报》2003 年 5 月 21 日第 7 版。

⑤ 俞晓秋、李伟、方金英、张运成、翟坤：《非传统安全论析》，《现代国际关系》2003 年
第 5 期。

⑥ 赵远良、主父笑飞编：《非传统安全与中国外交新战略》，中国社会科学出版社 2011 年
版，第 29—30 页。

实质是一种异于传统安全"危态对抗"的"广义"安全观①。"非传统安全的这一广义安全观呼吁一切社会组织、团体、民众都需要建立新的安全思维,进而探索新的'去安全化'的路径与实践。"②

用非传统安全是"行为体间的优态共存"的广义安全观来分析,非传统安全作为一个独立的安全领域呈现许多重要特点。

第一,安全的内涵指涉更加丰富多样。非传统安全使得安全的目标从单一的国家安全到人的安全、社会安全、国家安全与全球安全并重;安全的价值中心由强调领土与主权到强调国民生存状态与人权;安全的主体由强调国家行为体到同时强调国家行为体与非国家行为体;安全的性质由免于军事武力的威胁到免于非军事武力的一切威胁;安全的维护方式由单一国行动为主到以跨国联合行动为主,体现安全维护的主体多元化,军队也在非传统安全维护中承担起越来越重要的角色。

第二,安全的领域边界更加复合多重。主要表现在传统安全与非传统安全并重,国家安全与社会安全、人的安全、全球安全并重,发展与安全并重,军事安全与非军事安全并重,国际安全与国内安全并重。安全领域的拓展实际上是对安全战略的价值定位与安全研究的价值维度的拓展。安全层次被延伸,即安全关乎的层次从国家向上延伸至跨国的地区与全球,向下延伸到国内区域、组织、社区与个人。

第三,安全的维度指向更加复杂多向。在非传统安全领域中,除"客观安全""主观安全"外,也凸显了"话语安全",甚至"话语分析方法认为安全不能用客观术语来界定,因此客观安全和主观安全均是误导"③,因此安全的"客观性"维度、"主观性"维度更多地被"主体间性"维度所涵盖。在非传统安全语境中,主体间的相互认知所形成的"认同"成为社会参与中极为关键的主体间互动的要素,因此也成为体现主体间性的重要维度。诸多非传统安全问题是在"主体间"相互作用中建构出来的,对现实公共问题的不正当处理、不正确对待、不及时应对均

---

① 余潇枫:《从危态对抗到优态共存——广义安全观与非传统安全战略的价值定位》,《世界经济与政治》2004年第2期。

② 赵远良、主父笑飞编:《非传统安全与中国外交新战略》,中国社会科学出版社2011年版,第30—31页。

③ [英]巴里·布赞、[丹麦]琳娜·汉森:《国际安全研究的演化》,余潇枫译,浙江大学出版社2011年版,第36页。

会在"主体间"的冲突升级中转变为非传统安全危机。在"主体间性"这一维度的融合下,非传统安全成为一种新的安全形态,广泛纳入经济、环境、文化和社会等新的安全维度,并强调共同体的核心价值、结构秩序、生存方式不受侵害,特别地,还将"人的安全"置于安全价值追求与安全实时维护的核心地位。[①]

第四,安全的维护应对更加理性客观。在非传统安全威胁的应对中,人们将更多地运用危机的治理机制来实现对非传统安全的维护,因而"去安全化"(Desecuritization)在非传统安全议程中的重要性日益突出。一个公共问题被"安全化"而转化为安全问题,总是意味着更高强度的政治性与公共资源的超常规使用,甚至是一种不同于以往的公共治理体制的介入。因此从这个意义上看,过度"安全化"并非始终利于安全目标的达成。虽然,安全与紧急事态、公共危机相关,但把安全威胁理解得过泛,将安全的边界拓展得过宽,或者说把更多的公共问题纳入安全问题中,把更多的低政治问题提升到高政治问题来对待,就会因过度的政治性权威的介入与广泛的资源性储备的侵占等而导致某种更大的不安全。因此,"去安全化"的研究与实践将成为非传统安全能力建设中的重要内容。

二　"不定时炸弹"与检验检疫安全职能再认识

(一)非传统安全威胁与"不定时炸弹"

目前,深度全球化催发形成了"大贸易""大通关""大口岸""大物流"的格局,使得高山、大海不再是天然屏障,时间和距离不再成为交往阻隔。同时种种非传统安全威胁也开始对世界产生重要影响,甚至它们犹如"不定时炸弹",无处不在。

2014年1月8日,《人民日报》刊登了一篇关于儿童玩具被召回的报道,称"我国每年有超过20万14岁以下儿童因意外伤害死亡,致伤致残的儿童数量更为庞大,其中儿童玩具及用品等导致的意外伤害占5%左右"[②]。这些儿童玩具可能出现小零件脱落、边缘锐利、机械强度不足、

---

① 赵远良、主父笑飞编:《非传统安全与中国外交新战略》,中国社会科学出版社2011年版,第27页。

② 左娅、姚雪青等:《您家宝贝的玩具,安全吗》,《人民日报》2014年1月8日第2版。

重金属超标、电池爆炸等问题，或者用于包装玩具的塑料包装袋、刚性材料上的圆孔厚度、动态耐久性测试、危险夹缝等存在安全隐患，因而被称为"不定时炸弹"。而在 2007 年，美国美泰公司曾在短短一个月内三次在全球召回近 2100 万件中国生产的问题玩具，一度引发了我国玩具业出口危机。除了儿童玩具，许多质量不合格的商品都可以是对人的安全产生威胁的"不定时炸弹"。2014 年，全国出入境检验检疫机构共检出质量安全项目不合格的进口食品 3503 批、化妆品 161 批，对此均采取了退运或销毁等措施，不合格产品未进入国内市场。①

人们都知道，"炸弹"和"定时炸弹"是传统军事武器中的一种，用于战争或者特定的敌对性破坏活动。如今对一切内含质量问题的、有着对人伤害风险、甚至已经危及众人的产品统称其为"不定时炸弹"，不仅简单易解，而且透视出一种人们对"安全"的"非传统"解读，即"安全问题"从国家的领土是否被入侵、国家的政权是否被颠覆，转向了人们日常生活中的危险与威胁。"不定时炸弹"的主要特征有：（1）不对称，即威胁主体多是非国家行为体，充分利用全球化、信息化手段，身在暗处、隐蔽性强、布控精密、爆发迅速、变化随机。（2）不确定，即发生的缘由、行为体、爆发点、演化过程、发展态势等难以确定。（3）不单一，即呈现"交织状"，或以传统安全为手段、或以传统安全为目的、或与传统安全威胁相重叠、或与全球性问题相交织、或与发展和改革相缠绕等。（4）不易控，即威胁相互转化、交替出现或同时爆发，加之威胁形成的历史渐进性与爆发的时间、地点随机性，导致局部性预防与应急性响应难以奏效。这些特征表明：社会公共安全体系的建构必须考虑"非传统安全"因素，以获得最满意的社会治理效果，达到最大的正面社会效应。

非传统安全的"非传统"意味着"更多地与风险、危机、紧急状态、日常生存性威胁相关系，更多地与自然灾害、事故灾难、突发公共卫生事件和突发社会重大安全事件相关联"②。对商品质量问题的"不定时炸弹"这一解读正是表达出了"非传统安全的问题意识"在人们脑海中的强化，

---

① 《质检总局：2014 年共检出 3503 批不合格进口食品》，中国质量新闻网，http：//www.cqn.com.cn/news/zjpd/zjyw/zjyw/1001246.html，2015 年 1 月 30 日。

② 余潇枫主编：《中国非传统安全研究报告（2012—2013）》，社会科学文献出版社 2013 年版，第 3 页。

也体现了与质量相关的日常生活性的"人的安全"与"社会安全"问题越来越受到政府和民众重视。

这类与质量安全和进出口贸易相关的安全问题，包括出入境的卫生检疫、动植物检疫、敏感商品检验（如进口废物原料、旧机电产品等）等，有专门的政府职能部门即"中国质量监督检验检疫总局"来处理解决。各地出入境检验检疫机构隶属于国家质量监督检验检疫总局，是在出入境口岸主管对出入境的商品、货物、交通工具和人员进行卫生检疫、动植物检疫和商品检验的行政执法机构。截至2014年7月，全国共有一类口岸285个，其中空港口岸63个，公路口岸64个，河海口岸139个，铁路口岸19个。开展有旅检业务口岸190个，建有动植物现场检疫通道749个①，这形成了"国门安全"把关的防护网。"检验检疫"是一个涉及主权与人权、关联国际与国内的"口岸公共安全"的专用词，它源起于人类生产力提升后的商业往来与国际交往的不断扩大，形成于人与疾病和灾害的斗争中，因而检验检疫所涉的安全，是各国普遍认同的一种跨越国界的安全、体现主权的安全、保障人的生命健康与社会发展的安全，具有"全方位""多向度""长时效"的性质。

随着中国打开国门走向世界，成为世界第二大经济贸易体和第一货物贸易大国，种种与人的安全、社会安全直接相关的"不定时炸弹"种类与品名繁多，这些"不定时炸弹"除了与各类出入境的工业产品、医用药品、生活用品及食品相关，而且还与动植物及其产品、人体携带的病菌的传入传出相关，与各类生物制品的引入、进入或侵入等相关。为了把好出入境口岸的公共安全关，"检验检疫"就成为国家公共安全体系中越来越重要、不可或缺与不可分割的组成部分。

（二）检验检疫的公共安全职能

公共安全是任何人、任何组织所必须依托的生存环境，也是一个国家走向繁荣昌盛与长治久安的前提条件。古今中外的历史表明，公共安全的维护是任何政府不可或缺的社会管理职能，也是社会能否持续健康发展的基本保证。

从广义的视角分析，公共安全是指不特定的社会公众在公共领域中生

---

① 黄冠胜主编：《中国特色进出境动植物检验检疫》，中国质检出版社、中国标准出版社2013年版，第470页。

命、健康和财产的灾险防控与相应社会秩序及生存环境的良善保护。这一界定除了强调不特定的社会公众的生命、健康与财产的灾险防控，还包括了社会秩序与生存环境的良善保护。该界定中公共安全的指称对象除了"灾"还有"险"，而"灾"除了自然"灾害"还包括人为"灾祸"。公共安全的维护手段除了"防控"和"保护"，还强调了"良善"之价值限定与路径选择。如食品药品安全的"保障"，是要建立最严格的覆盖全过程的监管制度；生产安全的"防"与"控"，是要建立隐患排查治理体系和安全预防控制体系；社会治安的"良善"治理，是要创新立体化社会治安综合防控体系和公共安全应急机制；信息安全的"确保"，是要加大依法管理网络力度，完善互联网管理的领导体制等。

对一个国家来说，公共安全体系从"空间逻辑"来划分，主要有"国防""境防"和"灾防"三大块，即对国外军事性的、挑战主权的威胁进行防范的"国防安全"；进行出入境口岸执法维护口岸公共安全的"境防安全"；维护国内各类公共领域的"灾防安全"（如消防、交防、社防、技防、物防、安防等）。从"内容逻辑"来划分，公共安全体系主要包括生命安全、财产安全、生产安全、公共产品安全和公共场所安全五大块：生命安全包括生命健康以及与此相关的食品药品安全等；财产安全包括个人与公共财产的安全持有；生产安全主要指无重大事故与无质量事故；公共产品安全包括公共教育、公共卫生、公共文化、公共交通以及公共设施的有序与均等的提供；公共场所安全则指一切公共场所中各类活动的安全保障、出入境的安全保证以及包括公民在海外的活动安全。

公共安全的本质是人的生命、健康与财产的合法持存，为此需要有社会正常生活与生产秩序的有效维护，需要有人的生存环境的有效保护。公共安全作为一种典型的公共物品，除了其消费上的非竞争性与非排他性特点，还有着基础性、稀缺性、滞后性与反比性等特点。展开来说，非竞争性是指公共产品提供数量或比例的均等化；非排他性是指公共产品提供对象的无差别化；基础性是指公共安全提供社会公众安居乐业与经济社会发展的基本保证；稀缺性是指公共安全产品提供的有限性，如社会发展过快而导致公共安全产品供给严重不足，或公共安全产品供给非均等化而使某些地区安全能力严重弱化；滞后性是指因安全事件发生的不可预见性而使相应的公共安全产品提供的事后与迟缓；反比性是公共安全产品不同于其他公共产品的一个重要特点，它指民众对公共安全产品需求越高，政府提供公共安全产品越多，其社会效应往往具有"负面性"，安全产品的大量增长往往折射出整个社会安全环境的恶化，如所有的房屋都装上防盗门窗恰恰说明社会远离路不拾遗。

当前中国社会公共安全体系建构的复杂性来自种种非传统安全威胁导致的社会不稳定，非传统安全威胁除了对国家安全带来挑战，还与"社会安全"和"人的安全"紧密关联，特别是与"边疆安全"和"民生安全"相互缠绕。在中国社会深度开放、高速发展和全面转型的背景下，非传统安全问题不断凸显，社会公共安全体系的建构呈现出其特定的复杂性，特别是国家向世界的开放度、经济高速发展的可持续度以及社会转型的可整合度，都会直接影响中国社会的稳定程度，进而影响社会公共安全状态。当然，社会公共安全状态反过来也会影响不同人群的安全感与社会的普遍稳定程度。可以说，社会公共安全是社会稳定与否的"晴雨表"和"压力阀"，社会越稳定社会公共安全状态就越好，"压力阀"就越稳定；社会越不稳定则社会公共安全状态就越差，"压力阀"就有可能失效；反之"压力阀"防控力的加强则能促进社会趋于稳定。

出入境口岸执法维护口岸公共安全的"境防安全"，是国家公共安全体系的重要构成部分。检验检疫就是口岸公共安全体系中的重要组成部门，具有技术性、涉外性、行政性的特征。检验检疫是依法行使国家职权、体现国家主权的特定部门，其职能是"依照国家法律、行政法规和国际惯例等要求，对出入境的货物、交通运输工具、人员进行检验检疫、认证及签发官方检验检疫证明等监督管理"。① 与检验检疫职能相关涉的公共部门众多，有武警的"边检管理"部门，有公安的"出入境管理""边防管理""海关缉私"部门，有海关的"通关监管""关税征管""稽查缉私"部门，有质检的"卫生检疫监管""动植物检疫监管""进出口食品检验监管""产品质量监督""特种设备安全监察"等部门，还有交通运输的"海事安全"部门，卫生的"药品管理"部门，等等。区别于各相关单位，检验检疫在维护口岸公共安全中需要通过检验检测等技术手段，即通常说的技术执法，本研究将检验检疫的"境防安全"职能表述为"技防安全"。

---

① 国家质量监督检验检疫总局法规司编：《出入境检验检疫法律基础教材》，中国纺织出版社 2008 年版，第 314 页。

检验检疫在公共安全的维护中包括"技防性""灾防性""国防性"和"球防性"职能四部分。检验检疫的法定职能首先是维护口岸公共安全，即加强口岸检验检疫执法把关的有效性，严防疫情疫病传入传出，着力维护国家经济安全、人民群众生命健康安全和生态环境安全。检验检疫作为"国门安全"的"蓝盾"，既是我国技术执法的重要方面，又是我国主权的重要象征，还是在非传统安全威胁的挑战下更多地从单一的"技防性"安全职能中拓展开来，介入具有国防安全性质和灾防安全性质的工作，甚至还介入具有国际性安全性质的防护工作，体现检验检疫的安全职能的复合性与多元性。加强检验检疫以确保口岸、国家、国际社会的安全，既是我国深化改革开放的关键举措，也将是我国非传统安全能力建设的重要标志。

三 检验检疫与"非传统战争"

在非传统安全的视角下，检验检疫的公共安全职能是广义的，它不仅仅是口岸公共安全的维护，它还与非传统安全战争相联系。因而，检验检疫的"境防"（口岸公共安全防护）或"国门安全"的地位与作用需进一步认识。

（一）检验检疫的"国防性"职能

检验检疫既要保证进出口产品符合进口国要求，以保证对外贸易的顺利进行和消费安全，又要通过合理的技术规范和措施突破国外贸易技术壁垒，建立国家技术保护屏障，还要实施国境卫生检疫以保护我国人民身体健康。对动植物、动植物产品及其他检疫物、装载容器、包装物、运输工具等的强制性检疫，以防止动植物疫情及有害生物的传入传出、控制农产品质量安全风险，保护农林牧渔业生产安全、生态环境安全和人体健康等。检验检疫涉及公共卫生安全、生态环境安全、生命健康安全、食品安全、产品质量安全，这类安全与主权安全、经济安全、社会安全相"关联"和"交织"，是全球化时代非传统安全维护的重要方面，也是口岸公共安全体系中不可分割、不可或缺和不可替代的部分。

非传统安全威胁引发的危机可以被称为非传统安全危机。非传统安全危机有两类，一类是常态危机，另一类是非常态危机，非常态危机又往往是由常态危机的恶化而导致的。检验检疫的基本内容涉及防止各种传染病传入传出，防止有害生物入侵，保证进出口食品安全，防止有毒有害物质进入境内,做好消杀灭处理和口岸卫生工作,应对各种突发性事件等,这些内容与非传统安全的维护与能力建设紧密相连。透过非传统安全的视角,"非常规灾害"还会升级为"非传统战争",这样,检验检疫所关注的不仅仅是在络绎不绝的集装箱里发现病媒生物,在来往人员的行李箱里拦下疫病种子,更是我们打造已有的和国际社会将来共有的新"安全场域"①。检验检疫在预防与消除种种非传统安全威胁的同时,还对非常态危机的防控与应对有着积极意义,而与检验检疫相关联的非常态危机主要有非传统安全威胁引发的"非传统战争"。

"传统安全与非传统安全的相互交织或相互转化,其中一个重要原因是技术被人类使用时所呈现的双重特征:核技术既可以用于民事的功效巨大的能源开发,又可以成为摧毁力无比的杀人武器;生物技术既可以用于资源免于匮乏的脱贫事业,也可以成为辅助战争的凶恶帮手;信息网络既可以用于人类生活的方方面面,也可以成为恐怖主义的天然战场。"② 因此,非传统安全威胁引发的"战争"与传统战争有着密切的联系,它是国家利益多元化与国家安全多元化的时代标示,也是战争主体、方式、路径、对象、手段更趋多样与隐蔽的历史转型。

"非传统战争",如恐怖袭击、经济战、生化战、资源战、信息战、文化战、毒品战等,广泛发生于金融、生态、国防、能源与科技等领域,其对抗规模、频次与强度呈扩张之势,造成社会公共安全的严重威胁。非传统安全威胁引发的"战争"是一种"非常规战争",其根本特点是使用各种"非致命武器",不仅使战争简便、随意、可行,而且给受攻击对象带来深重的生态环境破坏与各类人道主义灾难。之所以称这类战争为"非常规战争",是因为"非武力、非军事、甚至是非杀伤、不流血的方式也同样甚至更可能有利于实现战争目标"③。由非传统安全威胁引发的"非常规战争",将是国家之间的一种新的战争形式,这种战争并非是"领土之争",也非是传统的"主权之争",而是利益安全场域和社会心理

---

① 安全场是"能够影响乃至决定安全态势的特定情境",包括地缘场域、利益场域与社会心理场域。参见余潇枫、李佳《非传统安全:中国的认知与应对(1978—2008)》,《世界经济与政治》2008 年第 11 期。

② 余潇枫主编:《中国非传统安全研究报告(2011—2012)》,社会科学文献出版社 2012 年版,第 26 页。

③ 乔良、王湘穗:《超限战》,中国社会科学出版社 2005 年版,第 94—95 页。

安全场域中"软边疆"①上的利益争夺与"综合国力"上的力量消解，甚至可以是对受攻击国的全民侵害或代际侵害以达到无形中打败对方的目的。

（二）检验检疫视角下的"非传统战争"类型

检验检疫的"国防性"职能体现在对"非传统战争"进行抵御，包括运用生物武器或生物战剂来进行攻击的"生化战"，涉及技术性贸易壁垒的"贸易战"，由国际贸易引发的"信息战"，伴随废物原料贸易的"垃圾战"，国家之间的"质量战"，甚至还有配合国家之间外交斗争需要的"外交战"等。

1. "生化战"

新合成病原体或者已存各类烈性传染病源、毒气等可通过国际贸易中的货物、交通工具或边境鼠类等媒介生物以非常隐蔽的方式施放或传播，引发人或动、植物疫病疫情，其危害不仅指向生命健康、生态安全、物种安全，更在于破坏政治、经济乃至颠覆政权。生化战的重要内容是"生物战"，生物入侵和生物威胁不仅会带来生态灾害，而且运用生物武器或生物战剂来进行攻击则会形成一场看不见的"隐形战争"。在传统安全中，将生物武器用于军事战争早就有之，如细菌战等。在非传统安全中，用生物武器进行看不见的战争则是很现实的威胁。生物武器特别是基因武器的特点是杀伤力大且成本低和可批量生产，传染性强且难防治和施放手段多样，保密性强且有分辨力和只攻击敌方特定人种，使用方法简易且能对敌方产生强烈的心理威慑作用。②因此，"生物入侵""生物危害""生物威胁""生物恐怖""生物战争""生物国防""生物疆域""生物安全防备""生物安全战略"等概念开始被提出和流行③，"生化战"被视为一种新型的"非传统战争"样式。

2. "贸易战"

贸易保护而导致的贸易摩擦与冲突往往是引发非传统"贸易战"的重要原因。21世纪初以来，欧美与中国的纺织品贸易争端以及对多种商

---

① 余潇枫、徐黎丽：《边安学刍议》，《浙江大学学报》（人文社会科学版）2009年第5期。

② 顾秀林：《转基因战争：21世纪中国粮食安全保卫战》，知识产权出版社2011年版，第130页。

③ 彭海、张凤坡：《生物国防防范　悄无声息的战争》，《科技日报》2013年10月29日第10版。

品的"反倾销"，美国在汇率问题上对中国的施压等都是"非传统贸易战"的不同表现。① 据国家质检总局调查统计，从 2005 年到 2011 年，中国出口贸易受到国外技术性贸易措施影响而减少的出口损失逐年增加，从 2005 年的 288.13 亿美元增加到 2011 年的 622.59 亿美元，2012 年达 685 亿美元，2013 年达 662 亿美元，比"两反一保"（反倾销、反补贴，特别保障措施）对我们造成的损失还要大，除了经济损失还对中国国家形象和企业声誉造成恶劣影响。②

3. "信息战"

"海湾战争前夕，伊拉克军方曾为防空系统进口了一批电脑，美国军方得知这一情报后，就派人秘密将载有'病毒'的软件封装到主机用的芯片中，然后将此电脑通过法国商界倒手卖给了伊拉克。到海湾战争空袭前，美军方以无线电遥控的方式，将隐藏在主机芯片中的'电子定时炸弹'——'病毒'激活。瞬间，病毒迅速蔓延，致使伊拉克的预警、指挥、通信和火控等系统都陷入瘫痪。"③ 这是通过国际贸易而实现的"信息战"。目前，量子技术的发展，利用国际贸易手段进行信息攻击的可能性更为加大，"随着量子信息科学技术的不断突破，将会推动信息化战争产生新的飞跃"。④

4. "垃圾战"

为减少因矿石、石油等冶炼所产生的污染，同时节约自然资源，降低能耗，我国将进口废物原料（可用作原料利用的固体废物）作为可再生利用资源，很大程度上弥补了我国工业原材料不足的局面。但与此同时，"洋垃圾"（泛指国家禁止进境的生活垃圾或城市垃圾等低品质的固体废物）通过非法途径正威胁我国生态安全。有资料显示，全球每年产生 2000 万至 5000 万吨电子垃圾，其中 70% 被倾销到亚洲。⑤ 据美国国际贸易委员会的数据，自 2000 年至 2013 年，中国从美国进口的垃圾废品交易

---

① 王立：《"合规性"贸易壁垒将成美国新保护伞》，《中国国门时报》2013 年 5 月 8 日第 6 版。

② 黄冠胜主编：《中国特色进出境动植物检验检疫》，中国质检出版社、中国标准出版社 2013 年版，第 450 页。

③ 李莉：《无形战场的较量》，解放军出版社 2011 年版，第 153 页。

④ 王军：《量子技术：让信息化战争变了容颜》，《中国国防报》2014 年 1 月 8 日第 3 版。

⑤ 韩春苗、胡楠：《洋垃圾：跨越国境的生态灾难》，《人民日报》（海外版）2009 年 7 月 22 日第 2 版。

从最初的 7.4 亿美元飙升到 111.5 亿美元，2011 年占中国从美国进口贸易总额的 11.1%，仅次于农作物、电脑和电子产品、化学品和运输设备。洋垃圾既危害中国消费者的健康和安全，也严重污染了环境。中国从美国进口的废弃果汁盒就曾繁衍了 5.5 万只以上的苍蝇，废弃塑料制品需要上百年才能降解，焚烧电子垃圾产生的有毒害气体，废弃金属排泄严重污染水源，诸如此类的危害不胜枚举。①

5. "质量战"

"质量战争，就是围绕产品质量展开的没有硝烟的经济战争。"② 2007年，以美国为首的部分国家对中国产品的质量提出质疑，引发"中国制造"的信誉危机，危及中国出口企业，直接影响了中国经济。质量问题是产生"不定时炸弹"的主要原因。2002 年日本三菱汽车制造商的下属公司（扶桑汽车公司）生产的载重汽车离合器系统零部件存有质量问题，导致一名司机因离合器系统质量问题引发重大交通事故而身亡，而三菱对此采取有组织隐瞒，并未依据有关法律向国土交通省报告，也没有采取将问题车辆召回检修等必要措施，2004 年日本警方以"业务过失致死罪"逮捕了三菱汽车公司前总经理河添克彦等六人。该事件引发了世界各国对质量的广泛关注。

针对上述这些"非传统"性质、名目日多、普遍隐形的"非常规战争"，检验检疫的安全维护职能必然具有国家安全的"国防性"特征，因而在检验检疫中的卫生检疫可称之为"卫生国防"、动植物检疫可称之为"生物国防"、质量检验可称之为"质量国防"等等。上述列举的这些"非常规战争"往往传统安全与非传统安全相互交织，具有"多向度""不对称""共时性""超限度"的特点，且把"安全边界扩展到了政治、经济、资源、民族、宗教、文化、网络、地缘、环境以及外太空等多重疆域"③，在不同程度上超越了现行国家安全体系的能力范围，带来了国家安全的某种"军事力量无效化"的"防御困境"④，从而成为各个国家未

① 《那些年中国从美国进口的"洋垃圾"》，网易新闻，http://data.163.com/12/1218/17/8J1BIEUS00014MTN.html，2012 年 12 月 18 日。

② 《质量战争与质检外交的关系是什么？》，中国质量新闻网，http://www.cqn.com.cn/news/zjpd/zjbk/gbzsdb/436054.html，2011 年 7 月 5 日。

③ 乔良、王湘穗：《超限战》，中国社会科学出版社 2005 年版，第 160 页。

④ ［英］巴里·布赞：《人、国家与恐惧——后冷战时代的国际安全研究议程》，闫健、李剑译，中央编译出版社 2009 年版，第 309—313 页。

来需要面对的普遍性安全课题。

四 检验检疫与"非常规灾害"

检验检疫的公共安全职能还与"非常规灾害"相联系，检验检疫与"非常规灾害"的关联与防控是检验检疫非传统安全的重要内容。

（一）检验检疫的"灾防性"职能

历史上，非常规灾害（或称非战争灾害）曾多次打击人类。以罗马帝国的衰微为例，非常规的瘟疫灾害使一个帝国走向消亡，并改写了欧洲的历史。公元165年到180年期间，正是古罗马的兴盛时期，一场瘟疫突然降临，当时称之为"黑死病"，也就是现在所说的鼠疫。历史学家记述，仅罗马每日就有数千人死亡。从公元79年至312年期间，罗马发生过五次大的瘟疫，造成了生命和社会财富的重大损失，也是导致罗马帝国衰落的重要原因。到了6世纪，在东罗马帝国，被称为"安东尼大疫"的鼠疫又一次流行。拜占庭帝国的都城君士坦丁堡，就是现在的伊斯坦布尔，许多居民死于鼠疫，人口减少四分之一，东罗马帝国也从此衰败而走向灭亡。

面对工业化、城市化、全球化带来的种种风险与意想不到的灾害，乌尔里希·贝克（Ulrich Beck）通过著述《风险社会》一书提出了他的"风险社会理论"，认为风险社会是继工业社会后并传承工业化社会所有危险的一个新社会阶段，因此风险社会的特征是：坐在"文明的火山上"。贝克的意思很明确：与其说我们生活在一个充满机会的社会中，不如说我们生活在一个充满危险的社会中来得更为确切。有害生物入侵，疫病疯狂蔓延，此类非战争威胁早已有之，然而随着全球化带来的世界性人口流动与要素传播，这些不确定的非战争侵害形式逐渐以非传统安全威胁的方式显露，以其从未有过的破坏力接连带来意想不到的跨国家、跨区域甚至全球性的灾难。为此，贝克随后在1999年著的《世界风险社会》一书中，进一步提出了"世界风险社会"的重要概念，强调风险的普遍性与危险的当下性。

21世纪以来，人们喜欢用"高风险社会"来描述我们所处的生存环境。"高风险性"概念中的一个"高"字，充分凸显了我们所处的生存环境比以往任何时候都更加充满"复杂性""不确定性""不可预见性"和"危险扩散性"。由于现有的科学技术还尚不能应对由高风险带来的普遍性危机的爆发，现有的社会法律对灾难性危机的爆发也缺乏足够的应对能力，所以人类从来没有像现在这样陷于对生存"普遍性危机"的深深焦虑之中。特别是检验检疫视角下的那些"非常规灾害"，悄悄地从负面影响着人们的生存条件，改变着社会的经济发展结构，侵蚀着国家安全的地基，成为越来越难以防范与控制的日常性威胁。

检验检疫的"灾防性"职能也就在上述现实背景下显得极为重要，其依法对进出境环节中的灾害通过技术性检验检测、检疫认证等手段，对灾害进行预防和紧急处置，为我国国家安全和公众的生命健康搭起了一套安全防护网，是我国对外贸易和"走出去"战略实施过程中的一道"安全阀"。

（二）检验检疫视角下"非常规灾害"的威胁类型

检验检疫的"灾防性"职能体现在对具有扩散性的"非常规灾害"的防控，即防控外来生物入侵威胁、传染病传播威胁、食品安全威胁、转基因产品威胁、核生化威胁、贸易壁垒造成的经济安全威胁、污染物造成的公共安全威胁等七大类影响我国社会、经济、生态、资源和核安全的灾害性威胁。

1. 外来生物入侵威胁

外来生物入侵是指非本地生物（植物、动物和微生物）以自然或人为方式对本地生态系统、人类健康、物种多样性造成危害的现象。2013年"第二届国际生物入侵大会"确认目前我国已有544种入侵的外来生物，其中大面积发生、危害严重的有100多种，全球100种最具威胁的外来物种中，入侵中国的就有50多种，所有生态系统均遭入侵。据农业部的初步统计，外来入侵生物中危害最严重的有11种，这每年给我国造成大约600亿元的损失。[①] 危险性外来有害生物在造成生态退化和生物多样性丧失，引起土著种尤其是珍稀濒危物种消失和灭绝的同时，还严重影响国际贸易、人畜健康与社会安定。

2. 传染病传播威胁

烈性传染病从来就像恶魔，会造成对人类生命健康的巨大危害，国境卫生检疫针对的正是传染病的跨境传播。"检疫"一词源起于14世纪意

---

① 麦文伟：《筑牢"铜墙铁壁"防范外来物种入侵》，《中国国门时报》2013年4月17日第6版。

大利人为了与鼠疫作斗争而创设的制度。15 世纪末以来,欧洲兴起大航海高潮,卫生检疫进一步受到各国重视。年复一年,人类共同携手逐步战胜各种瘟疫。1985 年 6 月 4 日北京出入境卫生检疫时发现从美国传入我国的首例艾滋病,之后艾滋病成为我国一大病害。2003 年的 SARS 危机,曾造成有的城市"万人空巷"。近年来我国检验检疫机构还报告了一些新的病毒病菌,如新型冠状病毒、基孔肯雅热病毒等,这构成了威胁公共卫生安全的新阴影。

3. 食品安全威胁

目前,从农田到餐桌食物链的污染不同程度存在,部分食品企业违法生产、加工食品的现象仍不容忽视。除此以外,全球气候变化、环境污染、微生物污染、新型食品生产技术开发、世界性快速食品配送系统应用、国际性人流物流增加、食品产品的贸易手段变化与贸易往来增多等,均带来了跨国性食品安全事故发生率的上升。食品安全事故,因其早期的隐匿性、分布的散发性、源起的突发性、暴发的群发性、后果的严重性和影响的恐慌性,[①] 成为检验检疫系统工作的一大重点领域。

4. 转基因产品威胁

转基因产品问题比较复杂,赞同者与反对者[②]对峙多年。美国是转基因产品最大的输出国。欧盟曾强烈抑制转基因产品的进入,后要求任何转基因产品进入欧盟需做出特别标明。俄罗斯因不放弃对转基因产品的抵制等而一直未能加入世界贸易组织。中国政府在积极推进转基因生物技术研究的同时,亦高度重视农业转基因生物安全,对进口产品进行转基因特性检测也是检验检疫的职责之一。

5. 核生化威胁

在传统安全领域,核生化威胁是指使用核生化武器或利用常规武器对核生化设施进行袭击所造成的危害而带来的威胁;在非传统安全领域,核生化威胁是指非军事武力条件下的核、生物与化学物质的侵害。受自然灾

---

① 张永慧、吴永宁主编:《食品安全事故应急处理与案例分析》,中国质检出版社 2012 年版,第 10—12 页。

② 反对者观点可参阅顾秀林《转基因战争:21 世纪中国粮食安全保卫战》,知识产权出版社 2011 年版;[美] 威廉·恩道尔《粮食危机:运用粮食武器获取世界霸权》,赵刚译,知识产权出版社 2008 年版;[美] 约翰·罗彬斯《危险年代的求生食品》,张国蓉译,珠海出版社 2010 年版;[美] 玛丽恩·内斯特尔《食品安全:令人震惊的食品行业真相》,程池译,社会科学文献出版社 2004 年版。

害、恐怖主义等影响，我国口岸遭受核放射性物质、生物战剂、有毒有害化学物质等侵害的风险较大，造成或可能造成出入境人员和口岸公众健康的严重损害，并引起口岸公众心理恐慌，从而破坏国家公务、民众生活、社会安定与经济发展等。如日本福岛核电站发生泄漏以后，我国检验检疫部门发现多个口岸遭受核物质污染。此外，2013—2014 年，仅宁波口岸就陆续有多起，总数为 1.992 万吨环保项目不合格进口废物原料被挡在国门之外。与此相应，中国各机场口岸均启动了核辐射监测设备。

6. 贸易壁垒造成的经济安全威胁

技术性贸易壁垒以国家和地区的技术法规、协议、标准和认证体系等形式出现，包括了科学技术、卫生、检疫、安全、环保、产品质量和认证等诸多技术性指标体系。2012 年我国有 23.9% 的出口企业受到国外技术性贸易措施不同程度的影响，导致我国全年出口贸易直接损失 685 亿美元，比 2011 年增加 62.4 亿美元。[①] 而 2013 年受到国外技术性贸易措施不同程度影响的企业占比已高达 38%。据研究显示，2013 年宁波国内生产总值（GDP）折损值达 124.95 亿元，折损率为 1.75%。[②]

7. 污染物造成的公共安全威胁。

产品在生产、加工、运输等一系列环节中易受到污染或有毒有害物质的侵袭。2011 年我国收到出口国家或地区的食品不合格通报的原因共涉及 16 大类，其中农兽残、微生物、食品添加剂等安全卫生项目占到69.53%。2014 年，我国收到 1245 批出口食品被境外通报不符合其要求，共涉及 15 类不合格项目，其中主要以农兽残、食品添加剂超标、品质、微生物、非食用添加物、生物毒素污染、污染物等项目为主。另外，旧电子物料、二手服装、工业及放射性废料等"洋垃圾"成为我国占有一定比重的进口货物，而这些垃圾回收少、填埋多，给我国的大气、土壤等生态环境带来难以修复的破坏。

防御和应对上述种种"非常规灾害"，检验检疫有着极其重要的"灾防性"的安全维护职能。近十年来我国检验检疫部门累计截获各类动植物有害生物 4000 多种、200 多万次，成功阻击疯牛病、非洲猪瘟、地中

---

① 《技术性贸易壁垒致出口损失 685 亿美元》，中国工业新闻网，http://www.cinn.cn/wzgk/wy/298020.shtml，2013 年 7 月 31 日。

② 《国外技术性贸易措施拉低宁波 GDP 增长率 1.75 个百分点》，凤凰财经，http://finance.ifeng.com/a/20140720/12756636_0.shtml，2014 年 7 月 20 日。

海实蝇等重大动植物疫病疫情传入。[①] 2013 年全国检验检疫系统共截获有害生物 4716 种、61.02 万次，同比分别增长 8.89% 和 5.32%。其中，检疫性有害生物 320 种、5.37 万次，同比分别增长 12.68% 和 5.5%。各口岸共从旅客携带物、邮寄物中截获各类禁止进境的动植物及其产品 412717 批次，发现有害生物 39351 批次，同比分别增长 15.56% 和 25.25%。2013 年全年仅从邮寄物中截获各类禁止进境的动植物及其产品就多达 15994 批次，发现有害生物 1533 批次，同比分别增长 36.68% 和 12.14%。[②] 2014 年，截获有害生物 5300 余种、80.3 万批次，同比增长 9.2% 和 33%，从旅客携带物、邮寄物中截获禁止进境物 44.26 万批次，同比增长 7.98%。

五　检验检疫与"安全新常态"

当前，针对经济新常态下的新形势、新战略、新要求，国家安全治理的新常态也日益受到关注，对检验检疫部门来说，如何在经济新常态与安全新常态下实现"安全便利"的目标成为新时期紧迫的课题。检验检疫作为国家安全治理的重要一环，同时也承担着服务和促进贸易便利化[③]的重要任务。正确处理安全与发展的关系，是新常态下推动外向型经济平稳发展的根本要求。在检验检疫非传统安全维护中，除了以上阐述的"国防性""灾防性"安全职能外，检验检疫由法律明确赋予的"技防性"安全职能在安全新常态中的作用发挥同样需要受到重视。

检验检疫部门是主管出入境卫生检疫、动植物检疫和商品检验的行政执法机构，其日常性的进出境检验检疫的公共安全维护，包括口岸传染病防控，核生化有害因子检测，建立重点疫情、医学媒介监控和防御体系，重大动植物疫病疫情防控，防止生物物种资源流失和有害生物传入传出，

---

① 黄冠胜：《探索中国特色进出境动植物检验检疫之路》，中国质量新闻网，http://www.cqn.com.cn/news/zggmsb/disan/685665.html，2013 年 3 月 18 日。

② 中国质量监督检验检疫总局网站：《守护美丽中国：来自 2013 年动植物检疫监管一线的报道》，http://www.aqsiq.gov.cn/，2014 年 1 月 4 日。

③ 贸易便利化的内容有：创新口岸查验机制，优化通关放行模式，加快查验设施建设，保障进出口商品便利快捷高效通关；绿色通道、检务分类审单等通关放行模式，推行便捷高效的保税港区、加工区、物流园区等特殊监管区域查验放行机制；减轻企业负担，落实各项惠企政策和服务承诺，让企业得到实实在在的实惠；推进省际区域直通合作，推广口岸区域集中查验模式，提高口岸查验效率等。

进出口商品质量安全监管、技术性贸易壁垒应对等。

以检验检疫的口岸公共卫生安全维护来说，其安全维护的内容可以具体展开表述为：口岸传染病防控（体温检测、医学巡查、航空器检疫查验，需同民航、海关、边检沟通协调），口岸核生化有害因子检测（入境人员、交通工具、货物、行李等的查验），口岸食品安全监督（口岸食品生产经营单位的日常卫生监督，对口岸食品采购、储存、加工、分发等关键环节严格把关，严防发生口岸食源性疾病或食物中毒事件），口岸卫生处理单位监督管理（对卫生处理单位监督检查，检查内容集中在人员资质、管理制度、卫生处理依据、现场操作、应急处置物资库等内容）。同时，还要加强口岸公共卫生风险评估，完善重点疫情、医学媒介监控和防御体系，强化口岸卫生检疫查验及传染病监测、评估、控制、通报工作，严防禽流感等重点传染病跨境传播。对加强出入境口岸动植物检验检疫监管来说，其内容有：完善重大动植物疫病疫情防控体系和口岸生物安全保障体系，强化动植物检疫风险分析工作，提高口岸生物安全保障能力；开展生物物种资源查验，防止生物物种资源流失和有害生物传入传出；抓好进口动物和粮谷、饲料等敏感产品检验检疫监管，加大对入境旅客携带物和邮寄物的检验检疫力度。对加强进出口敏感商品检验监管来说，其内容有：完善进出口工业品分类管理制度，加强对进口危险化学品、建筑装修材料、日用消费品、儿童用品等产品，以及进境集装箱的监管；配合国家宏观调控政策，在增加进口先进技术、关键设备、重要能源材料等方面发挥技术把关作用。

检验检疫安全维护的依据是国家的法检目录。当然检验检疫的安全新常态除了为促进贸易便利化进行法检目录调整等，还包含有很多挑战性的难题，诸如跨境电商贸易这样的新型业态等导致的"技防"难题，区域联动以及贸易壁垒等所形成的"技防"挑战，国际合作乃至全球联动所带来的"技防"需求，这些均需要检验检疫的安全职能在安全新常态下有新拓展。

国务院于2014年12月26日发布的《落实"三互"推进大通关建设改革方案》明确提出，要"围绕'五位一体'总布局和服务构建开放型经济新体制，坚持依法行政、维护公平正义、坚持安全便利并重……推进口岸综合治理体系和治理能力现代化"的总体要求。检验检疫部门要以此为指导，运用法治思维和法治方式，破解改革难题，以"管得牢、放得快"为目标，立足自身不断推进流程再造与简政放权，提高通关效率，更好地优化资源配置，减负增效、便利贸易。以更加积极、主动的姿态，参与建设大通关管理体制机制，加强与口岸管理相关部门的监管协作，加快部门间资源共享共用和集中统筹，从单项管理向多向治理转变，通过实现信息互换、监管互认、执法互助，达到以共同安全、合作安全、综合安全、可持续安全为宗旨的安全互保目标。与此同时，在口岸公共安全层面同步推进贸易新常态下检验检疫服务安全与便利的支撑技术研究，建立完善基于大数据的检验检疫风险评估与防控模式，加强口岸检验检疫各流程的信息化、智能化、规范化、标准化建设，研究现场快速查验技术与设备，提升验放速度，持续推进口岸通关便利化，促进新常态下国际贸易的健康发展。

第三节　"场域安全"：理论语境的建构

一　"场域安全"与"国门安全"的广义理解

从检验检疫"现实语境"的分析中发现，我国的"国门安全"正面临着日趋复杂、严峻、复合、多变的安全威胁，而"国门安全"维护的理念与体制机制等彰显体系性应对能力的不足，检验检疫的安全维护职能需要从整体性的"场域安全"的新角度来理解，或者说检验检疫的安全职能需要上升到"场域安全"的高度与广度来认识，即面对"大贸易""大通关""大口岸""大物流"的形势，检验检疫需要向"大安全、大质检、大防控"转型，以求更好地服务于未来进一步的"大开放"战略，实现"保国安民"与"质量强国"的宏大目标。然而，当前我国检验检疫实施的"服务开放""保国安民""质量强国"的宏大目标仍存有许多问题，如"法律旧、问题新"，"人员少、任务重"，"开放口岸多、监管难度大"，"贸易壁垒多、国别差异大"，"领域标准多、跨界协同差"，"执法要求高、社会认可度低"，"信息共享弱，国际接轨少"，"技术标准散，隐性危害大"等，这就更需要我们重视对检验检疫的非传统安全分析，着力建构中国特色检验检疫体制与理论，着力提升检验检疫风险预警与快速反应能力，着力加强检验检疫与海关、港务等部门的全面联网与合作等。在理念上，特别要通过对"场域安全"的认识来提升检验检疫在国家安全治理中的地位与作用。

检验检疫作为"境防"的"国门卫士"只表达了检验检疫维护口岸公共安全的基本内容，而事实上，检验检疫的安全维护职能正在多向度拓展，其安全维护的时空维度也在内外延伸，因而用"场域安全"范畴来概括检验检疫的安全职能更具有科学性与时代性。

"场"作为日常语词的最基本理解是特定的地点或特定的活动范围，前者如"会场""剧场""广场"等，后者如"商场""战场""市场""名利场"等。"场"的性质可以从物理学的研究中得到启示。"场"是一种表达事物在特定空间与时间中具有某种关系特征与状态的指称，如"电场""磁场""引力场"等。在物理学中，"场"是以时空为变量的物理量，它至少有四种基本性质：第一，"场"是"延伸至整个空间"的分布状态，是一个"全空间"的概念；第二，"场"又是"具有无穷维自由度"的动力系统，是一个"多变量"的概念；第三，"场"还是"一种其量值因时空而变"的强度存在，是一个"量值性"的概念；第四，"场"还可以是"与时间变动相关联"的函数关系，是一个"时变性"的概念。"场"的这些物理性质构成了"物理场"运动的规律与效应。把物理学中的"场"引入到在社会的"安全场"中，"全空间""多变量""量值性"和"时变性"特征词可以用"整体性""交织性""强弱性""动态性"特征词来指代。

引申到安全研究领域，"场"则是以时空中的关系为变量的社会量。由于社会领域较之物理领域更具有其关系的复杂性，用"场域"来替代"场"更能反映这种复杂性。也就是说，由"场"的概念拓展到"场域"的范畴，除了物理时空中的关系特征与状态外，还叠加了人的活动所表现出来的某种时空集聚状态与社会某种专有活动性质。"场域"则是"时空范围"与"活动领域"的组合，是时空关系状态与活动性质特点的组合，是"场地""场所"含义与"关系""状态"含义的叠加与复合。如"商场"，不仅指从事商业领域活动的场地或场所，还指商业领域中的特定关系与状态；同样的还有军事领域的"战场"，政治领域的"官场"，感情关系领域的"情场"等。在安全研究中，"场域"范畴较之"场"的概念更好地表征了安全要素构成的社会关系的集合特征。

"场域"（Field）还是社会学、人类学的重要范畴。法国著名社会学家皮埃尔·布迪厄（Pierre Bourdieu）这样界定与解释"场域"："在各种位置之间存在的客观关系网络，或一个构型（Configuration）……其根据是这些位置在不同类型的权力（或资本）的分配结构中实际的和潜在的处境，以及它们与其他位置之间的客观关系（支配关系、屈从关系、结构上的对应关系）"①。在布迪厄看来，"场域"是一种特定的社会关系网络，在这一网络中不同位置之间的关系变量有着其对支配性资源的紧张与争夺，进而体现出社会行为背后潜在而不可见的关系性逻辑。有学者认为，"场域"代替"环境""语境"和"社会背景"等话语，为寻究经验事实（人口、机构、群体和组织）背后之利益与斗争的潜在模式和关系性逻辑提供了新的分析工具。②据此，"场域"可被界定为"不同主体因共享特定支配性价值而形成的关系网络"③。关于"安全场域"，则可将其界定为"能够影响乃至决定安全态势的特定情境"，包括地缘场域、利益场域与社会心理场域，国家安全战略的设定与安全场域有紧密的联结关系④。以"安全场域"为分析工具还可以重新审视"边疆"界限的常规划分，广义的边疆应由"硬边疆"和"软边疆"（贸易边疆、信息边疆等）所共同构成⑤。在"场域安全"这一新范畴中，"场域"成为安全的指涉对象。廖丹子认为，"场域安全"是指"特定关系网络维持其基本属性的能力，这一特定关系网络的'节点'（nodes）包括主体、区域、层面、领域、阶段、代际等要素，关系网络的属性则由主体、结构、要素、样式、功能、价值等不同方面构成的整体来体现"⑥。"场域安全"的特性体现在三个维度上："一是空间维度的延展性，即场域安全的空间边界具有模糊与动态的特征，因此其空间跨度可延伸至全球、区域、国家、社会、社区、家庭、个人等不同层面，且这些层面因地缘、利益、社会心理

---

① ［法］布迪厄、［美］华康德:《实践与反思:反思社会学导引》,李猛、李康译,中央编译出版社 1998 年版,第 134 页。

② ［美］戴维·斯沃茨:《文化与权力:布尔迪尔的社会学》,陶东风译,上海译文出版社 2006 年第 1 版,第 138 页。

③ 廖丹子:《中国民防体制的困境及其超越》,博士学位论文,浙江大学,2013 年,第 111 页。

④ 余潇枫、李佳:《非传统安全:中国的认知与应对（1978—2008）》,《世界经济与政治》2008 年第 11 期。

⑤ 余潇枫、徐黎丽:《"边安学"刍议》,《浙江大学学报》（人文社会科学版）2009 年第 5 期。

⑥ 廖丹子、王梦婷:《从"国门安全"到"场域安全"——出入境检验检疫在国家安全治理中的新定位》,载余潇枫主编《中国非传统安全研究报告（2013—2014）》,社会科学文献出版社 2014 年版,第 293 页。

等不同因素的介入而不断变更；二是时间维度的累积性，即场域安全的现时存在必定有其历史的源起、发展与获得的过程，是自然与政治、经济、文化、社会等多种因素综合作用的结果，既呈现动态性与发展性，又呈现一定时段内的相对稳定与可持续的特征；三是实践维度的多样性，即场域安全在现实维护中体现了其属性的多样化呈现方式，如关涉领域的多元性、维护方式的多样性、维护主体的多元性、价值目标的多维性、表现形式的多样性等。"①

二 "场域安全"与检验检疫安全性质再认识

根据"场有哲学"② 关于生命是一种"场有"的理论，则安全也是一种"场有"的状态，也就是说，安全不仅是一事一物的没有危险或威胁的持存状态，而且是与事物相关联的没有危险或威胁的"关系"的持存状态。由此可以得出对"场域安全"的基本理解，即"场域安全"是指与安全相关联的、具有特定活动性质的、没有危险或威胁的关系状态，它强调的安全不是一种单一的、线性的、局部的、纯技术的安全，而是复合的、非线性的、整体的、技术与价值混合的安全。"场域安全"更强调反映在安全问题上的社会活动的复杂关系，更凸现多重"时空关系"与多种"活动性质"在安全问题上的叠加、复合与交织。在检验检疫领域来看，如"主权安全"与"人的安全""社会安全"的叠加、复合与交织；"政治安全"与"经济安全""环境安全""公共卫生安全"的叠加、复合与交织等。提出"场域安全"的目的是要强调运用"场有思维"的方式来考察安全，把安全看作为一种具有"整体性""交织性""强弱性""动态性"的"效应"，继而对安全的维护也会具有更为合理与有效的筹划与实施。

那么"安全场域"与"场域安全"有何区别？ "安全场域"中的"安全"是修饰"场域"的形容词，强调的是由不同安全要素构成的、具有安全特征与作用的、在特定活动领域中呈现的、没有危险或威胁的时空关系状态，如"地缘安全场域""利益安全场域""社会心理安全场域"

---

① 廖丹子、王梦婷：《从"国门安全"到"场域安全"——出入境检验检疫在国家安全治理中的新定位》，载余潇枫主编《中国非传统安全研究报告（2013—2014）》，社会科学文献出版社 2014 年版，第 294 页。

② 唐力权：《周易与怀特海之间——场有哲学序论》，辽宁大学出版社 1997 年版。

等，可见"安全场域"更多的是指称安全的领域或范围。而"场域安全"中的"安全"是被"场域"修饰的名词，是指"场域的"安全，即某一时空关系与活动领域中的安全，更多的是指称安全的性质或特征，凸显的是特定性质的安全。如"政治安全"强调的是政治领域或范围中的安全，而"安全政治"则强调的是安全的政治性质或特征，是安全问题变成了政治问题而需要通过政治手段予以解决的表达；"环境安全"强调的是环境领域或范围中的安全，而"安全环境"则强调的是安全的环境性质或特征，是主体所处的总体情景与条件的安全状态；"信息安全"强调的是信息领域或范围中的安全，而"安全信息"则强调的是安全的信息性质或特征，是具有安全作用的信息集合状态。

随着全球化时代的人流、物流、信息流的增加，安全的"外溢效应"也日趋增加。国际安全问题的国内化与国内安全问题的国际化是现时代安全现状的一大特征。作为一种全新的政治现象，国际安全问题与国内安全问题的相互转化呈现出的主要特点有："相互转化的速度加快，范围更大，涉及的领域也更为广泛；更易于发生在地理上毗邻，经济发展水平、政治经济体制、文化与意识形态相近的国家之间；往往会产生影响持续扩大的'蝴蝶效应'；其产生的影响和后果具有因国家而异的非线性特征"[1]。与此相应，检验检疫的安全维护功能，也从较狭义的"口岸公共安全"拓展到了直接关系到国际、出入境、国内等方面的具有整体关联性的"场域安全"，成为国家安全治理中的越来越显重要的一个方面。

"场域"是时空关系状态与活动性质特点的组合，"场域安全"强调安全是复合、整体、非线性、技术与价值复合。"场域安全"观的运用能帮助我们突破国门单单从技术性、局部性、离散性的角度看安全问题的认知局限，进而使得我们能提升对安全事件的"全景式研判"。对检验检疫部门而言，以往多是在"国门安全"的意义上强调其在口岸公共安全中的技术性防控作用，而事实上，它除了自身法律赋予其的"技防性"安全维护职能外，还有着"灾防性""国防性"和"球防性"（即国际性安全职能）等安全维护的重大作用。

在"场域安全"的视角下，检验检疫的复合性安全职能就具有了新

---

① 赵晓春：《国际安全问题国内化与国内安全问题国际化研究》，《国际安全研究》2013年第3期。

的特性：其不仅是一种对某一法检对象进行检验检测与判定的"技术安全"，而且是通过安全标准设定与落实以体现人的安全维护的"价值安全"；不仅是保护贸易顺利进行与合理交换所折射出来的"经济安全"，而且是维护环境不受破坏的"生态安全"；不仅是从多方面保护生存秩序的"社会安全"，而且是在特定领域体现主权的独立与维护的"国家安全"，甚至还是通过公共卫生安全保障、质量安全维护等旨在保护他国乃至人类生存发展的"区域安全"与"全球安全"。检验检疫的"场域安全"特征与非军事性的"境防""灾防"和"国防"相交织的国家安全维护使命，决定了检验检疫部门是国家安全治理体系中不可替代、不可或缺的重要力量。

同时，在"场域安全"视角下，检验检疫还具有了"球防性"安全职能，即参与国际安全维护乃至全球安全维护。在世界深度互联互通的背景下，检验检疫的"球防性"安全职能将受到越来越多的重视。以大规模流行疾病为例，《因病相连：卫生治理与全球政治》的作者哥伦比亚大学学者马克·扎克与塔尼亚·科菲指出，"尽管我们在对疾病的了解、诊断和治疗等方面取得了巨大的进步，但是传染病仍会造成每年数以百万计的人员伤亡"①，并认为国际人口流动、跨界贸易、跨国旅游等在加速各国之间传染病传递的同时，也在不断改变流行疾病的蔓延方式，甚至导致"抗生素革命"的失败。在现今世界各国联系紧密的情况下，一种疾病在几天时间内就能传遍全球，因而全世界越来越"因病相连"而使得公共卫生治理越来越成为全球治理的重要议题。为此作者强调，"世界正在变得越来越小，而那些能引发毁灭性疾病的微生物并不会因为各国边境防卫的存在而止步。卫生问题最终会将整个人类联结在一起"。②

用"场域安全"来重新界定和理解"检验检疫"的"技防性""灾防性""国防性""球防性"安全职能，凸显了检验检疫安全职能发挥所应具有的"全空间"的"整体性""多变量""交织性"，具有量值的"强弱性"，因时而变的"动态性"等特征。把检验检疫的"场域安全"问题纳入国家安全的议题，置于公共安全体系的新建构中，无疑具有相当

---

① ［加］马克·扎克、［加］塔尼亚·科菲：《因病相连：卫生治理与全球政治》，晋继勇译，浙江大学出版社 2011 年版，第 2 页。

② 同上书，第 1 页。

重要的现实意义。

在未来的发展中,检验检疫要发挥好其维护国家安全、社会安全和人的安全的作用,需要确立"前伸""后延""中转""外联"和加强"应急"与"反恐"的总体思路,拓展与实现检验检疫的"场域安全"维护职能。

"前伸",即对安全的防护追溯到国外或国内的"源头",对我国进口产品进境前和出口产品出境前的源头实施全过程安全管控,强化事前把关。前伸包括加强与国外政府部门间的合作,如"中国—欧盟非食品类消费品快速预警系统",已成为国际产品质量合作领域的典范,目前我国正在与欧盟建立一个国际"无缝监管"的闭环系统。① 在国内的出口安全的把关上,前伸强调不作政府层面的强制检验要求,由企业按进口国标准实施生产并承担责任。在我国,检验检疫部门开展了很多与地方政府、企业的联动,提前介入把关检验,实现产品监管前移,体现了"国门安全"向"场域安全"的实际转型。

"后延",即对安全的防护监管延伸到国外或国内的事中与事后,即分别对进口产品和我国出口产品开展事中与事后的全过程跟踪与安全监管。如可以通过入境验证、现场核查、后续监管、证明核销等方式加强事中事后监管,努力提升监管成效;可以实行企业信息公示,加强企业诚信建设以加大事中事后监管成效;还可以逐步取消事前备案,推行无纸化审批等。

"中转",即由有一定资质与技术水准的第三方介入安全检测,加大对第三方检测市场的培育与规制。在当前形势下,我国检测机构疲于日常重复检测,同时还存在"检不了""检不出"等现象,由第三方检验机构代替政府对进出口商品进行检验,承担"法定检验"任务,政府则强化宏观管理,加大对这些机构的管理,通过实施严格的认可、监督管理既确保检验质量,也是检验检疫监管模式改革的新方向。

"外联",即与公共安全相关部门进行协作联动,形成多部门、跨区域、跨行业之间建立"大安全"体系。检验检疫部门需要加强与海关、农业、卫生、畜牧、渔业、环保等部门协作配合,做到"信息互换、监管互认、执法互助、安全互保"。在国外,若发现某产品有缺陷,可快速

---

① 董超:《G2G,检验监管事业可持续发展之路》,《中国检验检疫》2013年第1期。

反应,启动预警系统,并采取终止或限制有问题产品的进口、销售、使用等紧急控制措施。

"应急"与"反恐",即建构专门机构对各类紧急事件与恐怖主义危害进行预警与防控。口岸是恐怖袭击所涉及的重要场域,检验检疫作为特定的"场域安全"维护,还需要考虑到"应急"与"反恐"的能力建设,甚至需要采取"军检合作"方式进行反恐能力建设,构建一个口岸核、生物、化学有害因子全面监测的检验检疫反恐应急体系。

可见,对检验检疫作深入的非传统安全分析,用"场域安全"范畴对检验检疫安全性质进行再认识,能帮助我们认识到检验检疫的职能直接关涉国际安全、国家安全、人的安全、社会安全和环境安全,认识到检验检疫所维护的"场域安全"具有"整体性""交织性""强弱性""动态性"和"不确定性"的特征,认识到检验检疫所查验和检疫的安全威胁是一种传统安全与非传统安全相互交织性质的安全威胁,还认识到检验检疫的安全职能将是未来中国社会公共安全维护的支柱之一。即使在今后基于贸易便利化的"大通关""大物流""大口岸"的体制建设中,检验检疫作为国家安全治理的重要部分的地位不可动摇,检验检疫对人的安全、社会安全、国家安全维护的职能只能加强而不能削弱。

三 "场域安全"与检验检疫安全职能对标

根据检验检疫所涉及的安全性质与范围的特殊性,无论是日常出入境的"进口"还是"出口",抑或是不同安全领域中的非常规"灾害"或"战争",背后都关联着整个国家与民族的生死存亡,关联着人民大众的生命与健康。检验检疫的"技防性""灾防性""国防性"与"球防性"安全职能特征,涉及国际安全、国家安全和国内安全的方方面面,联结着人的安全、社会安全的方方面面,且这些方面存在复杂多样的交织与互动,形成了一个庞大的安全"连续统"①。我们还需要从国家安全治理体系与国家安全战略的高度来深化对检验检疫安全性质与安全职能的认识。

(一)新时期中国的总体国家安全方略

安全问题历来受到党和国家的高度重视。2000 年 9 月决定组建"中

---

① 童星:《风险灾害危机连续统与全过程应对体系》,《中国社会公共安全研究报告》2013年第 1 期。

央国家安全领导小组"与"中央外事工作领导小组"合署办公；2013 年 11 月 12 日正式设立国家安全委员会；2014 年 4 月 15 日习近平主持召开中央国家安全委员会第一次会议，对总体国家安全形势做出了精辟论述，强调"保证国家安全是头等大事"，首次提出"总体国家安全观"的概念，并强调成立国家安全委员会是推进国家治理体系和治理能力现代化、实现国家长治久安的迫切要求，是全面建成小康社会、实现中华民族伟大复兴中国梦的重要保障。中央国家安全委员会作为中共中央关于国家安全工作的决策和议事协调机构，向中央政治局、中央政治局常务委员会负责，将公安、情报、武警、司法、外交、外宣、军队、国家安全部等部门整体统筹，整体解决国家安全领域的重大事项和重要工作。国家安全委员会主要职责是制定和实施国家安全战略，推进国家安全法治建设，制定国家安全工作方针政策，研究解决国家安全工作中的重大问题。设立国安委是推进国家治理体系和治理能力现代化、实现国家长治久安的迫切要求，是全面建成小康社会、实现中华民族伟大复兴中国梦的重要保障，目的就是更好地适应我国国家安全面临的新形势新任务，建立集中统一、高效权威的国家安全体制，加强对国家安全工作的领导。

"当前我国国家安全内涵和外延比历史上任何时候都要丰富，时空领域比历史上任何时候都要宽广，内外因素比历史上任何时候都要复杂，必须坚持总体国家安全观。"① 总体国家安全观强调以人民安全为宗旨，以政治安全为根本，以经济安全为基础，以军事、文化、社会安全为保障，以促进国际安全为依托，走中国特色国家安全道路。总体国家安全观凸显了当前中国安全的"五组关系"和"十一类安全"，即既要重视外部安全，又要重视内部安全，对内求发展、求变革、求稳定、建设平安中国，对外求和平、求合作、求共赢、建设和谐世界；既要重视国土安全，又要重视国民安全，坚持以民为本、以人为本，坚持国家安全一切为了人民、一切依靠人民，真正夯实国家安全的群众基础；既要重视传统安全，又要重视非传统安全，构建集政治安全、国土安全、军事安全、经济安全、文化安全、社会安全、科技安全、信息安全、生态安全、资源安全、核安全等于一体的国家安全体系；既要重视发展问题，又要重视安全问题，发展

---

① 《习近平主持国安委第一次会议：强调国家安全观》，中国新闻网，http：//www. chinanews. com/gn/2014/04－16/6067900. shtml，2014 年 4 月 16 日。

是安全的基础，安全是发展的条件，富国才能强兵，强兵才能卫国；既要重视自身安全，又要重视共同安全，打造命运共同体，推动各方朝着互利互惠、共同安全的目标相向而行。总体国家安全观切实反映了我国决策高层对综合、紧迫之安全问题的高度重视，也同时反映出要基于国家能力的目标而对安全资源进行重新安排，创新安全治理实践。

（二）国家安全体系中的检验检疫安全职能对标

检验检疫职能主要涉及四项内容，分别是进出口商品检验、出入境卫生检疫、出入境动植物检疫、进出口食品检验与管理。《中华人民共和国国境卫生检疫法》《中华人民共和国进出境动植物检疫法》《中华人民共和国进出口商品检验法》《中华人民共和国食品安全法》等四大执法依据的立法目的都是为了确保安全，检验检疫与安全息息相关。要提升对检验检疫安全职能的理解，需要在国家安全体系中检视检验检疫安全职能的关联性与重要性。

1. 检验检疫安全职能与新时期安全"五组关系"的对标

检验检疫的安全维护职能具备安全"五组关系"特性。

（1）关于外部安全和内部安全，检验检疫部门的进出口商品检验、出入境卫生检疫、出入境动植物检疫的工作对象关联国际国内两个市场，其所关涉的安全连着国际与国内，所以既是外部安全也是内部安全。

（2）关于国土安全与国民安全，检验检疫工作所涉及的大宗资源性商品、废物原料等进口的有效监管能防范我国免受"洋垃圾"等污染，维护国土环境安全。而通过口岸卫生检疫、进出口食品检验、动植物检疫等手段维护公众生命健康安全则是国民安全的重要保障，所以既有国土安全又有国民安全。

（3）关于传统安全和非传统安全，检验检疫所涉及的公共卫生安全、生态环境安全、食品安全、经济安全等大都属于非传统安全，但目前生物恐怖等威胁较大，蓄意使用生物武器并扩散病原微生物或生物毒素的方式进行袭击，进而企图制造人、动物或植物的疾病或死亡的恐怖活动日益猖獗，而且质量安全、食品安全问题泛政治化趋势日趋显著，这都可能升级为传统安全问题。

（4）关于发展问题和安全问题，通过"以质取胜"服务经济转型升级、区域协调发展并保障和改善民生，这些都是发展问题，质量安全风险的积极防范、科学监管及质量安全事件的有效处置，以及进出口食品安全的监管整顿则是"保安全"的重要体现。

（5）关于自身安全和共同安全，一方面，强化进口产品质量监管、严格防范口岸输入性疫病疫情风险都是维护国内自身安全的重要抓手；另一方面，通过科学监管出口产品质量安全风险、加强国际安全治理合作、进出境人员高危传染病监测等均能有效维护全球共同安全。

2. 检验检疫安全职能与新时期"十一类安全"的对标

新时期检验检疫与中国"十一类安全"都直接或间接相关，其中直接相关的有八类安全，间接相关的有三类。

（1）社会安全。检验检疫是保护人民生命与健康的关键环节，通过科学识别安全威胁并完善部门合作、区域联动、风险防控、责任溯源等机制，维护进出口危险化学品、日用消费品、儿童用品等敏感商品质量安全。通过口岸人员、货物等检疫查验维护口岸公共卫生安全，构筑完善重大动植物疫病疫情防控体系等以维护口岸生物安全。如有效应对美国MIR162转基因美国玉米等维护我国食品安全，这些都关涉重大民生建设项目。仅维护公共卫生安全方面，近年来检验检疫妥善处置了"非典"、甲型H1N1流感、登革热、脊髓灰质炎、疟疾、新型冠状病毒、猩红热、毛利塔利亚裂谷热、基孔肯雅热、人感染H7N9禽流感、艾滋病等各类传染病疫情，先后推进245个口岸通过世界卫生组织口岸核心能力建设达标验收。

（2）生态安全。我国已成为遭受生物入侵最严重的国家之一，检验检疫是保护生态环境安全的有效关口。通过有效监管存在化学安全风险的大宗资源型商品（如危险化学品和废物原料等）、口岸动植物疫情防控等工作，防止对土壤、水资源、大气、植物等存在威胁的动物、植物和微生物等传入传出国境，为维护我国与全球生态多样性加强保障力量。2014年截获有害生物5300余种、80.3万批次，从旅客携带物、邮寄物中截获禁止进境物44.26万批次，检出核与辐射有害因子超标情况2291起，检出进出口不合格危险化学品7700余批次，检出环保不合格进口废物原料205批、3万吨。①

（3）资源安全。我国原油等资源对外依存度较高，大宗资源性商品、

①　支树平：《适应经济新常态　创造质检工作新水平——在全国质量监督检验检疫工作会议上的报告》，2015年1月16日，上海。

危险化学品和废物原料等进口一方面满足了我国经济发展需要，但同时也带来了诸多生态环境问题，特别是对土地、水资源、大气等环境要素造成破坏。检验检疫围绕资源安全不断加大口岸保障力度，及时处置生物和化学有毒有害物质事件，并能有效规避旧电子物料、二手服装、工业"洋垃圾"风险。

（4）经济安全。技术性贸易壁垒已成为我国对外贸易健康发展的重大障碍，由于我国经济发展水平、贸易结构以及技术法规标准体系等与发达国家存在较大差距，产品出口尤其是中小企业产品出口正频频遭遇发达国家的技术性贸易壁垒。通过发挥政策、信息、检验检测技术等优势，检验检疫通过加强进出口产品的监管工作，能有效减少贸易纷争，有力扶持企业应对技术性贸易措施，提升企业生产技术水平，进而促进整体经济转型升级。前述提到的公共卫生安全、食品安全、质量安全、生物安全、资源安全都可能转化为经济安全。

（5）信息安全。目前与发达国家相比，我国在 CPU、BIOS、操作系统、交换机、路由器、存储、办公应用及接口驱动软件等方面技术还较为落后，导致我国相关产品进口依存度高，"棱镜门"等严重事件表明上述进口产品还存在安全漏洞、后门或者隐蔽通道风险。在提高国产化率的前提下，检验检疫要持续完善产品标准、信息安全检查等手段，维护我国信息安全。

（6）科技安全。检验检测认证产业状况直接影响我国高技术服务业的发展水平，但目前我国现阶段机构存在规模普遍偏小、布局结构分散、国际化程度不高等问题。另一方面，外资机构在我国国内检测市场占有率高，甚至通过变相强制我出口企业接受检验、检测和认证，并存在通过检测认证获取商业科技信息的情况。部分国外发达市场刻意设置认证、标准等产品出口壁垒，客观上有益于外资机构发展，进一步挤压我国本土第三方检测认证产业的生存空间。检验检疫通过深化对第三方检测认证机构的监管，能有效推动我国相关产业健康发展，提升高技术服务产业安全。

（7）军事安全。检验检疫已成为防范生物恐怖主义的前沿阵地，随着生物武器的开发与运用，生物国防受到发达国家的高度重视，生物恐怖主义也成为当前我国国防安全的重大新议题。检验检疫部门通过分析生物恐怖的特征，对口岸出入境人员、货物、交通工具等进行生物战剂监测、排查和处置工作，有效防止生物有害因子入境，保障口岸安全。

（8）核安全。目前，口岸非传统核安全问题凸显，人流、物流的快速流通隐含的核恐怖主义不容忽视，核材料流失和非法贩运相关风险提高，检验检疫通过口岸核与辐射有害因子监测，能有效监测、防范入境旅客通过随身携带或托运行李夹带的、入境集装箱和货物中夹带的，或是快件和邮件等其他贸易形式入境货物夹带的特殊核材料和其他放射性物质，保障口岸核安全。

（9）政治安全。目前国际市场上质量问题政治化、食品安全问题政治化倾向较为严重。如2007年美国媒体以大量篇幅报道了与中国食品有关的安全问题，炒作"中国食品威胁论"；2014年3月欧盟称"2013年64%劣质商品来自中国"，直接影响消费倾向及我国政府形象；部分国家甚至对"中国制造"制定标准法规等歧视性政策。由于经济、政治、社会之间的高度相关性，上述几类安全问题若得不到妥善解决，都有可能转化为政治安全。检验检疫通过加强进出口产品监管，积极与国际组织合作、对外交涉，可及时有效应对国际社会的质疑，维护企业利益与国家形象。

（10）文化安全。文化利益直接影响国家利益，是国家民族传统、时代精神、主流价值观、文化主权的重要象征，受我国经济发展水平及产业科学技术水平仍然较低等现实因素制约，我国质量安全文化、品牌文化等正受到外来文化的入侵，相关民族传统文化安全遭受威胁。"劣质商品中国制造"等恶意炒作、世界名牌名录里中国品牌少等"品牌尴尬"严重影响我国产业的整体形象、发展前途。首届中国质量大会"质量、创新、发展"的主题是正面宣传我国质量安全软文化的有力探索，而检验检疫积极践行"抓质量保安全促发展强质检"有力地促进我国经济以质取胜，也有利于深化品牌战略，维护我国质量安全文化、品牌文化安全。

（11）国土安全：检验检疫工作所涉及的大宗资源性商品、废物原料等进口的有效监管能防范我国免受"洋垃圾"等污染，维护国土环境安全。

四　"场域安全"与检验检疫安全理念转换

在国家安全内容不断丰富、地位不断上升的背景下，全球正越来越重视国际贸易和旅行中的非传统安全问题，并将其纳入国家安全战略而进行整体布局。1993年美国克林顿政府运行伊始，即对国家安全战略进行重大调整，将"贸易作为美国安全的首要因素"，国际贸易政治化问题也逐步受到学术界与政策界的重视与关注①；1996 年俄罗斯出台《俄联邦国家经济安全战略》，突出国家安全的"整体性"和"综合性"，将保障经济安全视为"重中之重"。近年来，中国国际贸易和国际旅行中的非传统安全问题也日益得到重视，从非传统安全的视角看待出入境检验检疫中的安全问题，检验检疫应进一步强化非传统安全能力建设，要在"场域安全"维护的新范式下参与国家安全治理，在国家安全治理体系中应有更大空间、更大作为，要以更大的视野、更高的要求保障国家安全。作为安全治理体系的重要组成部分，检验检疫应顺势而为，实现三大安全理念转换。

1. 树立"场域安全观"

从重视固守的"国门安全"到重视开放的"场域安全"。在全球化时代，检验检疫维护安全的职能已经不是"一点""一线"或"一面"，而是一个领域交叉、场面交叠、部门交错、影响跨国的"安全场域"。检验检疫安全维护的"场域安全"具有以下相互联结的五方面特征②：一是主权性，即根据我国相关法律法规行使和体现国家主权；二是全局性，即检验检疫所截获与处置的威胁，对我国与国际领域的生命健康安全、生态环境安全乃至社会稳定等有着整体性影响；三是长远性，即检验检疫职能直接关涉国家政治、外交、国防的安全战略；四是结构性，即检验检疫实施方式与国家的经济发展方式相关联，与国家的行业设置与经济结构相关联，如技术性贸易壁垒问题会对我国企业生产、行业发展与经济政策产生重大结构性影响；五是综合性，即检验检疫关涉的安全问题涉及政治、经济、文化、社会、生态等诸多领域及其各个层面，需要多方面、多部门来联动合作共同应对。"由此观之，过往一般认为检验检疫所维护的'国门安全'的内涵与外延已发生深刻变化，传统意义上的'国门'仅指出入境这一具体环节，代表了狭窄意义上、单一空间维度上的'国门'。而检验检疫对公共卫生、经济安全、生命与健康、政治与外交等的维护作用绝非仅限于出入境检验检疫这道'国门'，其还广泛地影响了全球经贸发展、区域安全合作、国家主权安全与国内经济结构、企业利益与生存、社

---

① ［美］I. 戴斯勒：《美国贸易政治》，王恩冕、于少蔚译，中国市场出版社 2006 年版。

② 廖丹子、王梦婷：《从"国门安全"到"场域安全"——出入境检验检疫在国家安全治理中的新定位》，载余潇枫主编《中国非传统安全研究报告（2013—2014）》，社会科学文献出版社 2014 年版，第 294 页。

会和谐稳定与家庭和睦等方面，还如实反映了我国争取主权独立、保障政治稳定、促进经贸发展、推进社会建设、维护国家利益、融入并参与国际贸易竞争的历史发展过程。"①

2. 树立"大质量观"

从重视微观的"检测安全"到重视宏观的"监管安全"。检验检疫所涉及的安全性质与范围的特殊性，把检验检疫的"场域安全"问题纳入国家安全的议题中无疑具有相当重要的现实意义。在广义的检验检疫安全把关过程中，除了针对"入境"所需要应对的"非战争灾害"和"非传统战争"对生存安全与发展安全的威胁，还要考虑"出境"物或商品所产生的安全问题，特别是在我国企业"走出去"已成为一种大趋势②的背景下。如在世界贸易的竞争中，我国出口产品质量不合格会造成诸多经济和政治上的问题，如在经济上会造成滞销、贱卖、退货、索赔甚至丢失国外市场的后果；在政治上会造成对外信誉、国家形象受损，甚至使国家在外交上陷于被动。近些年来的"三聚氰胺"③、"毒饺子"④等事件均造成了对我国的重大负面影响。特别是在当前世界各国大都"促出限进"，通过贸易壁垒对进口商品加强限制，以保护本国的相关产业，加上消费者对商品质量要求的越来越高，这就更要求加强对重要出口商品实施强制性合格评定，保证质量符合有关标准要求，维护国家经济利益和对外信誉。在

---

① 廖丹子、王梦婷：《从"国门安全"到"场域安全"——出入境检验检疫在国家安全治理中的新定位》，载余潇枫主编《中国非传统安全研究报告（2013—2014）》，社会科学文献出版社2014年版，第294—295页。

② 截至2012年，我国出口农产品注册登记企业数量已达相当规模，其中出境果园和水果包装厂约有1090家，种苗花卉出口企业约447家，出境竹木草制品企业10947家，出境货物木质包装标识加施企业1126家，供港澳活动物注册场440家，出口水生动物注册养殖场783家、出口饲料生产企业615家，出口饲料添加剂注册登记企业346家，出口宠物食品注册登记企业166家。参见黄冠胜主编《中国特色进出境动植物检验检疫》，中国质检出版社、中国标准出版社2013年版，第483页。

③ 2008年很多食用三鹿集团生产的奶粉的婴儿被发现患有肾结石，随后在其奶粉中被发现化工原料三聚氰胺。中国国家质检总局公布对国内的乳制品厂家生产的婴幼儿奶粉的三聚氰胺检验报告后，事件迅速恶化，包括伊利、蒙牛、光明、圣元及雅士利在内的多个厂家的奶粉都检出三聚氰胺。事件引起各国的高度关注和对乳制品安全的担忧，亦重创中国制造商品信誉，多个国家禁止了中国乳制品进口。

④ 2008年初，河北石家庄天洋食品厂出口到日本的饺子发生中毒事件，日本厚生省通过中国驻日使馆向中国国家质检总局通报了部分日本消费者食用该厂生产的速冻水饺发生食物中毒的情况。2010年4月2日，经河北省石家庄市人民检察院批准，"毒饺子案"犯罪嫌疑人吕月庭因涉嫌投放危险物质罪被依法逮捕。

未来发展中"国内安全正是实现国际安全的一个必要条件"①。事实上检验检疫的安全职能涉及国际安全、国家安全和国内安全三个层次,且这三个安全层次存在复杂多样的交织与互动,但国家安全是安全多层次交织与互动的核心,"国家是安全概念的重心所在……藉由'国家安全',我们才可完整地透视安全问题"②。

3. 树立"大安全观"

从立足于"部门安全"到立足于"总体安全"。国家安全委员会的成立为我国新社会公共安全体系的建构提供了顶层的体制保障。国安委提出的"总体国家安全观"十分重要,与之相应,我们需要树立融"国家、社会、个人"于一体的"总体公共安全观"。因而,新的社会公共安全体系必须与国安委提出的五个"既要又要"③ 原则相适应,不仅要重视消防、交防和治安的传统的普适性的公共安全产品的提供,而且要重视与社会稳定相关联的其他非传统的具有特殊性的公共安全产品的提供。因此,我国新的社会公共安全体系的建构,需要考虑种种"非传统安全"因素,要认识到"和平不等于安全","发展不等于安全"的现实,并在树立"总体公共安全观"的基础上,通过公共安全立法的完善、公共安全体制的健全、公共安全队伍的加强、公共安全维护条件的改善,最大限度地对公众生命、健康、财产及社会秩序和环境进行灾险防控与良善保护。

在"总体国家安全观"的战略观下,检验检疫应树立起"场域安全观""大质量观"和"大安全观",并在新的三大安全理念指导下,努力使检验检疫的技防性、灾防性、国防性和球防性安全职能在非传统安全治理中发挥重要作用,凡是与人的安全、社会安全、国家安全和全球安全相关的出入境检验检疫职责(无论是在《法检目录》内还是在《法检目录》外),都应视为自己应有的安全职责。总之,贯彻总体国家安全观,需要

---

① [英] 巴里·布赞:《人、国家与恐惧——后冷战时代的国际安全研究议程》,闫健、李剑译,中央编译出版社 2009 年版,第 312 页。

② Ole Wæver, 'Security, the speech act: analyzing the politics of a word', second draft, Centre for Peace and Conflict Research, Copenhagen, June 1989, pp. 35 - 6. 转引自 [英] 巴里·布赞:《人、国家与恐惧——后冷战时代的国际安全研究议程》,闫健、李剑译,中央编译出版社 2009 年版,第 315 页。

③ 五个"既要又不要"指:既要考虑外部安全,又要考虑内部安全;既要考虑国土安全,又要考虑国民安全;既在考虑传统安全,又要考虑非传统安全;既要考虑发展问题,又要考虑安全问题;既要考虑自身安全,又要考虑共同安全。

推进检验检疫安全治理从理念思路到体制机制的全面转变：在时空范畴上，要从以国门为边界的"小安全"过渡到以国门为核心、以场域为视界的"大安全"；在安全治理内涵上，要从口岸安全扩大到与全球安全、国家主权安全、经济安全、社会安全等密切相关的综合安全；在安全治理机制上，从重微观检测、批批检验转变为宏观管理、风险管理和全过程监管；在安全治理体制上，从立足于检验检疫单方面治理的部门安全转化为立足于政府各部门安全联动的共同安全。未来的检验检疫维护非传统安全的整体努力应成为我国国家安全体系中的一大组成部分。

第二章

检验检疫非传统安全威胁识别[*]

第一节 检验检疫安全威胁识别概述

一 威胁识别与检验检疫中的主要安全威胁

"威胁"，在现代汉语词典中多见其动词用法，意为"用威力逼迫恫吓使人屈服"或"使遭遇危险"；而在现代英语词典中，其名词用法意为"可能带来麻烦或危险的人或事物"[①]。从上述语义来看，一旦某人或某一事物被视为"威胁"，其必然具备了构成一定危害的能力，因此"威胁"一词往往与"安全"紧密相连。

我国总体国家安全体系涵盖十一类安全都与检验检疫的安全职能直接或间接相关。国门内外面临的综合性安全威胁决定了检验检疫工作的重要性，即检验检疫是国家公共安全体系与国家安全治理体系中不可或缺、不可替代、不可分割的重要组成部分。

依据《中华人民共和国进出口商品检验法》《中华人民共和国进出口商品检验法实施条例》《中华人民共和国进出境动植物检疫法》《中华人民共和国进出境动植物检疫法实施条例》《中华人民共和国国境卫生检疫法》《中华人民共和国国境卫生检疫法实施细则》《中华人民共和国食品安全法》《中华人民共和国食品安全法实施条例》等检验检疫相关法律法规，检验检疫机构的职能具体为：

（1）负责进出口商品（含食品）、一般包装和出口危险品货物包装的

---

* 本章由王梦婷、裘炯良、洪远执笔。

① A. S. Hornby（霍恩比）：《牛津高阶英汉双解词典》（第7版，大字本），商务印书馆2009年版，第2106页。

法定检验和监督管理，实施进出口商品鉴定管理工作及外商投资财产鉴定，办理进出口商品复验工作，从而维护社会公共利益和进出口贸易有关各方的合法权益，促进对外经济贸易关系的顺利发展。

（2）负责出入境动植物及其产品和其他检疫物的检验检疫与监督管理，开展动植物疫情监测、调查及实施紧急预防措施，办理国家质检总局授权的动植物检疫审批，从而为防止动物传染病、寄生虫病及其他有害生物传入、传出国境，保护农、林、牧、渔业生产和人体健康。

（3）负责出入境卫生检疫、传染病监测和卫生监督，开展口岸传染病的预防与控制，监督管理出入境人员的预防接种和传染病的监测体检，从而防止传染病由国外传入或者由国内传出，保护人体健康。

（4）负责进出口食品、动植物及其产品等的生产（养殖、种植）、加工和存放等单位的卫生检疫注册，开展进口安全质量许可和出口质量许可工作，负责进出口产品、体系认证和实验室认可、人员注册等工作，从而规范企业行为，保障公众身体健康和生命安全，促进贸易发展。

（5）负责出入境交通运载工具和集装箱及容器的卫生监督、检疫监督和有关的适载检验、鉴定，开展出入境交通运载工具、集装箱、包装物及铺垫材料和货物的卫生除害处理的管理工作。

（6）负责执行国家、国务院有关部门和国家质检总局的有关检疫检验的国际协议、协定和议定书等，负责技术性贸易壁垒协定和检疫协议的实施工作，并开展有关的国际合作和交流工作。

由检验检疫的工作职责范围可发现，进出口商品检验、出入境卫生检疫、出入境动植物检疫、进出口食品安全和认证认可、标准化等一系列工作主要是在维护生态环境安全、食品安全、公共卫生安全、质量安全、人的安全、社会安全等非传统安全的重要方面。由此，按照检验检疫机构所履行的职能，检验检疫所面临的非传统安全威胁可分为生态环境安全威胁、公共卫生安全威胁、质量安全威胁和食品安全威胁四大类别。在此基础上，通过访谈法和文献法对检验检疫所关涉的非传统安全问题进行描述、分析、归类，从而识别每一类别下的具体安全威胁，最终形成威胁清单。具体方法如下：

（1）文献法。即利用检验检疫的相关资料，包括检验检疫相关法律法规、检验检疫年鉴、检验检疫报纸杂志、检验检疫相关内部文件、总局和直属局及各地方局网站主页等，对检验检疫中所关涉的主要非传统安全威胁作全面的了解并分类。其中，质检总局近年的《产品质量状况分析的报告》《全国口岸卫生检疫查验检出情况》等各类统计报告，以及质检总局在网上公开的统计信息，包括每月全国货物检验检疫概况、全国旅/邮检截获禁止进境物统计、新型有害动植物截获公告、进境食品化妆品不合格信息等为主要分析资料。基于这些文献对各类威胁的发现频次、数量、危害、特殊性等进行梳理、归纳，以尽可能覆盖国门所面临的重大非传统安全威胁。

（2）访谈法。采用定性访谈法，根据研究计划在访问者和受访问者之间互动，而不是一组特定的、必须使用一定的字眼和顺序来询问的问题。以穷尽检验检疫非传统安全威胁为目的，围绕生态环境安全威胁、公共卫生安全威胁、质量安全威胁和食品安全威胁下分别涵盖了哪些具体的威胁，以及威胁特点、危害等问题，本课题组先后对国家质检总局及上海、宁波、广东、深圳、福建、厦门等 16 个直属检验检疫局处与各分支机构工作人员进行访谈，以获得各类威胁的资料，最终在四大安全威胁类别下分别明确了 8—10 种最具代表性的主要安全威胁。

通过文献法和访谈法，对各大口岸进行实地调研，最终形成检验检疫中的安全威胁列表（见表 2—1）。

研究中重点识别各类威胁的特点、发生原因、传播途径、危害及典型案例，以便更好地对检验检疫的主要安全威胁进行评估，从而为检验检疫的安全治理提出更具针对性、现实性、可操作性的举措。

表 2—1　　　　　　　　检验检疫中的主要安全威胁列表

	一、占据本地物种生长空间的外来植物
	二、掠食本地物种的外来动物
	三、引发大规模动植物疾病的线虫
	四、引起动物传染性疾病的病原体
生态环境安全威胁	五、造成基因污染的转基因作物
	六、放射性超标的废金属
	七、夹带生活垃圾的废品
	八、废弃不可回收的电子电气产品
	九、有毒气体或液体渗漏的危险化学品
	十、噪声超标的工业设备

续表

公共卫生安全威胁	一、呼吸道传染病
	二、消化道传染病
	三、体液传播传染病
	四、鼠媒传染病
	五、蚊媒传染病
	六、其他医学媒介叮咬传播的寄生虫病
	七、携带入境的生化有害因子
	八、放射性超标的进境物
食品安全威胁	一、具有致癌风险的食用油
	二、腐败变质的水产品
	三、农药残留超标的果蔬
	四、兽药残留超标的肉类
	五、重金属含量超标的酒类
	六、营养成分不符合标准的婴幼儿食品
	七、大肠菌群/菌落总数等微生物超标的休闲食品
	八、标签中标示的糖、脂肪等含量与实际不符的休闲食品
	九、禁用或超标使用食品添加剂的饮料及休闲食品
	十、含未经批准转基因成分的粮谷及其制品
产品质量安全威胁	一、有毒有害物质超标的基建材料
	二、带有血液污染物的二手医疗设备
	三、车内安全系统出现故障的汽车
	四、有害化学物质超标的服饰
	五、安全防护装置设计缺陷的家用电器
	六、放射性物质超标的有色金属矿
	七、安全适载性能不达标的危险化学品包装或容器
	八、安全防护装置设计缺陷的工业设备
	九、安全设计缺陷的儿童服装和玩具

二　检验检疫非传统安全威胁的特征

整体看，检验检疫所关涉的生态环境安全威胁、公共卫生安全威胁、食品安全威胁和产品质量安全威胁具有五大特征：

（一）表现隐蔽性

检验检疫的安全威胁由于来源隐蔽，暴发时间和地点存在极大不确定性，常以突发性事件的形式造成巨大危害。传染病、动植物疫病疫情、核辐射等往往从世界的某一个角落发生，随着物流人流的扩散，迅速在一定范围内广泛流行传播，具有极大的不确定性。在全球化的背景下，检验检疫安全威胁趋向信息化、网络化、科技化，高科技和互联网增强了安全威胁的隐蔽性。安全威胁的来源、成因、传播途径、危害等特质往往难以预判，给国境带来更多的未知新问题。

检验检疫中的安全威胁的隐蔽性主要体现为三个方面：

（1）某些威胁主体很难被检测出来。这主要归因于威胁主体罕见或被首次发现、检测技术落后及检验检疫工作漏洞。以公共卫生安全威胁为例，有些传染病病毒毒型众多，变异性强，低致病力毒株有可能在几个月内迅速突变为高致病力毒株，现有技术难以进行预防和监测。如研究发现，禽流感病毒（AIV）中，原本为低致病性禽流感病毒株（H5N2、H7N7、H9N2），可经6—9个月禽间流行迅速变异而成为高致病性毒株（H5N1）。① 又如被纳入《2013年版精神药品品种目录》并对其禁止进境的恰特草属于软性毒品，而由于我国相关管制规定未明确涉及该植物等原因，此前监管部门对查获的恰特草案件难以处置②。

（2）有些安全威胁从入境到产生危害具有一定的潜伏期。如噪声超标的工业设备、转基因作物、营养不合标准的食品等。外来生物入侵威胁的这一特征尤为突出，外来生物对生物多样性的影响一般具有5—20年的潜伏期，由此，一些环境威胁在入侵初期往往难以被人察觉，而一旦爆发便会造成难以挽回的损失。如作为灭蚊、防治疟疾的有效生物工具，食蚊鱼于1927年被作为蚊子的天敌从马尼拉经上海引入中国③，而由于食蚊鱼可生活于咸淡水、适应环境能力强，几十年后才发现其引进对本地的鱼类、无脊椎动物、两栖类的生存造成很大威胁。

（3）有些安全威胁所产生的危害不易被发现。从而导致人们无法及

---

① 百度百科：《禽流感病毒》，http://baike.baidu.com/view/266587.htm? fr = aladdin。

② 《全国第一例新型毒品"恰特草"在萧山机场查获》，浙江禁毒网，http://www.zjjd.org/news/content/2014-04/25/content_ 14408.htm，2014年4月25日。

③ 陈国柱、林小涛、陈佩：《食蚊鱼入侵生态学研究进展》，《生态学报》2008年第28卷第9期。

时采取措施对其加以控制，最终造成巨大损失。转基因生物威胁所带来的基因污染及杂草化问题就是如此，如1995年加拿大首次商业化种植了通过基因工程改造的转基因油菜，但在种植后的几年里，其农田便出现了对多种除草剂具有耐抗性的野草化的油菜植株，即超级杂草，严重影响了当地的农业生产和生物多样性，如今杂草化油菜在加拿大的草原、农田里已非常普遍。

（二）危害扩散性

传染病、动植物疫病疫情、核辐射等的传播往往都是跨种群、跨地域、跨国界的，加上全球化使世界连为一体，安全威胁及其产生的危害在时间、空间、领域等维度上具有不断扩张蔓延的特性，任何一个国家都无法避免。检验检疫安全威胁的扩散性主要表现为：

（1）安全威胁的影响会在空间地域上蔓延。如外来植物的种子能漂洋过海到世界各个角落，传染病病菌病毒可以通过各种途径迅速跨国跨境传播并在短时间内波及全球。如原产于欧洲的毒麦，于近半个世纪前传入我国，现如今已在我国东北、西北及河南、湖北、江苏、安徽、云南等地疯狂繁殖和生长；核辐射的影响范围可通过该国的贸易范围不断扩大；又如埃博拉病毒因其传播速度之快、带来危害之大让世界所有国家处于高度警戒状态。

（2）安全威胁造成的危害往往很难修复，其影响具有很长的时间跨度，甚至连续影响多个代际。生态环境安全威胁的影响往往难以修复，甚至是永久性的，因此会给后代的居住、生产带来不同程度的影响。如废金属拆卸业发达的浙江台州地区，其周边水源及土壤被镉、铜等重金属严重污染，无法种植农作物；很多高危传染病患者虽被治愈，却留下了后遗症，如2003年的非典患者患有股骨头坏死等严重的后遗症。

（三）方式多样性

安全威胁的主体形式多样，这就决定了威胁产生影响的各个动态过程中，其作用方式是多样而非单一的。这主要包含以下两方面：

（1）成因多样性。安全威胁的发生原因既有自然形成，也有人为造成，而更多的是自然人为的复合结果。成因的多样性和复合性体现在每一类威胁之中。如鼠疫等鼠媒传染病通过动物传播，以自然成因为主；而有害化学物质超标的服饰、安全防护装置设计缺陷的家用电器、重金属含量超标的酒类、营养成分不符合标准的婴幼儿奶粉等大部分食品安全威胁和质量安全威胁则是企业不诚信、监管漏洞等人为因素造成的。

（2）传播方式多样性。首先，安全威胁传入国境的途径广泛多样，如外来动植物就可通过交通工具、游客、货物、动植物引种、包裹等多种方式引入；其次，安全威胁在境内的传播方式多样，外来生物及传染病等可以在不同空间或不同物种间同时进行传播或转移，如基因漂移的途径很多，既可由花粉通过虫媒或花媒传播，又可由种子通过动物传播，甚至可通过食物链传播。

（四）影响复杂性

安全威胁带来的危害是全方位、多层面的，没有一类威胁的影响能仅限于该区域或该领域。威胁一旦发生，便如多米诺骨牌一样，牵一发而动全身。这主要体现为以下三方面：

（1）安全威胁的影响会波及同一安全领域的其他方面。生物入侵往往是全面影响生态环境安全威胁，不仅损害其他物种，破坏生物多样性，而且影响当地环境的自循环系统，如水葫芦不仅直接影响水生生物的生长，破坏水体生态平衡，其大量繁殖也会诱发河道堵塞，进而破坏一个地区的水文平衡和自然景观。

（2）安全威胁会影响其他非传统安全领域。一类威胁发生，往往会给环境安全、人的安全、经济安全、社会安全带来复合性影响。若产品质量出现问题，首先威胁人的身体健康，继而对企业利益及形象造成损失，并可能对外贸经济产生负面影响。如2007年美泰公司召回中国玩具事件，不仅使得利达玩具有限公司破产，而且引发了我国玩具业出口的"寒冬"，甚至"中国制造"被推到了风口浪尖。

（3）安全威胁甚至会影响传统安全领域。即对政治安全、外交安全及军事安全带来不利影响。若安全威胁未得到妥善处理，极易重创社会心理，产生长时间社会恐慌，甚至危及政府形象，如2003年的非典事件，由于政府公布信息及采取措施不及时，引起民众强烈不满，导致群众一定程度的恐慌，致使政府公信力下降。目前，我国由环境污染事件、食品安全事件引发的群众信访、群体性事件不断增多。尤其是经济贸易纠纷，往往会引起外交谈判。

（五）治理综合性

检验检疫安全威胁的隐蔽性、扩散性、多样性、影响复杂性决定了安全威胁的治理难度大、涉及面广，因此须采取综合治理、协同合作。治理的综合性主要涵盖了多层面、多任务、多对象合作三方面。

（1）治理的多层面。安全威胁的治理不仅限于降低危害、弥补损失、预防预测等技术层面的措施，更需要体制及顶层制度和价值关切方面的设计，检验检疫机构要明晰其是国家安全的维护者，肩负使命，勇于担当。

（2）治理的多任务。安全威胁的治理包括从风险检测、数据搜集与分析、事态预警与跟踪、联动响应到问题处理、善后处置等一系列过程，中间涉及多个环节、多项任务，需要所有关涉部门的紧密合作。

（3）治理的多对象合作。就国内而言，威胁的治理需要检验检疫机构、地方卫生部门、食品药品监督管理部门、环保部门、海关、边防甚至军方共同应对，联动合作。另外，由于检验检疫安全威胁的跨国性强，破坏性大，如应对重大传染病和防范恐怖袭击等，也需要利益相关各国协同互助，以共同应对危机和挑战。

第二节　生态环境安全威胁识别

随着国际贸易高速发展和国际交往活动日益频繁，各类外来生物、传染病病原体、有毒有害物质等生态环境安全威胁入侵国境呈现常态化趋势，一枝黄花、福寿螺、水葫芦等都已成为耳熟能详的名词。以外来生物入侵为例，我国确认的外来入侵物种已达 544 种，成为世界上遭受生物入侵最严重的国家之一，还相继发现了西花蓟马、Q 型烟粉虱、三叶草斑潜蝇等 20 余种世界危险性与爆发性物种的入侵，平均每年增加 1—2 种。这些外来的威胁在对我国生态环境造成难以修复的破坏的同时，还严重危害着我国的经济发展与人畜健康。检验检疫部门是我国应对外来环境安全威胁的"第一道防线"也是最重要的防线之一，明晰各类生态环境安全威胁是有效预测预防、应对突发灾害的基础。

一　占据本地物种生长空间的外来植物

外来植物入侵具体指在一定区域内，历史上没有自然发生分布而被人类活动引入或自然传入的植物物种对其传入地带来了生态、经济、社会等方面的危害。外来植物入侵是外来生物入侵的第一大类，入侵植物的种类数最多，分别是入侵动物和入侵病原微生物的 1.4 倍和 4.4·倍。① 外来植物入侵我国主要分人为有意引入、人为无意引入及自然引入。

（1）人为有意引入是指为发展经济和保护生态环境而特意从国外引入植物。虽然人为引种对农业发展起到了促进作用，但是大量有害植物（引入时并未明确其是否有害）的引入给生态系统带来了难以修复的损害。如一枝黄花在 1935 年作为观赏植物引入上海、南京等地区。

（2）人为无意引入是指通过人类活动无意传入的植物，这一途径与检验检疫紧密相关，对人为无意引入的产品及其行为进行相关处理，是检验检疫作为维护生态环境安全的有效关口的突出体现。随着国际贸易的快速发展、对外交流的不断扩大、旅游业的迅速升温，外来植物通过人类活动传入的可能性日趋增大，其所带来的安全威胁也更加严峻。人为无意引入的媒介主要为旅客携带物、交通工具、货物、邮寄物等。随着国际贸易的发展，电子商务已成为一种新型业态，邮寄包裹作为威胁携带的主要媒介，对检验检疫工作提出了新挑战。淘宝、微博微信、国际代购等新的商业模式使国际包裹激增，而这些交易货物往往量少批次多，其隐藏的安全威胁常易被忽视。如 2014 年 3 月，宁波检验检疫局机场办在对入境快件实施查验时截获一只肚子里装有植物种子的薰衣草小熊，这些植物种子经送实验室检测发现有害生物——米象（活体）、杂草种子——三角猪殃殃和链格孢属、镰孢属病菌等。② 而这一小熊产自澳大利亚，是热门网购物品，并未经过检验检疫部门批准进口。

（3）自然扩散是指植物通过风力、水流自然传入，或通过鸟类等动物传播植物的种子而传入。例如紫茎泽兰是从中缅、中越边境自然扩散入我国的③。薇甘菊可能是通过气流从东南亚传入广东，稻水象甲也可能是借助气流迁飞到中国大陆。④

外来物种入侵的直接体现便是占据本地植物的生长空间，进而会对本地生态环境的安全带来以下威胁：

---

① 中国外来入侵物种数据库：http：//www.chinaias.cn/liPart/PlayFlash.aspx? ID=2。

② 《宁波空港首次截获含植物种子的玩具小熊检出多种有害生物》，中国宁波网，http：//news.cnnb.com.cn/system/2014/03/25/008020327.shtml，2014 年 3 月 25 日。

③ 刘伦辉、谢寿昌等：《紫茎泽兰在我国的分布，危害与防除途径的探讨》，《生态学报》1985 年第 5 卷第 1 期。

④ 丁建清：《外来生物的入侵机制及其对生态安全的影响》，《中国农业科技导报》2002 年第 4 卷第 4 期。

（1）通过化感作用①抑制其他植物生长，如加拿大一枝黄花的地上及地下器官的提取液对上海 9 种常见本地植物的种子萌发和生长起到了抑制作用②。又如研究发现紫茎泽兰植株的水提液或有机提取液具有对昆虫的拒食或毒杀作用，同时也会抑制对旱稻和苜蓿等其他植物的生长。③

（2）形成大面积的单优群落，严重影响物种多样性。外来入侵植物一般具有极强的生态适应性和繁殖能力，通过竞争导致本地物种失去生存空间，造成生态系统的物种单一化。如薇甘菊的生长非常迅速，繁殖力甚强，在路边、沟谷、果园、园林绿地等均能形成密集群落，深圳内伶仃岛40%—60% 的灌木林被薇甘菊覆盖。④

（3）破坏农田、果园、河流等生态系统，如水葫芦一旦传入新区域，便能很快入侵周围水域和沼泽地，形成单一的优势群体，阻碍水上运输，破坏自然景观，污染水体并降低水质，影响生物多样性，为蚊蝇滋生提供场所，危及人类和家畜的健康，影响农业的发展，被全世界公认为"十大害草"之一。⑤

二　掠食本地物种的外来动物

外来动物入侵是生态环境安全的重大威胁之一，即指动物由原来的生存地，经过自然的或者人为的途径侵入到另一个新环境，严重挑战入侵地的生物多样性、生态环境、农业经济、民众健康等。在我国，近年来森林入侵害虫每年发生危害的面积约在 150 万 hm^2，农业入侵害虫危害面积达140 万—160 万 hm^2。⑥

外来动物入侵我国的方式主要为：

（1）有意引入是指被当作观赏动物、食物资源、本地生物天敌等原

---

① 化感作用就是指一种植物（包括微生物）通过释放某些化学物质到环境中，而对其他种属植物（包括微生物）产生直接或间接的有害影响。具体参见董梅、陆建忠、张文驹、陈家宽、李博《加拿大一枝黄花——一种正在迅速扩张的外来入侵植物》，《植物分类学报》2006 年第 44 卷，第 1 期。

② 马森：《加拿大一枝黄花的入侵生物学研究》，博士学位论文，复旦大学，2003 年。

③ 郭惠明、程红梅：《外来入侵植物紫茎泽兰化感作用研究进展》，《中国农业科技导报》2008 年第 10 卷第 1 期。

④ 冯惠玲、曹洪麟、梁晓东、周霞、叶万辉：《薇甘菊在广东的分布与危害》，《热带亚热带植物学报》2002 年第 10 卷第 3 期。

⑤ 丁义、褚建君：《水葫芦的生物防治》，《杂草科学》2005 年第 3 期。

⑥ 成新跃、徐汝梅：《中国外来动物入侵概况》，《生物学通报》2007 年第 42 卷第 9 期。

因特意引入我国进行养殖，但后来多被丢弃或逃逸到野外，进而在自然环境中泛滥成灾。福寿螺就是典型的例子，1981 年作为一种食用螺从中国台湾引入大陆养殖，在 20 世纪 80 年代的养殖热潮中，被引种至广东、广西、福建、浙江等广大南方地区，而后因食味不佳，被大量弃养。[①]

（2）无意引入则是随着流通媒介进入我国，主要媒介为：

游客：进出境旅客由于缺乏相关检验检疫知识，常携带外来动物进境作宠物或他用，这导致很大安全隐患。如巴西龟便是在 20 世纪 80 年代作为宠物由游客经香港引进我国，该物种野外扑食能力强，生长繁殖快，使同类物种的生存遭受毁灭性打击，破坏水域生态环境，被列为世界最危险的 100 个入侵物种之一。

货物：随货物入侵是外来动物入侵的重要途径，它们往往在货物生产、储存、装运阶段藏匿其间随着货物的国际贸易而被运往目的地。美洲大蠊的原产地为非洲，澳洲大蠊为澳大利亚，德国小蠊为德国，它们都是随物品的携带、运输而无意引进和扩散的。[②]

引种：为了发展我国养殖产业，满足市场和社会需求，需要从国外引进一些动物品种，但由于引种评价制度的不完善及研究和认识水平的限制，当初作为有益物种引进的物种演变成为有害物种，从而造成无法挽回的损失。如被列为世界最危险的 100 个恶性外来入侵生物之一的河狸鼠，于 1953 年自苏联引进我国饲养，后逃逸散布于东北、华北及华中地区，它的啃食、掘洞行为对我国自然植被和堤岸码头造成严重破坏。

（3）自然扩散。指外来生物随着风、雨、河流和自身移动从原产地进入另一地域。如稻水象甲可随季风、灯光迁飞及随水流扩散，于 1993 年由朝鲜自然侵入吉林省通化市、集安市，后至吉林其他地区。南美斑潜蝇于 1993 年随花卉传入云南省昆明，随后这两种害虫迅速在我国扩散，目前几乎遍布除西藏外所有省市区。[③]

外来动物入侵对我国生物安全、生态环境安全、经济安全带来的威胁具体表现为：

（1）与当地动物竞争食物或直接杀死当地动物，影响生物多样性。

---

① 杨叶欣、胡隐昌、李小慧等：《福寿螺在中国的入侵历史、扩散规律和危害的调查分析》，《中国农学通报》2010 年第 26 卷第 5 期。

② 成新跃、徐汝梅：《中国外来动物入侵概况》，《生物学通报》2007 年第 42 卷第 9 期。

③ 同上。

如食蚊鱼生长速度快，繁殖能力强，甚至会袭击体形比自己大一倍的鱼类，给本地鱼类、蛙类、蝾螈等生态位相似的动物的生存带来严重威胁。

（2）破坏生态系统的结构和功能，威胁我国的生态安全和农业经济安全。如美国白蛾可危害200多种果树、林木、野生植物等，使得被害树木长势衰弱，易遭其他病虫害的侵袭，严重时可将全株树叶食光，造成部分枝条甚至整株死亡。再加上美国白蛾嗜食的植物有苹果、梧桐、樱桃等，给我国的农、林、牧业造成不可估量的损失。

（3）危害人体健康甚至生命。如红火蚁食性广泛，它不仅取食作物的种子、果实、幼芽、嫩茎与根系，而且捕食其他动物，导致本地的生物多样性降低，威胁生态安全。此外红火蚁还可攻击人，人体被红火蚁咬伤后有如火灼伤般疼痛感，严重的甚至产生过敏性休克而死亡。[①] 我国台湾地区2004年出现因红火蚁咬伤而致死病例。[②]

三　引发大规模动植物疾病的线虫

植物寄生线虫是引起植物病害的重要病原物之一，严重影响植物"寿命"和生长潜能。据调查，植物寄生线虫每年造成全世界农作物的产量损失估计大约为1250亿美元。[③] 在《中华人民共和国进境植物检疫性有害生物名录》中，有香蕉穿孔线虫、松材线虫、水稻茎线虫、玻利维亚短体线虫、维氏粒线虫等20种线虫。虽然检疫性有害线虫种类不多，但是危害不容小觑。线虫主要通过木质商品（木材、苗木及其培养介质）及其包装入境。

在我国，造成最大危害的线虫非松材线虫莫属。1982年，在南京中山陵首次发现松材线虫。松材线虫的传播，近距离主要靠媒介天牛（如松墨天牛）携带传播；远距离主要靠人为调运疫区的苗木、松材、松木包装箱等进行传播。松材线虫能导致松树在感染后60—90天内枯死，而且传播蔓延迅速，防治难度极大，3—5年就造成大面积毁林，因此又被称为松树癌症。仅短短20多年，疫区范围扩大到江苏、浙江、安徽、福

---

① 成新跃、徐汝梅：《中国外来动物入侵概况》，《生物学通报》2007年第42卷第9期。

② 《台湾昨出现首起因红火蚁咬伤致死病例》，网易新闻，http://news.163.com/41021/8/1384MSO90001124U.html，2004年10月21日。

③ 李建中：《六种潜在外来入侵线虫在中国的适生性风险分析》，硕士学位论文，吉林农业大学，2008年。

建、江西、山东、湖北、湖南、广东、广西、四川、重庆、贵州、云南等 14 省区市，累计致死松树 5 亿多株，毁灭松林 30 多万 hm^2，造成经济损失上千亿元，并对庐山、黄山和三峡库区等生态安全构成严重威胁。[①] 虽然我国近几年加强了松材线虫病的预防和除治工作，但是防治形势仍然严峻。

虽然其他检疫性线虫在我国还没造成重大毁灭性灾害，但是对该线虫进行严格检疫并做好风险预警是完全必要的。

四 引起动物传染性疾病的病原体

动物传染性疾病（下面简称动物传染病）的流行和传播，实质是引起传染病的病原体不断向新的动物群体或新的地区传入、扩散和危害，从而形成外来动物疫病，给生态系统及人的健康带来难以修复的危害。贸易的便利化也为动物性传染病的传播提供了十分便利快捷的条件，由此从国家安全战略的高度来看，外来动物疫病防控便是检验检疫的重要任务。

据不完全统计，自 2001 年以来，口岸检验检疫部门从进口动物中先后多次检出或截获动物疫病有：蓝舌病、禽流感、新城疫、猪瘟、牛结核、副结核、牛传染性鼻气管炎、牛病毒性腹泻/黏膜病、赤羽病、地方流行性白血病、传染性胸膜肺炎、衣原体病、布病、伪狂犬病、蓝耳病、羊衣原体病、Taura 综合征、嗜血杆菌、传染性造血器官坏死病、真绸虹彩病毒等 20 种以上的动物疫病。[②]

2004 年以来，我国先后发生高致病性禽流感、亚洲 I 型口蹄疫、猪链球菌病、小反色兽疫、高致病性猪蓝耳病、H3NS 亚型马流感等动物疫情，造成的损失难以估计。就高致病性禽流感而言，不仅重创家禽业，而且造成人类死亡。H5N1 亚型禽流感于 1997 年在香港首次发现能直接感染人类，截止到 2013 年 3 月，全球共报告了人感染高致病性 H5N1 禽流感 622 例，死亡 371 例，其中我国发现了 45 例，死亡 30 例。[③] 动物传染病不仅仅威胁生物安全、生态环境安全，一旦发现人感染的情况，更会影

---

① 潘沧桑：《松材线虫病研究进展》，《厦门大学学报》（自然科学版）2011 年第 50 卷第 2 期。

② 张伯强：《外来动物疫病口岸防控的现状分析与对策》，博士学位论文，南京农业大学，2008 年。

③ 《禽流感》，百度百科，http://baike.baidu.com/view/10594565.htm?fromId=8863。

响到人的健康及社会稳定。

目前，动物性传染病的传播途径主要为：

（1）生物媒介。即通过携带动物传染病病原体而其本身不受影响的生物媒介传播。生物媒介是多种动物性传染病的重要媒介，在国际上流行的高致病性禽流感、非洲猪瘟、蓝舌病等动物传染病的传播中均起着重要作用。

（2）非法入境的疫区动物及其产品。从疫区进口动物及其产品是法律明令禁止的，而有些不法分子通过走私、夹带、换包装或伪造卫生证书等手段将疫区产品非法贸易到我国以谋取暴利[1]，由此也将该疫区的动物疫病带入我国。我国海岸线与陆路边境线均较长，走私进行非法贸易或者通过边贸等方式私下进行交易疫区动物及产品的活动很难遏止。如我国发生的新型口蹄疫、小反刍兽疫，与上述贸易方式有很大关系。

（3）正常贸易的动物及其产品。正常贸易的动物和产品存在传染病病原体的可能性较小，除非以下几种情况：有些动物传染病具有较长的潜伏期；抽样或检测方法的局限性；新发生的疫病未列入疫病检疫名录中而漏检。

（4）生物制品。是指进口生物制品存在病原微生物污染或未被完全灭活的风险。另外，还有基于科研需要或私自从国外携带或邮寄入境的生物制品，包括病原体、基因改造过的生物载体等分子生物材料，若实验室安全设施不足则容易造成病原微生物逃逸扩散，传播疫情。

五 造成基因污染的转基因作物

基因污染是指转基因生物的外源基因通过某种途径转入并整合到其他的生物的基因组中，使得其他生物尤其是植物的种子或产品中混杂有转基因成分，造成自然界基因库的混杂和污染。[2] 目前的基因污染主要是在植物尤其是农作物领域，如墨西哥本土玉米被基因污染事件。由联合国粮农组织分析 75 个国家数据所进行的研究发现，被转基因污染的产品案例呈

---

[1] 张伯强、陆承平：《外来动物疫病的传入途径分析及其防控》，《中国动物检疫》2009 年第 26 卷第 7 期。

[2] 魏伟、马克平：《如何面对基因流和基因污染》，《中国农业科技导报》2002 年第 4 卷第 4 期。

剧增趋势，从 2002 年至 2014 年 4 月共发现 198 起转基因污染案例。[①] 目前，我国批准进口用作加工原料的转基因作物有大豆、玉米、油菜、棉花和甜菜。[②] 虽然，我国目前还没有大面积转基因污染的事件，但是随着我国转基因技术的发展和转基因作物的商业化种植的加快，检验检疫工作需要识别基因污染的安全风险并有所防范。

基因污染所带来的生态环境安全威胁主要为：

（1）杂草化。转基因作物的杂草化主要是由其入侵性和基因漂移引起的。一方面，转基因作物由于导入了新的基因，相比于本地的非转基因作物具有更强的生存竞争力，从而其自身成为超级杂草，破坏生物多样性和生态系统。另一方面，当转基因作物与同种或近缘种植物满足异花授粉的条件时，就存在基因漂移的可能性[③]。若转基因作物所携带的目的基因向近缘其他非转基因植物转移，就会使其他植物具有竞争优势而成为"超级杂草"。

（2）产生新病毒。转基因作物的抗病毒 RNA 与作物自身的 RNA 进行基因重组，或者其他入侵的病毒基因与感染病毒的相关基因间的重组都可能导致新的危险性病毒产生，从而危害其他植物甚至人类。

（3）影响生物多样性。除了上面所说的"超级杂草"排斥其他植物外，转基因作物由于在产量、品质、抗性上的优越性，常常被广泛种植，这势必会减少常规植物的种植类型和数量，甚至导致常规植物的灭绝，从而影响生物多样性。

六 放射性超标的废金属

放射性超标的废金属是指废金属中含有放射性核素（铀、镭、钍等）且其放射性活度和总活度都分别超过规定限值[④]。我国东部地区废金属产业链尤为发达，台州口岸为国内规模最大的进口废金属口岸，年进口废金

---

① 《联合国粮农组织：转基因污染的案例增加》，新浪网，http：//finance. sina. com. cn/nongye/nygd/20140410/103818757449. shtml，2014 年 4 月 10 日。

② 《我国有哪些转基因作物》，《人民日报》2013 年 9 月 16 日第 4 版；http：//paper. people. com. cn/rmrb/html/2013 −09/16/nw. D110000renmrb_ 20130916_ 5 −04. htm。

③ 贾世荣：《转基因作物的环境风险分析研究进展》，《中国农业科学》2004 年第 37 卷第 2 期。

④ 张晓婷、张月霞、杨振华、王丽、华董川：《常见危险化学品危害防范及处理办法》，《大学化学》2012 第 27 卷第 1 期。

属量 220 万吨左右，其中 70% 以上来自日本。2011 年日本核泄漏事件发生以来，台州检验检疫局共查获并退运放射性超标的废五金 10790 多吨。[①]

常见的核辐射有 α、β、γ 三种射线，它们可通过呼吸道、消化道、皮肤伤口进入体内，引起内辐射。其中 γ 辐射可穿透一定距离被机体吸收形成外辐射，废金属的放射性超标即为 γ 辐射超标。辐射可能会增加癌症、畸变、遗传性病变发生率[②]，同时也会影响植物生长，破坏生态环境。而且，放射性物质难以销毁处理，在运输和加工的各个环节将会对人体产生危害并污染环境，对环境、水质造成长期性的污染。

七 夹带生活垃圾的废物原料

夹带生活垃圾的废物原料存在的问题主要指它的夹杂物严重超标。常见的有碎玻璃、碎木头、废塑料、饮料瓶、易拉罐、废弃生活用品、卫生间废弃物及厨房废弃物等。[③]

生活垃圾其实就是我们所熟知的"洋垃圾"的一种，它已完全没有利用价值，对其的处理还会花费大量的人力、物力，所以进口废物原料的厂商在购买到夹带生活垃圾的废物原料后往往将其中的大量生活垃圾直接丢弃在自然环境中，以减少生产成本，这直接造成了环境污染。另外，生活垃圾中检测出动植物害虫、医学媒介生物、植物种子、传染病病毒原体等概率较高，传播外来有害生物及传染病病菌，给生态环境及人民的身体健康生命安全带来难以预计的灾害。如宁波检验检疫局于 2013 年从来自美国装载废纸的入境集装箱中检出多只褐家鼠，从阿联酋进境的正品集装箱中发现多只斑蠊。又如广州检验检疫局曾在查验一批重达 91.45 吨的欧洲进口废纸时，发现该货物夹带大量医疗废弃物、生活垃圾及电子垃圾，其可回收利用的废纸竟低约 10%，近 90% 是无任何使用价值的废弃物，

① 《浙江台州口岸查获 1000 余吨放射性超标废五金》，中国新闻网，http://finance.chinanews.com/ny/2014/01 - 03/5696441.shtml，2014 年 1 月 3 日。

② 张晓婷、张月霞、杨振华、王丽、华董川：《常见危险化学品危害防范及处理办法》，《大学化学》2012 年第 27 卷第 1 期。

③ 庞垫、刘孟春、肇子春、李耀民、侯本春：《进口固体废物原料相关问题探讨》，《再生资源与循环经济》2010 年第 3 卷第 10 期。

存在严重的疾病传染和环境污染的风险。①

八 废弃不可回收的电子电气产品

根据《禁止进口固体废物目录》（2015）的公告，废弃不可回收的电子电气产品主要指废弃机电产品和设备及其未经分拣处理的零部件、拆散件、破碎件、砸碎件等。电子电气产品一般含有大量的铅、铬、汞、镍、锂、镉等重金属和化学原料，存在极大的安全隐患，而很多商家为私利而非法进口电子电气产品。其带来的危害主要为：

（1）污染环境。

电子垃圾被填埋或焚烧时，其中的重金属渗入土壤，进入河流和地下水，将会造成当地土壤和地下水的污染，直接或间接地对当地的居民及其他的生物造成损伤。有机物经过焚烧，释放出大量的有害气体，如二噁英、呋喃、多氯联苯类等致癌物质，对自然环境和人体造成危害②。如台州路桥区是全国最大的进口固废资源定点加工利用和国家级废旧家电、报废汽车再生利用基地，该地区重金属污染十分严重，已测得污染区稻谷含铅严重超标。

（2）危害人体健康。废弃不可回收的电子电气产品经过简单再处理或者直接不处理后，还会再次流向市场，尤其是广大农村贫困地区。这些不合格产品存在辐射超标、易燃易爆等危险，若一旦发生事故，便严重危害人的安全。

九 有毒气体或液体渗漏的危险化学品

根据《危险化学品安全管理条例》（2011），危险化学品是指"具有毒害、腐蚀、爆炸、燃烧、助燃等性质，对人体、设施、环境具有危害的剧毒化学品和其他化学品"。该法规同时规定了质检部门的职责是"负责核发危险化学品及其包装物、容器（不包括储存危险化学品的固定式大型储罐，下同）生产企业的工业产品生产许可证，并依法对其产品质量

---

① 《粤检验检疫局截获一批夹带废弃物达九成的进口废纸》，广东新闻网，http://www. gd. chinanews. com/2005/2005－06－17/8/29958. shtml，2005 年 6 月 17 日。

② 刘云兴、迟晓德：《中国电子垃圾危害与处理技术研究》，《环境科学与管理》2013 年第38 卷第 5 期。

实施监督，负责对进出口危险化学品及其包装实施检验"①。

危险化学品若在进境过程中发生泄漏，则会给环境安全及人身安全带来危害。有毒气体和液体泄漏，不仅会严重污染附近区域及设施，而且会导致大批动植物死亡，且处置难度高，尤其是海上石油泄漏，给生态环境带来难以修复的损害。同时，危化品泄漏存在人身安全威胁，当危化品泄漏，有毒物质进入人的机体后，即能与细胞内的重要物质如酶、蛋白质、核酸等发生作用，从而改变细胞内组分的含量及结构，破坏细胞的正常代谢，导致机体功能紊乱，造成中毒。②

2012年4月，宁波检验检疫局在对一批来自印度的正戊酰氯进行现场查验时，发现80桶货物中有48桶发生泄漏，其中31桶泄漏严重，其桶封口处存在深褐色残渍并伴随金属外盖锈蚀现象，同时散发出强烈的刺激性气味。而该泄漏事故主要由包装桶质量不高及危险化学品易挥发的特性导致。

十　噪声超标的工业设备

基本上现有的工业设备的标准中都有关于噪声污染的规定。这一类危害不会造成国际性的事件，往往威胁工人的生存环境，例如机械工人长期受到机床的噪音污染。工业设备的噪声威胁是潜移默化、长时间积累的，容易引起工人心理疾病，如抑郁症等。

2000年，云南云铝公司向西日本贸易株式会社购买了7台进口碳素阳极板专用搬运车，在使用过程中，发现设备存在噪声超标问题，致使操作工人出现严重头晕、耳鸣现象。虽然日方进行了降噪处理，但是，当云南检验检疫局机电处对上述7台设备认真进行复验，仍发现设备噪声不符合国家强制标准GB1495—1979《机动车辆允许噪声》的技术规定及《工业企业噪声卫生标准》的规定，因此判定为不合格商品，最终，日方向云铝公司赔偿支付6141961.2日元的治理费用。③

---

① 中华人民共和国国务院令，http：//www.gov.cn/flfg/2011 - 03/11/content_ 1822902. htm。

② 丁斌：《危险化学品泄漏事故的应急处置》，《安徽化工》2008年第34卷第1期。

③ 《云南局为企业"维权"锲而不舍　云南铝业四年索赔终获成功》，中国质量新闻网，http：//www.cqn.com.cn/news/zggmsb/2007/135418. html，2004年4月13日。

第三节　公共卫生安全威胁识别

随着全球化的纵深发展，人流、物流、交通工具呈强劲的增长态势，境外的一些重要危险疾病和生物恐怖剂传入我国的风险也显著增强，由此说明了一个不争的事实：全世界已"因病相连"。各种公共卫生安全威胁迅速跨国跨境传播，短时间内即可波及全球，新发传染病如传染性非典型肺炎（SARS）、疯牛病、人感染高致病性禽流感、埃博拉出血热、马尔堡病毒病等疫情等不断涌现，而古老传染病如肺结核、疟疾等又重新爆发，外来传染病和生物恐怖战剂等公共卫生安全威胁所带来的危害是全方位的。一方面，它直接影响人的身体健康，甚至造成大批量的人因病死亡；另一方面，它促使公共卫生成本激增，各类卫生防疫支出增加，造成人们恐慌，带来社会动荡，间接给经济安全、社会安全、国家安全带来致命的打击。科学有效地识别和鉴定公共卫生安全威胁，有助于构建公共卫生安全威胁数据库，以积极应对可能造成口岸公共卫生危机的突发事件。

一　呼吸道传染病

呼吸道传染病是指病原体从人体的鼻腔、咽喉、气管和支气管等呼吸道感染侵入而引起的有传染性的疾病。[①] 全球流行的呼吸道传染病主要有：传染性非典型肺炎（SARS）、人感染高致病性禽流感、甲型 H1N1 流感、白喉、麻疹、流行性脑脊髓膜炎、猩红热、百日咳、肺结核等。根据卫计委发布的《2013 年度全国法定传染病疫情情况》，呼吸道传染病中传染性非典型肺炎和白喉无发病、死亡病例报告，麻疹和流行性脑脊髓膜炎报告发病率有所上升，猩红热、百日咳和肺结核报告发病率均有所下降，但是面临的形势仍非常严峻。传染性非典型肺炎（SARS）、甲型 H1N1 流感和人感染禽流感都曾以高致病性或高致死率在全球肆虐，带来深重的灾难。

（1）传染性非典型肺炎：是一种由 SARS 冠状病毒（SARS-CoV）引起的急性呼吸道传染病，世界卫生组织（WHO）将其命名为重症急性呼吸综合征。该病造成了超过 8000 人染病，近 800 人死亡，同时，有些非典型肺炎患者虽然脱离了生命危险，但留下了严重的后遗症，如股骨头坏

---

① 《呼吸道传染病》，百度百科，http://baike.baidu.com/view/16885.htm。

死导致残疾、肺部纤维化以及精神抑郁症等。虽然 2003 年后除实验室感染外未发现传染性非典型肺炎的踪迹，但是 2003 年的这场灾难，仍提醒我们要提高警惕，防止其卷土重来。

（2）甲型 H1N1 流感：于 2009 年 4 月中旬爆发于墨西哥。世界卫生组织于 2009 年 4 月 27 日、29 日连续将流感全球大流行等级从 3 级提高到 5 级。疫情在短短一个半月的时间就蔓延到全球 69 个国家和地区，美国确诊 10053 例，占全球病例总数的 50%。而日本自从发现第一例非输入性病例后，确诊人数在 5 天之内就迅速从 7 例上升到 292 例。

（3）人感染禽流感：是由禽流感病毒引起的人类疾病。禽流感病毒，属于甲型流感病毒，根据禽流感病毒对鸡和火鸡的致病性的不同，分为高、中、低/非致病性三级。由于禽流感病毒的血凝素结构等特点，一般感染禽类，当病毒在复制过程中发生基因重配，致使结构发生改变，获得感染人的能力，才可能造成人感染禽流感疾病的发生。至今发现能直接感染人的禽流感病毒亚型有：H5N1、H7N1、H7N2、H7N3、H7N7、H9N2 和 H7N9 亚型。其中，高致病性 H5N1 亚型和 2013 年 3 月在人体上首次发现的新禽流感 H7N9 亚型尤为引人关注，不仅造成了人类的伤亡，同时重创了家禽养殖业，据农业部统计，仅家禽养殖业损失就逾 400 亿元人民币。H5N1 亚型于 1997 年在香港首次发现能直接感染人类，截止到 2007 年 6 月 15 日，甲型流感 H5N1 亚型在全球确诊病例 1313 例，死亡 191 例，死亡率高达 61%。[1] 病例分布于 15 个国家，其中，我国发现了 45 例，死亡 30 例。[2] 甲型 H7N9 禽流感首次在上海被发现，截至 2014 年 4 月 21 日，中国（包括香港地区）共确诊病例 423 例，其中 84 例死亡。而目前，禽流感还在我国肆虐，人感染的原因也尚未明确。

（4）中东呼吸综合征（MERS）：是由一种新型冠状病毒（MERS-CoV）感染而引起的病毒性呼吸道疾病，2012 年在沙特阿拉伯首次被发现。对于其传播途径，很多研究已在非洲和中东的骆驼中发现病毒抗体，但全部感染源尚不完全清楚，不排除存在其他宿主的可能。截至目前，全球共有 24 个国家累计报告中东呼吸综合征确诊病例 1142 例，其中 465 人死亡，病死

---

① 维基百科：《H5N1》，http://zh-yue.wikipedia.org/wiki/H5N1。

② 《甲型流感病毒 H7N9 亚型》，维基百科，http://zh.wikipedia.org/wiki/%E7%94%B2%E5%9E%8B%E6%B5%81%E6%84%9F%E7%97%85%E6%AF%92H7N9%E4%BA%9E%E5%9E%8B。

率为 40.7% 。虽然死亡率较高，但传染性并不及非典。① 2015 年 5 月 26 日韩国人 KimMyoungSik 经中国香港入境到惠州，5 月 29 日被判定为中东呼吸综合征（MERS）确诊病例，广东乃至中国进入全面防控阶段。

二 消化道传染病

消化道传染病主要是通过病人的排泄物（如呕吐物、粪便等）传播的，是属于病从口入的疾病，病原体随排泄物排出病人或携带者体外，经过生活接触污染了手、水、食品和食具进入体内而感染。严重的消化道传染病有细菌性痢疾、伤寒/副伤寒、霍乱/副霍乱、阿米巴痢疾、甲/戊型肝炎、各种肠道病毒感染（如柯萨奇病毒、埃可病毒等）、细菌性食物中毒以及各种肠道寄生虫病（如蛔虫病、绦虫病、蛲虫病、姜片虫病）等。消化道传染病多次在国际航行船舶上发生，危害人体健康，如 2008 年 11 月，入境上海的"钻石公主号"邮轮上发生诺如病毒感染，造成 285 人腹泻。

根据卫计委发布的《2013 年度全国法定传染病疫情情况》，消化道传染病中除伤寒/副伤寒和戊型肝炎发病率上升外，霍乱、未分型肝炎、细菌性和阿米巴性痢疾、甲型肝炎发病率均有所下降。相对于其他传染病，消化道传染病的致死率不高，但是发病率很高。如 2013 年，我国患有细菌性和阿米巴性痢疾的有 188669 人，为第四高发病病种；而患有流感的达 129873 人。以下详述三种典型的消化道传染病。

（1）霍乱：是一种急性腹泻疾病，由不洁的海鲜食品引起，病发高峰期在夏季，发病急，能在数小时内造成腹泻脱水甚至死亡。传播迅速，在历史上有过多次爆发流行。霍乱是由霍乱弧菌所引起的，通常是血清型 O1 的霍乱弧菌所致，但是在 1992 年曾经有 O139 的新血清型造成流行。霍乱弧菌存在于水中，最常见的感染原因是食用被病人粪便污染过的水。霍乱弧菌能产生霍乱毒素，造成分泌性腹泻，即使不再进食也会不断腹泻，洗米水状的粪便是霍乱的特征。海地共和国于 2010 年 10 月中旬发生霍乱大流行，截至 2012 年 1 月，造成 7000 人死亡，52 万人感染。我国检验检疫机构也数次在交通工具上检出霍乱病例。

（2）伤寒/副伤寒：是由伤寒杆菌（Salmonella typhi）造成的急性肠

---

① 马晓华、王玉凤：《惠州 MERS 阻击战》，《第一财经日报》2015 年 6 月 1 日。

胃道传染病，伤寒杆菌会破坏小肠壁，造成高烧及内出血，通常起源于食物或饮用水遭到带菌者粪便污染。副伤寒由副伤寒杆菌引起，是与伤寒特征类似的传染病。伤寒/副伤寒由于其病程长、易复发、并发症多、传染性强、病后慢性带菌高、病原体耐药菌株增多等原因，一旦一个地方发生疫情后，往往易在当地形成较长时间流行状态。[①]

（3）阿米巴性痢疾：是溶组织内阿米巴侵入结肠引起的肠道传染病，易复发成为慢性，也可发生肠内外并发症，尤其可引起肝、肺等脏器脓肿。估计全球约有4.8亿人感染病原。3400万—5000万人发生侵袭性阿米巴病，主要为阿米巴性痢疾和肝脓肿。每年因侵袭性阿米巴病死亡的人数高达10万人，其死亡率在原虫病中仅次于疟疾。该病呈世界性分布，以热带和亚热带地区多见，与文化水平低、卫生状况差密切有关。近年来由于我国卫生状况和生活水平的提高，急性阿米巴痢疾和脓肿病例，除个别地区外，已较为少见，但随着跨境人员的增多，仍需重视。

三　体液传播传染病

体液传播传染病是指通过乳汁、血液及性传播的传染病，主要包括淋病、艾滋病、乙/丙型肝炎和梅毒。根据卫计委发布的《2013年度全国法定传染病疫情情况》，淋病、艾滋病和丙型肝炎报告发病率有所上升，乙型肝炎和梅毒报告发病率下降。体液传播传染病一般是致命的，对人的生命健康构成巨大威胁。2013年，艾滋病的致病数为42286人，病死数为11437人，艾滋病的致死数占所有病种首位。乙型肝炎和丙型肝炎的致病数分别为962974人和203155人，病死数分别为550人和153人，发病数和致死数均高居前列。随着人员流动的加速，艾滋病及肝炎的传播速度及传播范围日益增大。

（1）艾滋病：是由感染艾滋病病毒（HIV病毒）引起。HIV病毒把人体免疫系统中最重要的T淋巴细胞作为主要攻击目标，大量破坏该细胞，使人体丧失免疫功能，因此，人体易于感染各种疾病，并可发生恶性肿瘤，病死率较高。根据联合国艾滋病规划署估计，在2012年，全球约有3530万艾滋病患者，新增感染人数为230万人，另有160万人死于与

---

① 刘晓青、冯子健、张静：《伤寒副伤寒防控对策研究》，《疾病监测》2008年第23卷第1期。

艾滋病病毒有关的疾病。① 而据联合国艾滋病规划署、世界卫生组织和卫生部联合专家组评估，截至 2011 年底，估计我国存活艾滋病感染者和病人 78 万，而目前我国已发现的感染者和病人存活 34.6 万，即有大约 56% 的感染者尚不知情。② 艾滋病给社会和经济带来灾难性后果，主要造成人口比例严重失衡，人均寿命降低，直接影响经济的发展，加重国家的财政负担。

（2）病毒性肝炎：是由肝炎病毒引起的传染病，目前国内外专家发现并公开的病毒性肝炎共为 8 种类型，分别是：甲型、乙型、丙型、丁型、戊型、庚型、TTV 病毒以及 SEN 病毒。在这 8 种类型的肝炎中，乙型肝炎对人们的身体健康危害尤为严重。根据世界卫生组织统计，全球感染乙肝病毒（HBV）的人群有 20 多亿，其中有 3.5 亿的乙肝表面抗原（HBsAg）携带者，6000 万乙肝患者死于肝癌，4000 万乙肝患者死于肝硬化。③ 我国由于人口密度大、流动频繁等特征，成为肝炎感染、传播的高发地区，目前全国慢性肝炎的患者大约为 1200 万例，肝炎患者每年的死亡率为 2.5% 左右，每年新发急性病毒肝炎患者约为 110 万例，由此致使我国每年的直接经济损失达到 400 亿元人民币。④

（3）埃博拉出血热：埃博拉出血热（Ebola Hemorrhagic Fever，EHF）是由埃博拉病毒（Ebolavirus）引起的一种急性出血性传染病。病人表现为急性发热、全身出血，病程短急，常在 24 小时内急性死亡，病死率可高达 90%。埃博拉病毒因传染性强、致病力高已被世界卫生组织列为《禁止生物武器公约》名单。该病传染源为感染埃博拉病毒的人和非人灵长类动物，接触传播是本病最主要的传播途径。可以通过接触病人和被感染动物的各种体液、分泌物、排泄物及其污染物感染。人类对埃博拉病毒普遍易感，本病潜伏期为 2—21 天，一般为 5—12 天。目前还没有标准的治疗方法。世卫组织 2015 年 2 月 6 日发布的疫情数据显示，目前在利比里亚、塞拉利昂、几内亚累计发现疑似、可能或确诊埃博拉病例 22525

① 《联合国报告显示全球艾滋病毒感染人数在下降》，环球网，http：//world. huanqiu. com/exclusive/2013－09/4384409. html，2013 年 9 月 23 日。
② 《我国现存活艾滋病人和感染者估计 78 万人》，新浪网，http：//health. sina. com. cn/d/2011－11－30/040023547255. shtml，2011 年 11 月 30 日。
③ 张莉：《病毒性肝炎的防治研究》，《当代医学》2012 年第 18 卷第 32 期。
④ 同上。

例，死亡 9004 人。而埃博拉病毒实际感染案例可能是目前已知病例的四倍以上。同时，世卫组织官员预测，在本轮埃博拉病毒疫情得以控制前，可能会有 20 万人被感染。由于我国与非洲各国来往密切，北京首都机场、上海浦东、广州白云机场 3 个机场与非洲 11 个国家通航，每月出入境人员达 82400 人次。此外，我国与西非地区劳务、留学人员往来密切，初步统计，2014 年上半年，我国前往非洲劳务共 77556 人，其中发生疫情的西非 4 国共 7369 人；非洲前来我国劳务人员 73 人，留学生 608 人。目前世界已经连为一体，全球都在紧急严密地应对这一挑战，中国同样面临巨大的防控压力。

四　鼠媒传染病

目前已知鼠类传给人类的疾病有 57 种，其中病毒性疾病有 31 种、细菌性疾病 14 种、立克次体病 5 种、寄生虫病 7 种。鼠传疾病的传播途径主要分为直接传播和间接传播。直接传播途径是通过鼠咬伤（罕见）或其他伤口直接接触疫鼠的粪便、尿、鼻腔或口腔分泌物，食入被疫鼠粪便、尿等污染的食物、水以及吸入疫鼠粪便、尿等污染物所形成的气溶胶而传播；而间接途径则是通过蜱、蚤、螨等媒介传播。以下详述三类鼠媒传染病。

（1）汉坦病毒性疾病：目前世界上已发现布尼亚病毒科（Bunyaviridae）汉坦病毒属（Hantavirus）的病毒有 20 个以上的血清型/基因型，每一型多来自一种或几种密切相关的鼠类，并在宿主动物中产生无症状感染，与自然宿主共进化。汉坦病毒可引发的人类疾病有汉坦病毒性肺综合征（HPS）和肾综合征出血热（HFRS）。这些病遍及亚洲、欧洲、非洲、美洲、大洋洲的 70 多个国家，其流行之广，危害之重，已成为全球性的公共卫生问题。其中 HFRS 每年发病人数为 15 万—20 万，病死率为 1%—15%，相关病原体的储存宿主与鼠亚科或水鼠平亚科的鼠类有关。发生在西半球的 HPS，除直接传播途径外，有人传人的报道，死亡率可高达 40%。2006 年 1—9 月，美国有 32 个州上报病例，总数为 453 例，死亡 160 人，死亡率为 35%。其相关病原体的储存宿主与棉鼠亚科鼠类有关。

（2）南美洲沙粒病毒（Arenavirus）性出血热：包括阿根廷出血热、玻利维亚出血热、委内瑞拉出血热、巴西出血热等疾病，潜伏期为 7—14

天，主要通过直接传播，但在医护人员和家庭中，阿根廷出血热和玻利维亚出血热有人传人的报道。该组疾病，未经治疗的病人死亡率为 15%——30%。阿根廷出血热的病原体为胡宁病毒（Junin），主要发生在阿根廷的潘帕（pampa），每年报告病例数在 100 到 4000 之间，主要发生在 2—10 月份，以男性为主，63% 的病人处于 20—49 岁年龄组。目前流行区有增加的趋势，受该病威胁的人口达 500 万。

（3）拉沙热：由拉沙热病毒引起的一种急性出血性传染病，主要发生在西非的几内亚、利比亚、尼日利亚和塞拉利昂，呈地方性流行，每年发病人数在 10 万—50 万，25% 的病人出现耳聋，住院病例的死亡率约为 15%，某些流行区死亡率则更高。该病除鼠传疾病常见的传播途径外，还可以通过接触病人的体液、污染物及性传播，造成人与人的传播。1969—2004 年，全球共有 7 个国家报道 24 例输入性病例（其中 7 人死亡），其中英国、美国、德国和荷兰多次发现输入性病例。目前，它已引起国际社会高度重视，成为《国际卫生条例（2005）》规定通报和评估的能造成严重公共卫生影响，并在国际上迅速传播的疾病之一。

五 蚊媒传染病

蚊媒传染病，是由病媒蚊子传播的自然疫源性疾病，常见的有流行性乙型脑炎、疟疾、登革热、丝虫病、黄热病等危害性较强的传染病。下文详述疟疾和登革热。

（1）疟疾：是经蚊叮咬而感染疟原虫所引起的虫媒传染病，临床以周期性寒战、发热、头痛、出汗和贫血、脾肿大为特征。[①] 疟疾是全球范围内最重要的公共卫生问题之一，2007 年 3 月 29 日 "第 60 届世界卫生大会" 报告提到，全球大约 40% 的人口受疟疾威胁，每年有超过 30 亿人面临感染疟疾的危险，并且有 5 亿多人罹患急性疾病，导致 100 多万人死亡，每天有 3000 名儿童因患疟疾而失去生命。[②] 2014 年 4 月 24 日世界卫生组织发布全球消除疟疾指南，表示自 2000 年以来，全球控制和消除疟疾的努力已挽救了约 330 万人的生命，据该组织估计，2012 年全球共出

---

① 刘洁、曲波、何钦成：《我国 1989—2009 年疟疾变化趋势分析及未来发病预测》，《实用预防医学》2011 年第 18 卷第 3 期。

② 车河龙，林栋：《疟疾的防控现状及进展》，《热带医学杂志》2010 年第 10 卷第 2 期。

现超过 2 亿例疟疾病例，超过 60 万患者死亡。由于疟疾流行因素复杂，具有传播快、易反复的特点，再加上近年来随着气候变暖，疟原虫和媒介蚊虫耐药性的产生以及输入性疟疾病例的增多，国内疟疾疫情仍然存在不稳定性或上升的趋势。同时，周边一些国家输入性疫情对我国边境地区的影响比较严重，使我国部分地区出现疫情回升，个别地区时有局部爆发。另外，近年随着中非交流的日益频繁，非洲输入性疟疾成为另外一个不容忽视的途径。① 根据卫计委发布的《2013 年度全国法定传染病疫情情况》，疟疾的发病数为 3896 例，死亡数为 20 例，相比于 2012 年明显上升。

（2）登革热：是一种分布最广，发病最多，危害较大的一种蚊媒病毒，主要通过埃及伊蚊和白纹伊蚊传播，感染登革病毒会导致流感样症状，有时还会发展为可能致命的并发症，称为重症登革热。重症登革热（也称为登革出血热）于 20 世纪 50 年代菲律宾和泰国登革热流行期间被首次发现，近几十年全球登革热发病率大幅增长，占世界人口 40% 以上的约 25 亿人面临罹患登革热危险。世卫组织现在估计，每年世界上可能有 5000 万至 1 亿登革热感染病例。② 我国属于输入性流行区，存在传播登革病毒的媒介伊蚊，当有登革病毒株传入时，就可引起登革热病的发生、传播和流行。而近年，在与我国毗邻的东南亚地区，登革热病的流行甚为猖獗，随着国际贸易、旅游业、劳务输出、渔业的日益发展，输入登革热病的机会大为增加，对我国人民的生命健康构成极大威胁。③ 我国广东、广西、海南、台湾是登革热流行的主要地区。2014 年 6 月份，广东省爆发登革热疫情，截至 2014 年 10 月 21 日零时，广东全省共有 20 个地级市累计报告登革热病例 38753 例，其中重症病例 20 例，死亡病例 6 例。④

六　其他医学媒介叮咬传播的寄生虫病

该病种是指虫媒传染病中，除了鼠和蚊为媒介的其他传染病，最为典

---

① 车河龙、林栋：《疟疾的防控现状及进展》，《热带医学杂志》2010 年第 10 卷第 2 期。

② 世界卫生组织：《登革热和重症登革热》，http：//www. who. int/mediacentre/factsheets/fs117/zh/。

③ 蒙中秋：《全球登革热/登革出血热的流行态势及我国口岸监测管理》，《中国热带医学》2005 年第 5 卷，第 7 期。

④ 《2014 年广州登革热疫情》，百度百科，http：//baike. baidu. com/view/15099104. htm？fr = aladdin。

型的便是莱姆病。莱姆病属于蜱媒传染病，是近 30 年新发现的传染病之一，因分布广、传播快、致残率高，已经严重影响了人类的健康，1992年 WHO 将该病列入重点防治研究对象，已引起了全球的关注。此病由伯氏包柔螺旋体（Borrelia burgdorferi）经硬蜱传播，于 1975 年 10 月在康涅狄格州的老莱姆镇首次被发现，发生在澳洲、欧洲、亚洲、非洲和美洲30 多个国家。早期以皮肤慢性游走性红斑为特点，以后出现神经、心脏或关节病变，通常在夏季和早秋发病，可发生于任何年龄，男性略多于女性。① 在美洲，主要储存宿主是白足鼠；在欧洲，小林姬鼠、黄喉姬鼠、褐家鼠和园睡鼠是主要储存宿主；我国报告的鼠类宿主有棕背平鼠、朝鲜姬鼠、黑线姬鼠、社鼠、大林姬鼠、小林姬鼠等。

莱姆病在全球 70 多个国家均有病例报告，年发病 30 万例左右。中国于 1986 年首次发现莱姆病病例，并分离出 3 株莱姆病螺旋体，此后 29 个省份以血清学方法确定有莱姆病感染存在，19 个省份以病原学方法证实为莱姆病的自然疫源地。②

七 携带入境的核生化有害因子

核生化有害因子主要包括核放射性物质、生物战剂和化学毒剂等。核生化有害因子与口岸核生化恐怖事件紧密相关。口岸核生化恐怖事件是指组织和个人为达到其政治、经济、宗教、民族等目的，在口岸通过威慑（恐吓）使用或实际使用能释放核放射性物质、生物战剂、有毒有害化学物质，造成或可能造成出入境人员和口岸公众健康严重损害，引起口岸公众心理恐慌，从而破坏国家公务、民众生活、社会安定与经济发展等的事件。

随着恐怖主义的恶性发展，特别是"9·11"事件发生后，恐怖组织发动核生化恐怖的企图更加明显，掌握核生化的能力进一步增强，实施核生化恐怖可能性逐步增大。1995 年 3 月 20 日的"东京地铁沙林事件"、"9·11"事件后美国多地发现炭疽信件等一系列事件，表明核生化恐怖事件不但造成了严重的人员伤亡，而且给经济带来无法预估的打击，给社

---

① 《莱姆病》，维基百科，http://zh.wikipedia.org/wiki/% E8% 8E% B1% E5% A7% 86% E7% 97% 85。

② 毕振旺：《莱姆病的流行病学和预防控制》，《山东医药》2012 年第 52 卷第 43 期。

会造成了极度的恐慌和不安。

我国也同样存在着遭受核生化恐怖袭击的可能性，广州、北京、深圳、厦门、西安等口岸先后发生 64 起可疑白色粉末事件，导致国际候机楼停用数日，造成一定程度的人员恐慌和局面失控。[①] 伴随着贸易和人员来往的快速增加，核生化因子传入我国的风险也显著增强。尤其是近年来，随着国家经济的迅速发展和国力昌盛，我国经常举办各种重大国际活动，人群的跨国流动和高度聚集进一步增强了核生化因子的输入和传播风险。

八　放射性超标的进境物

放射性超标的进境物主要指核辐射超标的金属矿、基建材料、废物原料、旧机电等货物。核辐射是放射性物质放射出的电磁辐射（χ 射线、γ射线）和粒子辐射（α 粒子、β 粒子和中子）。核辐射造成的影响是综合性的，威胁着生态环境安全、公共卫生安全、食品安全、经济安全等。就公共卫生安全来说，主要是对人的生命健康的伤害，核辐射对人体造成放射性危害的作用方式主要表现为外照射和内照射：外照射危害主要是泄漏到环境中的放射线从人体外部对人体的照射，危害来源于体外放射源，放射源不与皮肤接触；内照射危害是放射性物质污染的空气、水、食品及其他物品，通过饮食、呼吸、皮肤毛孔、皮肤伤口进入人体内，释放出放射线对人体的照射。人体组织受到射线的照射时，会使细胞中的原子吸收能量发生电离和激发，引起生物体结构和功能的改变，导致细胞死亡或丧失正常的活性而发生突变，产生机体损害或遗传危害。

质检总局及所属检验检疫机构仅 2013 年上半年就发现放射性超标情况 1038 起。[②] 2013 年全国检验检疫机构针对旧电子物料、二手服装、工业及放射性废料等"洋垃圾"进口严格监管，检出进口有害元素及放射性元素超标矿产品 38 批、6513.1 吨，货值 593.4 万美元。在全国首次检出中子超标，并在口岸检出核辐射有害因子超标 2172 起，处置生物和化学有毒有害物质事件 67 起。

---

① 廖如燕、陈胤瑜、宋卫等：《国境口岸生物恐怖事件应对策略与措施的探讨》，《中国国境卫生检疫杂志》2008 年第 3 卷第 2 期。

② 《中国口岸首次发现中子辐射超标货物已退运至发货地》，中国新闻网，http: // www. chinanews. com/gn/2013/09 - 06/5253733. shtml，2013 年 9 月 6 日。

第四节 食品安全威胁识别

"民以食为天，食以安为先"。食品安全一直是社会和政府最关心的问题之一。随着近年来国内食品安全问题层出不穷，进口食品的需求迅速膨胀，但是欧洲马肉风波、新西兰毒奶粉事件、中国台湾塑化剂风波等一系列进口食品安全问题使民众也开始担忧进口食品质量。根据调查，2014年我国质检总局对 64 个国家或地区的 36 种食品开展检验检疫准入评估，检出进口不合格食品、化妆品 2.7 万批，同比增长 136.2%，依法退运或销毁 3702 批、2.41 万吨，货值 3282.5 万美元，暂停 24 家境外企业进口，公布 31 家进口食品生产经营企业不良记录。进口食品安全问题挑战着民众的生命健康，进而影响到国家的经济安全、社会安全等。

一 具有致癌风险的食用油

主要指食用油（棕榈油、大豆油、橄榄油、菜籽油等）含有有毒有害物质，如苯并芘、砷、酸价超标、过氧化值超标等，存在致癌风险。

其中苯并芘是强致癌物，且在食用油中广泛存在。苯并芘是一种公认的强致癌物质，早在 1976 年，国际癌症研究中心曾经列举 94 种对实验动物致癌的化合物，其中 15 种属于多环芳烃类，而由于苯并芘分布广泛，致癌性最强，人们经常以苯并芘作为多环芳烃环境污染的标志性物质。食用油中的苯并芘达到一定剂量就有可能导致肝脏和消化道肿瘤。进口食用油中苯并芘含量超过国家标准，就会导致消费者在食用之后罹患癌症的可能性显著增加，从而引起社会恐慌。2013 年 5 月，江苏泰州检验检疫局退运了一批原产国为印度尼西亚的椰子油，重量为 1999.826 吨，货值192.58 万美元，退运原因便是椰子油的苯并芘含量超标。[①]

二 腐败变质的水产品

根据《进出境水产品检验检疫管理办法》（2002），水产品是指供人类食用的水生动物及其制品，包括头索类、脊椎类、甲壳类、脊皮类、脊

---

① 高振兴、茆国青、刘妍：《咬定安全不放松——江苏泰州检验检疫局确保进口食用油安全侧记》，《中国国门时报》2013 年 5 月 7 日。

索类、软体类等水生动物和藻类等水生植物及其制品。水产品腐败变质主要是指水产品自身带有的或贮运过程中污染的微生物，在适宜条件下生长繁殖，分解蛋白质、氨基酸、脂肪等成分，产生有异臭味和毒性的物质，致使水产品腐败变质。另一方面是水产品本身含有的酶在一定环境条件下能促使其腐败变质。由于冷冻设备缺陷、环境不适宜、放置时间过长等原因，水产品腐败变质在运输前后及过程中均可能出现。若食用腐败变质的水产品，易引起中毒，损害身体健康。

据数据统计，2014 年我国水产品进出口总量 844.43 万吨、进出口总额 308.84 亿美元，同比分别增长 3.87% 和 6.86%。其中，出口量 416.33 万吨、出口额 216.98 亿美元，同比分别增长 5.16% 和 7.08%，出口额占农产品出口总额的 30.15%；进口量 428.1 万吨、进口额 91.86 亿美元，同比分别增长 2.65% 和 6.34%。贸易顺差 125.13 亿美元，较去年同期增加 8.9 亿美元，同比增长 7.66%。[①] 随着进口水产品需求的增加，腐败变质水产品进入我国市场的风险日趋增大，如 2014 年 2 月 19 日，山东青岛出入境检验检疫局集中销毁了一批变质的进口虾，总重达到 22 吨，涉及金额 20 多万美元。该批进口虾由于冷冻不好而全部腐败变质，根据实验室的检测结果，这批虾的挥发性盐基氮超过国家标准 14.6 倍，若食用，会对人类身体健康产生严重影响。[②]

三　农药残留超标的果蔬

果蔬农药残留超标是指施用农药以后在果蔬内部或表面残存的农药超标，包括农药本身、农药的代谢物和降解物以及有毒杂质等。目前，我国已制定了 79 种农药在 32 种（类）农副产品中 197 项农药最高残留限量（MRL）的国家标准，主要包括百菌清、倍硫磷、苯丁锡、草甘膦、除虫脲、代森锰锌、滴滴涕、敌百虫、多菌灵、氰氰戊菊酯等。

食用含有大量高毒、剧毒农药残留的食物会导致人、畜急性中毒事故。长期食用农药残留超标的农副产品，虽然不会导致急性中毒，但可能引起人和动物的慢性中毒，导致疾病的发生，与神经系统疾病、荷尔蒙失

---

① 《2014 年我国水产品进出口分析报告》，中商情报网，http：//www.askci.com/chanye/2015/02/25/154220xwyx.shtml，2015 年 2 月 25 日。

② 《青岛检疫局集中销毁 22 吨进口变质虾全国罕见》，齐鲁网，http：//qingdao.iqilu.com/qdminsheng/2014/0219/1874248.shtml，2014 年 2 月 19 日。

调、儿童智力受损，甚至影响到下一代。

四　兽药残留超标的肉类

根据联合国粮农组织（FAO）和世界卫生组织（WHO）兽药残留联合立法委员会的定义，兽药残留是指动物产品的任何可食部分所含兽药的母体化合物及其代谢物，以及与兽药有关的杂质。[①] 即兽药残留既包括原药，也包括药物在动物体内的代谢产物和兽药生产中所伴生的杂质。据世界卫生组织食品添加剂联合专家委员会（JECFA）的报告，食品中的兽药残留达 120 种，包括抗生素类、激素类、驱肠虫药类、生长促进剂类、抗原虫药类、灭锥虫药类、镇静剂类、β2 肾上腺素等。其中抗生素类属于抗微生物药物，是最主要的兽药添加剂和兽药残留，约占药物添加剂的 60%。兽药残留超标的肉类不仅危害人体健康，也会影响生态环境。

（1）造成中毒危害人的健康甚至生命。若一次摄入残留物的量过大，会出现急性中毒反应；而若长期摄入，药物不断在体内蓄积到一定浓度后，就对人体产生毒性作用，具有致癌性和致畸性。如链霉素对觉听神经有明显的毒性作用，能造成耳聋，对过敏胎儿影响更为严重，具有肾毒性。又如磺胺类药物可引起肾损害，特别是乙酰化磺胺在酸性尿中溶解度降低，析出结晶后损害肾脏。[②]

（2）污染生态环境。兽药残留对环境的影响程度取决于兽药对环境的释放程度及释放速度。有的抗生素在肉制品中降解速度缓慢，如链霉素加热也不会丧失活性；有的抗生素降解产物比自体的毒性更大，如四环素的溶血及肝毒作用。若兽药残留超标的动物的排泄物、动物产品加工的废弃物未经无害化处理就排放于自然界中，使得有毒有害物质持续性蓄积，导致环境受到严重污染，最后导致对人类的危害。

五　重金属含量超标的酒类

近年来，我国从欧盟、澳大利亚、智利、南美等国家进口酒类的数量大幅递增。随着进口量的增加，进口酒类的品质问题日渐凸显。重金属含

---

① 陈一资、胡滨：《动物性食品中兽药残留的危害及其原因分析》，《食品与生物技术学报》2009 年第 28 卷第 2 期。

② 同上。

量超标的酒类主要指进口酒类的锰、铜、铁、铅等重金属含量超标。酒类中主要超标重金属的危害如下：

（1）铅超标：铅的危害主要在于具有积蓄效应而对人体产生慢性中毒，进而出现贫血、铅中毒性肝炎等症状，严重时甚至能引起动脉硬化和造血机能衰退。在新修订实施的《食品中污染物限量》（GB2762—2012）中明确了酒中铅的最高限量为 0.5mg/kg。[①]

（2）铁超标：酒中铁含量超标主要在啤酒和葡萄酒等发酵酒中较为常见。一般认为啤酒中的铁主要来源于生产用水、发酵设备以及硅藻土等过滤介质带入。若铁含量过高的话，将加速啤酒在贮藏过程中的老化、颜色加深和出现沉淀物，进而严重影响啤酒的风味和品质。葡萄酒中的铁则主要来源于原料带入、器具污染和加工助剂等，当铁含量超过国标规定的 8mg/L 限量时，将造成铁破败病，使葡萄酒的外观和颜色改变，产生混浊、沉淀、褪色等，严重时将影响风味。人体摄入过量或误服过量铁元素可能导致铁中毒，对心、肝和胰产生损害，影响身体健康。

六　营养成分不符合标准的婴幼儿食品

我国对婴幼儿食品尤其重视，营养成分不符合标准的婴幼儿食品主要指铜、铁、钠、能量含量、膳食纤维等不合标准的奶粉、奶糖、饼干等。若长期食用营养成分不符合标准的奶粉等食品，宝宝容易出现缺锌、缺铁，甚至出现大头娃娃。

婴幼儿食品已经成为我国食品监管的重点，进口婴幼儿食品并非"免检安全产品"，而是要通过严格的检验检疫程序方可顺利通关。同时，进口婴幼儿食品不合格情况时有发生，如 2014 年以来，厦门东渡检验检疫局连续检出 10 批次婴幼儿谷物辅助食品不合格，货物来源于中国台湾、泰国及美国等国家和地区，共计 5.2 吨、货值 5.37 万美元。其中 6 批货物的退运原因是缺少国家规定的维生素 A、维生素 D、维生素 B1 等基本的营养成分；而另外 4 批货物中的鼠李糖乳杆菌，经检测活性乳酸菌数量达不到国家标准要求。[②]

---

① 万亮、李金林、曾凯、傅云峰：《浅析酒中常见金属污染物》，《广州化工》2013 年 10 月第 41 卷第 19 期。

② 康金龙：《10 批婴幼儿谷物辅助食品被退运》，第一食品网，http：//www.foods1.com/content/2561110/。

另外，海外代购的激增给检验检疫监管部门带来新挑战。目前，我国对网购婴幼儿食品的监管尚处空白，网购进口婴幼儿食品存在很大的安全隐患。由于法律法规等差异，符合产地国营养标准的婴幼儿食品不一定符合我国标准，也不一定符合我国婴幼儿的营养需要；另外，海外代购婴幼儿产品还存在"召回难"的问题。

七 大肠菌群/菌落总数等微生物超标的休闲食品

在我国的食品卫生管理中，微生物指标分为菌落总数（细菌总数）、大肠菌群、霉菌、酵母菌与致病菌，是评价食品卫生质量的重要指标，反映了食品对人体健康危害性的大小。微生物超标带来的直接影响便是食品腐败，即在一定的环境因素影响下，由于微生物超标而引起食品失去或降低食用价值（包括食品成分和营养元素的变化）。由于微生物种类繁多及适应性强，在食品的原料及制成品的生产、储存、加工、运输等环节都可产生细菌及菌群。致病性微生物引起的食源性疾病现状表明，由致病菌污染食品而引起的食物中毒以及疾病传播是直接造成人体健康损害的主要食源性危害。造成食源性疾病，可表现为轻度不适到慢性疾病甚至还有生命危险。无论国内外，致病菌都是食品安全的杀手，在我国的食品卫生标准中要求"不得检出"。休闲食品中常见超标致病菌问题可能对生命健康带来严重危害。

（1）肠致病性大肠埃希菌：主要通过带菌者的手、食物、生活用品、空气或水源进行传播，引起食物中毒。婴幼儿和老人为易感人群，是婴儿腹泻的主要病原菌，有高度传染性，严重者可致死。感染该细菌后，会引起腹部痉挛，剧烈腹痛、大量水样便，严重者可出现血便，死亡率极高。

（2）沙门氏菌：是细菌性食物中毒中最常见的致病菌，经污染食品传播，能在人类肠道中迅速繁殖，侵入肠黏膜组织，产生肠毒素，抑制水和电解质的代谢，导致发热、腹痛、腹泻等全身症状，严重者出现败血症。目前，世界各国的食品卫生标准，均不得检出沙门氏菌。

（3）金黄色葡萄球菌：是最常见的化脓性病原菌的食源性食物中毒菌，通过接触和食品污染传播，致病力强，会产生内毒素，引起剧烈腹痛、呕吐，引起严重水电解质紊乱。因此，大部分国家食品卫生标准对金黄色葡萄球菌也有严格的指标量或禁止检出。

八　标签中标示的糖、脂肪等含量与实际不符的休闲食品

根据卫生部发布的《预包装食品营养标签通则》（GB28050—2011），营养标签中的核心营养素包括蛋白质、脂肪、碳水化合物和钠；预包装食品营养标签标示的任何营养信息，应真实、客观，不得标示虚假信息，不得夸大产品的营养作用或其他作用。

而目前，标签中标示的糖、脂肪、蛋白质等含量与实际不符的进口休闲食品大量存在，而有些进口食品甚至没有中文标签。错误、虚假的营养信息不仅会误导消费者无法选择适合自己身体需要的食品，而且对于特殊人群（如糖尿病患者、婴幼儿等）来说，更会对他们的身体产生重大负面影响。

九　禁用或超标使用食品添加剂的饮料及休闲食品

根据《食品添加剂卫生管理办法》（2002），食品添加剂是指为改善食品品质和色、香、味，以及为防腐和加工工艺的需要而加入食品中的化学合成或天然物质。主要包括食用色素、食用香精、甜味剂、防腐抗氧剂等。目前，卫生部和质检总局规定食品生产企业禁用对羟基苯甲酸丙酯、对羟基苯甲酸丙酯钠盐、噻苯达唑、次氯酸钠、二氧化氯、过氧化氢、过氧乙酸等33种食品添加剂。我们常见的食品添加剂有苯甲酸、二氧化硫、硫酸铝钾等，使用少量并不对人体产生毒害，但是长期过量食用便会威胁人的生命健康。如长期大量摄入苯甲酸会伤害人体胃肠道；过量的二氧化硫及其衍生物在体内产生剧烈反应会导致敏感性哮喘的发生；硫酸铝钾中的铝元素易在人体的大脑、肾、肝、脾等器官蓄积，若在大脑中产生沉积容易引起老年痴呆、记忆力减退、智力下降等症状。

2014年，几乎所有种类的进口食品均有检出不符合我国食品安全国家标准和法律法规要求的情况，其中前十位不合格进口食品，如糕点饼干类、饮料类、粮谷及制品类等，占检出不合格进口食品总批次的84.1%。各地出入境检验检疫机构从79个国家或地区的进口食品中检出不符合我国食品安全国家标准和法律法规要求的前十位进口食品的不合格率占不合格进口食品总批次的90.4%，列前十位的不合格原因分别为：品质不合格、食品添加剂不合格、微生物污染、标签不合格、证书不合格、污染物超标、包装不合格、未获检验检疫准入、货证不符、农兽药残留超标等，

占检出不合格进口食品总批次的 97.5%。安全卫生问题中，微生物污染、食品添加剂超标、污染物超标较为突出，占检出不合格进口食品总批次的 40.9%。[①] 2011 年的台湾食品"塑化剂"风波对进口食品检验检疫工作也构成了极大的挑战。

十 含未经批准转基因成分的粮谷及其制品

转基因食品是食品安全领域的一大争论焦点。虽然目前关于转基因食品的危害性还没有定论，但它改变了人类所食用食品的自然属性，其所使用的生物物质不是人类食品安全提供的部分，未进行长时间的安全试验，目前还无法得知这类食品是否安全。另外，转基因食品可能产生不可预见的生物突变，会在食品中产生较高水平的新的毒素。

根据我国农业部的公告，目前经批准的转基因生产应用安全证书并在有效期内的作物有棉花、水稻、玉米和番木瓜，其中已经进行商业化种植的转基因作物只有棉花和番木瓜，转基因水稻和转基因玉米尚未完成种子法规定的审批，没有商业化种植。[②] 同时，中国批准进口用作加工原料的转基因作物有大豆、玉米、油菜、棉花和甜菜。对于含有未经批准的转基因成分的粮谷及其制品，我国检验检疫部门也进行严格监管。2013 年，54.5 万吨进口美国输华玉米被检出含有未经我国农业部批准的 MIR162 转基因成分，检验检疫部门已对其作退货处理。

第五节 产品质量安全威胁识别

产品的质量安全一直以来是社会各界热议的话题。2014 年 1 月 8 日，《人民日报》刊登了一篇关于儿童玩具被召回的报道，称我国每年超过有 20 万的 14 岁以下儿童因意外伤害死亡，儿童玩具及用品等导致的意外伤害占 5% 左右，并且将儿童玩具称为"不定时炸弹"。而存在质量安全隐患的产品也是人们身边的"不定时炸弹"。根据《中华人民共和国工业产品生产许可证管理条例》（2005），质量安全重点产品的范围包括：乳制

---

① 《2014 年我国不合格进口食品状况》，中国质量新闻网，http://www.cqn.com.cn/news/zggmsb/dier/1024472.html，2015 年 4 月 8 日。

② 《农业部公布中国转基因作物名单》，《新京报》http://epaper.bjnews.com.cn/html/2013-09/17/content_466006.htm? div = -1。

品等直接关系人身健康的加工食品；电热毯等有可能危及人身、财产安全的产品；税控收款机等关系金融安全或通信质量安全的产品；安全网等用以保障劳动安全的产品；电力铁塔等影响生产安全和公共安全的产品；法律、行政法规规定实行生产许可证管理的其他产品。

随着国际贸易的发展和人们生活水平的提高，进口产品尤其是汽车、家用电器、数码设备等都成为人们争相购买的对象。由于消费者的认知水平不足、企业诚信缺失、产品监管漏洞等原因，进口产品质量安全事件时有发生，不仅影响人们生命健康，也给进出口贸易、政府公信力带来很大影响。对进口产品质量安全威胁进行明确归类、详细阐述，是检验检疫机构高效负责地履行质量安全职能的前提。

一　有毒有害物质超标的基建材料

基建材料是指用于建筑建设的基础材料，包括木材、石材、涂料、玻璃等。在 2013 年汇丰银行公布的 "汇丰贸易展望" 报告中指出，随着全球很多国家和地区加大基础设施建设，未来基建材料和设备投资所带动的贸易将迅速增长，同时，由于中国正不断提升制造能力，预计到 2020 年有望在基建所需的设备投资方面成为全球最大的进口国。[1] 由此，我国面临的基建材料安全风险日益增大。

进口基建材料存在的安全威胁主要指其有毒有害物质超标，包括放射性物质超标、甲苯等致癌物超标等。作为中国最大的石材集散口岸的厦门海沧检验检疫局，在 2013 年退运了一批来自纳米比亚，重量 377.4 吨、货值高达 10.3 万欧元的放射性超限的花岗岩荒料石。[2] 2014 年 2 月，上海机场检验检疫局销毁了一批游离甲醛超标近 10 倍的不合格涂料。该批涂料从瑞典进口，重 126 千克、货值 2350.65 美元。[3]

二　带有血液污染物的二手医疗设备

根据《中华人民共和国进出口管理条例》和《固体废物污染环境防

---

① 付碧莲：《汇丰发布报告：全球基建推动贸易增长》，《国际金融报》2013 年 10 月 16 日第 5 版。

② 国家质量监督检验检疫总局：《厦门退运纳米比亚放射性超限进口石材》，http://www.aqsiq.gov.cn/zjxw/dfzjxw/dfftpxw/201309/t20130909_376458.htm，2013 年 9 月 9 日。

③ 国家质量监督检验检疫总局：《上海口岸销毁从瑞典进口的不合格涂料》，http://www.aqsiq.gov.cn/zjxw/dfzjxw/dfftpxw/201403/t20140306_405538.htm，2014 年 3 月 6 日。

治法》等有关条例，禁止进口的废旧机电产品中主要包括：空调、电冰箱、计算机类设备、显示器、打印机、电视机、医疗器械、射线应用设备等。[1] 废旧医疗器械也明确在禁止进口的范围内，而带有血液污染物的二手医疗设备不仅可能存在传染病病毒及其他疾病隐患，而且该类设备若被废弃，也会严重影响我国的生态环境安全。

但是在国内，大量进口二手医疗设备仍在使用。二手医疗设备非法进入的途径主要为：故意进口，谎报产品名称，瞒报冲关进入；以旧充新，将二手医疗仪器翻新之后进入；部分仪器在过关的时候报的并非用于医疗，但是进入之后转到医疗机构使用。另外，二手医疗设备以捐赠医疗器械名义进入我国的情况也应加以重视。2005 年 11 月 1 日，美国 LDS 基金会向中华慈善总会捐赠的医疗器械中发现夹带浅红色污染物（怀疑为血液）的旧被子、使用过的重传染病的污物箱、结满蜘蛛网的拐杖等[2]，被视为向我国故意转移"医疗垃圾"。国家质检总局等部门出台的《关于对进口捐赠医疗器械加强监督管理的公告》（2006 年第 17 号）便是为了规范医疗器械捐赠行为。

三 车内安全系统出现故障的汽车

2014 年我国实施缺陷汽车产品召回 173 次，召回缺陷汽车 504 万辆，仅宁波检验检疫 390 批进口汽车中，就有 215 批不合格。其中，不合格问题主要为一般安全项目，如未安装后雾灯、车速表为英制、指示器图标、后转向灯的光色与我国标准要求不符等。如辽宁检验检疫局在对 4 辆加长型路虎揽胜越野车检验中，发现存在如下问题：改装后电路布局混乱，容易引起自燃及高速行驶过程中熄火；传动轴强度不够，在极端情况下容易出现断裂；刹车油管改装后有焊点，存在安全隐患；内部材料多采用钢木混合结构，存在火灾隐患；内部焊接部分没有进行防锈处理，长期使用过程中容易出现腐蚀，导致设备失常；光线线束处理不符合规格，容易出现漏光，导致设备失灵。

又如 2013 年 6 月 14 日，江苏无锡检验检疫局受理了一辆产地为美国

---

① 徐俊：《进口旧机电检验监管刍议》，《科技创新导报》2010 年第 24 期。

② 《国家质检总局对"问题捐赠"说"不"》，新华网，http://news.xinhuanet.com/fortune/2005 - 12/14/content_ 3917846. htm, 2005 年 12 月 14 日。

的宝马 X5 越野车的报检,,在对该车辆进行资料审核和现场检验的过程中,检验人员发现该车所安装的后雾灯存在严重的交通安全和电气安全隐患且不符合多项国家强制性标准的要求,存在行驶风险。

四　有害化学物质超标的服饰

根据 GB5296.4—1998《纺纺织品和服装使用说明》和 GB18401—2003《纺织品基本安全技术规范》,纺织品的国家要求为,甲醛、pH 值、耐水色牢度、耐酸碱汗渍色牢度、耐干摩擦色牢度、耐唾液色牢度、异味等六类指标需要达标。

2011 年 1 月 1 日起,国家质检总局将部分进口服装纳入强制的监管范畴。2014 年,全国检验检疫机构实施进口服装检验共计 70425 批,同比增长 21.86%,其中,检出质量安全不合格货物 1785 批,不合格率为 7.49%。[①] 常见的进口服饰中有害化学物质超标情况主要如下:

(1)甲醛含量超标。服装面料中含有适量甲醛,能够达到防缩、防皱、阻燃等作用,也可在助剂中添加甲醛从而保持印花、染色的耐久性以及改善手感。但当多余的甲醛未被处理干净时,部分水解产生的游离甲醛会在穿着过程中逐渐释放出来,对呼吸道黏膜和皮肤产生强烈的刺激,引起头晕,甚至会导致血液病及癌症,严重危害人的健康及生命。

(2)PH 值超标。主要指面料生产企业在染色整理加工过程中使用了大量酸碱性物质,又没有采取合理的中和处理工艺,从而造成产品的 PH 值超标。[②] 由于人体皮肤呈中性偏弱酸性,PH 值过高或过低都将直接破坏人体皮肤的平衡机理,易引起皮肤过敏,弱化皮肤抵御病菌侵入的能力。

(3)检出可分解芳香胺染料,如偶氮染料。有些染料在与皮肤的长期接触中,在特定条件下,会从面料上转移到人的皮肤上,而其分解后会释放出芳香胺。芳香胺被人体皮肤吸收后,在体内通过代谢作用而使细胞的脱氧核糖核酸(DNA)发生变化,成为人体病变的诱发因素,具有潜在的致癌、致敏性。[③]

---

① 《2014 年全国进口服装抽检不合格率 7.49%》,中国检验检疫服务网,http://www.ciqcid.com/zjzx/gnzjzx/66462.html,2015 年 3 月 31 日。

② 曹学强:《进口服装亟待通过检测关》,《进出口经理人》2011 年第 6 期。

③ 李干荣:《揭开进口服装质量面纱——进口服装频出质量问题探究》,《中国检验检疫》2007 年第 5 期。

五 安全防护装置设计有缺陷的家用电器

根据《质检总局通报 2013 年产品质量状况分析报告》，我国检验检疫机构在 2013 年处置进口机电产品缺陷 80 起，涉及汽车 48.99 万辆，家电及办公设备 16.97 万台。[①] 家用电器的安全隐患主要包括触电、火灾、机械伤害、射线辐射等。而安全防护装置设计缺陷的家用电器存在的安全威胁主要为：

（1）家用电器的电源线质量不合格，极易导致触电、火灾等事故。如电饭锅、液体加热器具等未按标准规定采用纤维编织或橡套软电缆等该类产品；真空吸尘器、电动食品加工器具等未按标准规定采用橡套软电缆或聚氯乙烯护套线等产品；电熨斗、轻便式加热器等电器由于外部金属部件温升超过 75K，不允许使用聚氯乙烯绝缘线的产品，而市场上却仍在使用。[②]

（2）缺少安全防护装置。如没有温度保险丝、漏电保护装置等，对带电或过热部件及非正常工作的情况缺乏有效和必要的防护，导致产品在使用或维护过程中发生触电、火灾等安全事故。

六 放射性物质超标的有色金属矿

2014 年，我国有色金属进口总额为 1000.2 亿美元。[③] 而随着进口总额的增加，有色金属矿存在放射性物质超标的风险也不断增大。如 2012 年，厦门海沧检验检疫局就依法对一批放射性超标高达 260 倍的进口锆英砂实施退运处理，该批锆英砂货值近 3 万美元。[④]

放射性物质超标的有色金属矿的入境不仅损害进口商的合法权益，而且对环境安全及人体健康构成极大威胁。若有色金属矿中含有的钍、铀、镭及钾等放射性元素含量偏高，容易产生高放射物质，将破坏人体细胞组

---

① 《质检总局通报 2013 年产品质量状况分析报告》，中国新闻网，http://www. chinanews. com/gn/2014/02 - 28/5897856. shtml，2014 年 2 月 28 日。

② 于洪峰：《家用电器安全隐患的原因及预防措施》，《电子与封装》2010 年第 10 卷第 6 期。

③ 《2014 年我国十种有色金属产量同比增长 7.2%》，环球网，http://finance. huan-qiu. com/roll/2015 - 02/5664871. html，2015 年 2 月 12 日。

④ 《放射性超标 260 倍厦门退运 82 吨货值近 3 万美元锆英砂》，东南网，http://www. fjsen. com/d/2012 - 12/05/content_ 10016661. htm，2012 年 12 月 5 日。

织，导致基因突变，造成的伤害容易致癌、致畸，威胁人类及动植物安全健康。而且，放射性物质难以销毁处理，在运输和加工的各个环节将会对人体产生危害并污染环境，对环境、水质造成长期性的污染。

七　安全适载性能不达标的危险化学品包装或容器

根据《危险化学品包装物、容器产品生产许可证实施细则》（2011），危险化学品的不同包装有不同的标准细则。危险化学品的包装或容器若存在质量问题，会导致容器中的气体或液体泄漏，危害人的身体健康及生态环境。2014 年 9 月，宁波检验检疫局甬港办事处在查验一批来自德国的进口异戊醛时发现大量泄漏，如箱号为 MSKU5662601 的集装箱内货物泄漏十分严重，80 桶货物全部发生泄漏，箱体严重腐蚀。箱号为 BM-OU2436356 的集装箱内发现有 18 桶货物有不同程度泄漏。现场有强烈刺激性气味，箱内地板和泄漏钢桶底部有深褐色或其他颜色的残渍。检验检疫部门会同有关方面历时八天八夜成功处置该批 10 个集装箱、共计 800 桶、总重 128 吨危化品的泄漏事件。

八　安全防护装置设计有缺陷的工业设备

安全防护装置设计缺陷的工业设备主要存在以下安全隐患：

（1）机械危险。设备可触及的运动零部件未安装安全防护装置或装置失效，灼热部位未采取屏蔽和防接触措施，可被人员接触到的部分存在易伤人的锐角、利棱等。

（2）电气危险。设备电线老化、内部可触及带电部分没有相应防护措施，设备未采取有效的接地措施，电线、紧急停止按钮颜色不符合我国技术标准的要求，电控箱门无防触电标识等。

（3）标志信息危险。设备的机械、电气、热、振动等危险部位及危害性排出物区域无安全警告标志，已有的安全警告标志无中文，标志信息不完整，技术文件不完整等。

（4）能耗隐患。电源制式与我国不一致的设备，整改方法不是优先采用更换与我国电源制式一致的动力源，而是增添变压、变频装置。这些都不利于控制能耗和节能减排。这些安全隐患不仅直接威胁操作人员的人身安全，也会造成国内进口企业的经济损失。

2011 年 12 月 13 日，广东检验检疫局发现台湾进口的立式进口数控车床存在严重的质量安全隐患并要求制造商或者收货人对该批设备进行整改。车床存在的安全隐患主要为加工区域防护门未采用联锁的活动防护装置及排渣口紧急制动开关不符合安全要求,存在伤害操作人员的危险。

九 有安全设计缺陷的儿童服装和玩具

根据质检总局的统计数据,2014 年我国进口婴幼儿服装检出不合格率为 8.3%,主要不合格项目为甲醛含量、pH 值、色牢度、夹杂物超标,纤维成分与标识不符等。进口儿童玩具检出不合格 14 批次,货值人民币 179.14 万元;主要不合格项目是:可溶性铬超标、尖锐点测试不合格、小零件测试不合格、包装袋平均厚度不合格、无中国强制认证(3C)标识等。①

儿童的皮肤细嫩、血管网与表皮更近,对外界环境的变化反应较为敏感等身体特征,再加上富有好奇心、自我保护意识不强等心理特点,决定了他们受到外界刺激时更容易出现损伤和感染。由此,儿童服装和玩具若出现安全设计缺陷,则会给儿童的人身安全带来重大安全隐患。主要为:

(1)勒颈窒息危险。主要由于儿童服装的帽绳、固定腰带、裙带、蝴蝶结等功能性、装饰性绳索或者拖拉玩具和毛绒类玩具的线绳长度超过规定,易在儿童活动过程中形成过长套索,从而使儿童被周围的物体钩住,造成身体伤害甚至勒颈窒息的危险。勒颈窒息危险占召回原因的首位,2007 年—2010 年 6 月,欧盟预警中国童装的原因中(1 起预警可能涉及多项原因),窒息危险位居首位,共 205 起,占中国服装预警通报总数的 72.7%。②

(2)缺血性危险。主要指婴幼儿的手指、脚趾易被网孔织物、松散线头(如鞋带、袜子、装饰性绳索等)或者玩具的圆孔、夹缝等夹住,由于婴幼儿不具备交流能力,容易造成指头肿胀、暂时性缺血,甚至面临截肢的风险。

(3)划伤危险。主要指由于玩具的突出物、锐利尖端或者服装的纽扣、铆钉等缀饰物过于锐利,而容易刺伤、划伤儿童。

---

① 国家质量监督与检验检疫总局:《质检总局召开新闻发布会通报 2013 年 1—5 月进口儿童用品不合格情况等内容》,http://www.aqsiq.gov.cn/zjxw/zjxw/xwfbt/2013 05/t20130530_359419.htm,2013 年 5 月 30 日。

② 《欧美对华童装召回简析》,中国贸易救济信息网,http://www.cacs.gov.cn/cacs/new-common/details.aspx? navid = C07&articleId = 101626,2011 年 9 月 26 日。

　（4）吞咽、吸入危险。主要是由于儿童服装的纽扣、绳端件（如塑料吊钟）、毛球等小部件或者玩具的小零件的设计不合理或粘连不牢固，而儿童因对微小物体具有好奇心，会撕扯、啃咬这些小附件，从而导致吞咽、吸入的危险。[①]

---

①　袁琪：《出口儿童服装风险分析研究》，《中国检验检疫》2010 年第 4 期。

第三章

检验检疫非传统安全威胁评估[*]

第一节 威胁评估理论概述

在围绕安全进行理论研究和开展实务操作的过程中，一些学者以及相关政府部门对"威胁"的内涵进行了不同的阐述。尽管这些尝试并没有从学理上明确"威胁"的定义，但在提出威胁构成要素的基础上就如何评估威胁进行了有益的探索。乔安妮·费尔希（Joanne M. Fish）等学者认为威胁包括四大要素：行为者、意图、实力和反应时间，对于一个国家而言，行为者的侵略意图越明显、实力越强大、发动侵略的时间越短，这种威胁就越大。斯蒂芬·沃尔特（Stephen M. Walt）在《联盟的起源》一书中指出可以根据四大因素来测量一个国家或联盟是否具有高度威胁性：综合实力、地缘的毗邻性、进攻实力和侵略意图①。此外，美国国防部（U. S. Department of Defense）和英国国家安全局（British Security Service）在分析恐怖主义威胁时也采用了相类似的表述。

美国国防部在其联合出版物中把恐怖组织的能力、意图、活动以及安全环境列为评估这一恐怖主义威胁的四大内容。② 同时，这四块内容也是威胁分析六大要素的组成部分，这六大要素分别是：（1）存在（Existence）；（2）能力（Capability）；（3）意图（Intentions）；（4）历史（History）；（5）目标（Targeting）；（6）安全环境（Security Environment）。依

---

* 本章由周冉、钱显明、裘炯良、金锋执笔。

① ［美］斯蒂芬·沃尔特：《联盟的起源》，周丕启译，北京大学出版社2007年版，第168页。

② Department of Defense, Dictionary of Military and Associated Terms：Joint Publication 1 – 07, Washington, DC：Department of Defense，2010（As Amended through 15 March 2014）：267.

据这些要素的不同组合，威胁强度由高到低依次被划分为紧急威胁（Critical）、高度威胁（High）、中等威胁（Medium）、低度威胁（Low）和微不足道（Negligible）五个级别。①

英国国家安全局把恐怖主义威胁评估要素列为四个：

（1）有效情报（Available intelligence）；

（2）恐怖分子的能力（Terrorist capability）；

（3）恐怖分子的意图（Terrorist intentions）；

（4）袭击来临的时间（Timescale）。②

恐怖主义威胁的级别也据此被划分为紧急威胁（Critical）、严重威胁（Severe）、重大威胁（Substantial）、中等威胁（Moderate）和低度威胁（Low）。③

综合比较类似威胁评估的研究，我们不难发现，尽管不同研究在威胁要素的选择上各有取舍，但威胁者的"能力"与"意图"显然受到所有研究的重视。学者大卫·斯特罗恩—莫里斯（David Strachan-Morris）在对比不同研究后指出，威胁很大程度上是（威胁者）能力与意图的一种体现。④ 同时，他还列出了一张由"能力"与"意图"变量构成的威胁评估矩阵图（见表3—1）。在这一矩阵中，上述变量的四种程度两两组合得到某一特定威胁的强度级别。

表3—1　　　　　　　　　　威胁等级判别矩阵表

熟练的	中等威胁	高度威胁	高度威胁	极端威胁
强	中等威胁	中等威胁	高度威胁	高度威胁
中	低度威胁	中等威胁	中等威胁	高度威胁
弱	低度威胁	低度威胁	中等威胁	中等威胁
能力　　　　意图	弱	中	强	极端的

---

① Department of Defense, Joint Tactics, Techniques, and Procedures for Antiterrorism: Joint Publication 3 – 07. 2, Washington, DC: Department of Defense, 1998: V7 – V8.

② Security Service Website, 'How do we Decide Threat Levels?', 2013, https://www.mi5.gov.uk/home/the-threats/terrorism/threat-levels/the-uks-threat-level-system/how-do-we-decide-threat-levels.html.

③ Home Office Website, 'Terrorism threat levels', 2014, https://www.gov.uk/terrorism-national-emergency#.

④ David Strachan-Morris, Threat and Risk: What is the Difference and Why Does it Matter?, Intelligence and National Security, 27 (2), April 2012: 174.

资料来源：该威胁判断矩阵原图由 Aegis Defence Service 的研究员 Richard Siebert 编制而成。内容详见 David Strachan-Morris，Threat and Risk：What is the Difference and Why Does it Matter?，Intelligence and National Security，27（2），April 2012：174.

不过，由"能力"与"意图"构成的威胁评估更加适合传统安全威胁或像恐怖主义这类有明显威胁者的非传统安全威胁，而当今我们所面对的绝大多数非传统安全威胁却是兰德公司报告中指出的"没有威胁者的威胁"（threats without threateners）[1]。无论是像 SARS 这样的公共卫生安全威胁，还是像全球气候变暖这样的生态环境安全威胁，因为威胁者的相对缺失，"意图"对于非传统安全威胁评估者而言几乎是一个无从测定的变量。因此，"能力"就成了非传统安全威胁评估最为关键的内容。稍有不同的是，这里的"能力"应该更为确切地被理解为威胁本身制造某种危害结果的能力，本研究称之为非传统安全威胁的"致害能力"。而威胁的致害能力主要受到威胁自身特征的影响，关于这一点，国际安全研究著名学者巴里·布赞（Barry Buzan）教授就曾在分析军事、政治、社会、经济、生态五大类威胁时指出影响威胁强度的自身特征主要包括时空分布、发生概率、重要性以及威胁的历史认知等（见表3—2）。

表3—2 威胁强度评估特征

	低强度	高强度
扩散性（源头）	扩散	特定
空间布局	远距离	近距离
时间范围	长期	短期
可能性	低可能性	高可能性
后果程度	轻微	严重
历史维度	中性历史特征	放大性历史特征

资料来源：此表由布赞本人提出的威胁强度评估表改编而成，具体内容见［英］巴里·布赞：《人、国家与恐惧——后冷战时代的国际安全研究议程》，闫健、李剑译，中央编译出版社2009年版，第137—142页。

---

① 兰德公司曾在其"Moving Toward the Future Policing"报告中提出这一概念，具体内容参见 http：//www.rand.org/content/dam/rand/pubs/monographs/2011/RAND_ MG1102.pdf。

　　除此之外，大多数研究通过归纳、概括非传统安全威胁共有特性的方式对其特征进行了表述，这些特性也为非传统安全威胁致害能力评估提供了重要的参考依据。学者傅勇认为非传统安全威胁的特点主要包括行为体的多样性、问题的跨国性和不确定性等①；刘学成提出非传统安全威胁主要具有跨国性、行为体的非政府性、相对性、可转化性、动态性等特点②；张锡模则把非传统安全威胁的特点概括为跨国性、多样性、非军事的暴力性、突发性、互动性、不对称性、隐秘性等③；熊光楷指出非传统安全威胁具有突出的跨国性、明显的多样性、强烈的突发性和明显的互动性④；王帆、卢静认为非传统安全威胁具有其特殊性和复杂性，包括具有一定的顽固性和长期性、明显的跨国性和扩散性、较强的不确定性和很强的转化性⑤；余潇枫将非传统安全威胁的特性描述为威胁主体的模糊性、威胁成因的隐蔽性、威胁发生的不确定性和威胁形态的复合性⑥。这种从威胁一般特性出发来评估具体威胁的方法在检验检疫相关研究中已经得到一定应用，如丁晖等学者在研究外来物种入侵时结合生物学、生态学特征将这一威胁概括为入侵性、适生性、扩散性和危害性，同时下设17个指标层指标（见表3—3）⑦；周国梁等人则同样在研究外来生物风险时提出，从可能性的角度进行评估，并将可能性按照该风险的生物学特征分为进入可能性、扩散和定殖的可能性、后果可能性⑧。

————————

　　①　傅勇：《非传统安全与中国的新安全观》，《世界经济研究》2004年第7期。
　　②　刘学成：《非传统安全的基本特性及其应对》，《国际问题研究》2004年第1期。
　　③　转引自乔金鸥主编《非传统安全概论》，台北黎明文化事业股份有限公司2011年版，第47—49页。
　　④　熊光楷：《协力应对非传统安全威胁的新挑战》，《世界知识》2005年第15期。
　　⑤　王帆、卢静主编：《国际安全概论》，世界知识出版社2010年版，第354—356页。
　　⑥　余潇枫主编：《中国非传统安全研究报告（2011—2012）》，社会科学文献出版社2012年版，第14页。
　　⑦　丁晖、石碧清、徐海根：《外来物种风险评估指标体系和评估方法》，《生态与农村环境学报》2006年第22卷第2期。
　　⑧　周国梁、印丽萍、黄晓藻：《外来生物风险分析指标体系的建立》，《植物检疫》2006年第S1期。

表 3—3 外来物种风险评估指标

外来入侵物种的风险 R			
入侵性 R_1	适生性 R_2	扩散性 R_3	危害性 R_4
引入地的发生程度	适应能力	生长速度	经济重要性
引进途径	逆抗性	繁殖能力	生态环境重要性
	其他限制因子适合度	适宜的气候范围	其他不利影响
		其他限制因子范围	
		控制机制	

资料来源：丁晖、石碧清、徐海根：《外来物种风险评估指标体系和评估方法》，《生态与农村环境学报》2006 年第 22 卷第 2 期。

本书也将参照非传统安全威胁的一般特性，同时结合不同类型威胁的生物学、病理学等特性来设计相关指标，并据此对检验检疫非传统安全威胁的致害力进行评估。

作为一种度量工具，非传统安全威胁致害力评估指标体系既要可信，也要有效，并且其测评结果必须能够较为全面和准确地反映出不同威胁致害力的强度。因此，评估指标的设计和选取需要遵循以下基本原则：

（1）可靠性原则。具体指标的设计和选取是进行有效评估的基础，指标的表述方式将对评估数据的采集和最终的评估结果造成直接影响，因此，较为理想的指标表述必然有相对成熟和系统的理论作为支撑。一般来说，在类似研究的文献资料中被引用较多的指标可靠性也较高，可以帮助研究者更快更准地找到目标数据。但如果此类研究可借鉴的理论资料较少，那就需要设计者在文献梳理和调研访谈的基础上进行理论概括，由此来寻找和构建具体指标。

（2）有效性原则。主要是指所构建的威胁评估指标体系必须对应具体类别的威胁，符合该类别威胁的致害特性，由此反映出同一类别中不同威胁的实际情况。如果一个将威胁能力作为评估目标的指标体系只能反映能力中的一小部分特性，或者更多地成为一种破坏结果的评估，那么，我们认为这种评估体系是无效的。

（3）概括性原则。不同类别威胁的致害能力具有不同的特性，然而，要想穷尽这些特性既不太可能，也没有必要，关键是需要指标体系设计者在深入了解某一类别威胁的基础上对这些特性进行理论概括。在概括过程中，除了要提取同一类别中不同威胁的共性指标外，还要着重把握能够突出该类别威胁独有能力的特殊指标，这样才能使评估指标体系尽可能充分，且精简地反映出威胁的致害能力。

（4）可比性原则。这一原则意味着当同一指标被用来对不同的威胁进行测度时，必须能够较好地区分这些威胁在这一指标上的不同能力。如果某一指标无法有效区分不同威胁致害能力的高低，那么，即便这一指标可以体现威胁能力的某种重要特性，但在评估体系中仍然是因为缺乏鉴别力而被排除在外的。

（5）可操作性原则。构建指标评估体系的目的是为了对非传统安全威胁致害能力进行实际测度，这就要求该指标体系具有实际应用时的可行性和可操作性。主要包括指标数据的易于采集，计算方法的科学合理，指标体系的精简明了。数据资料可以通过查阅文献获得，或在文献基础上简单加工获得，或通过问卷调研方式获得，但要保证数据资料的可量化性，减少定性和经验指标的使用，或者应将其转化为可由专家赋值或等级打分的定性指标，以便于转化为定量数据。同时，应当避免构建复杂庞大的指标群，尽量做到指标的少而精。

根据上述指标设计和遴选的原则，在大量文献梳理和对质检总局、宁波检验检疫局、上海检验检疫局、深圳检验检疫局实地调研访谈的基础上，本课题组决定通过现有文献资料的加工提取，同时结合具体类别的威胁特征将评估指标设计成可供专家进行等级打分的量化指标，进而运用因子分析的方法对威胁展开评估。这种设计主要出于以下两个原因：

第一，不同于风险评估，威胁评估更多的是一种评估者对于威胁能力的主观感知。从现有威胁评估研究资料来看，研究者多趋向于通过定性描述的方式来定位威胁能力的大致水平，包括前文提到的英、美两国的威胁水平、理查德·西伯特（Richard Siebert）的威胁评估矩阵以及巴里·布赞（Barry Buzan）的威胁强度评估表。这是因为与风险评估相比，威胁评估更加注重特定威胁有多大的能力来造成破坏，而非能够造成多大程度的破坏。关于这一点，学者大卫·斯特罗恩—莫里斯（David Strachan-Morris）在他的研究中已经阐述得非常详细，同时他还指出了美国威胁评估体系曾经将"威胁"与"风险"概念混淆所造成的问题。[①] 风险造成的损失也许可以通过一系列相对成熟的定量数据来表示，但威胁强度并不能简单地依靠物质因素来衡量，而更是一种社会建构影响社会感知的过程。[②] 同样的，巴里·布赞本人在给出他的威胁评估表时也承认"威胁的复杂性依然是精确预测和评估的巨大障碍"。[③]

第二，本研究所要评估的威胁是检验检疫某一大领域中不同种类的威胁，某一种类的威胁定量数据，不一定能够适用于其他种类的威胁。比如生态环境安全威胁这一领域中可以有外来动植物威胁、水体污染威胁、大气污染威胁等，这些种类的威胁，虽然各自都有相对成熟的量化风险指标，但几乎都只能用作各自种类不同威胁的横向比较，与外来物种入侵相关的指标难以被用作环境污染的评估，反之亦然。又比如公共卫生安全威胁这一领域中可以有疾病类威胁、核生化类威胁等，可用来测度疾病类威胁的具体量化指标，可能对于核生化类威胁而言是毫无意义的。因此，在对不同种类进行评估时，就有必要舍弃各自种类的一些量化指标，或对这些指标进行某种程度的定性转化，通过定性指标来实现不同种类威胁评估的可行性。

此外，考虑到评估具体检验检疫威胁所需知识的专业性，本研究将被调查者的范围限定为目前在岗的检验检疫机构工作人员，这些评估者具有相近的学历和工作背景，在日常工作中需要经常性地接触和处置各种各样的现实威胁，对威胁的实际情况会有相当程度的了解。所以，相对于其他不常接触这一工作的人来说，他们能够更加准确、合理地对威胁进行强度上的判别。

最后，根据评估理论的要求，在完成不同类别威胁评估指标体系的理论建构之后，需要对其进行信度和效度的检验，以此来判断评估体系的内

---

① David Strachan-Morris（大卫·斯特罗恩—莫里斯）认为威胁评估主要由"意图"与"能力"评估构成，而风险评估则主要由"可能性"与"损失"评估构成。详见 David Strachan-Morris，Threat and Risk：What is the Difference and Why Does it Matter？，Intelligence and National Security，27（2），April 2012：177 - 178.

② David l. Rousseau and Rocio Garcia-Retamero 认为威胁难以被完全客观地加以衡量，因为威胁在很大程度上是一种社会建构的结果。详见 David l. Rousseau，Rocio Garcia-Retamero，Estimating Threats：The Impact and Interaction of Identity and Power，in *American Foreign Policy and the Politics of Fear*：*Threats inflation since 9/11*，OX：Routledge，2009：55 - 78.

③ ［英］巴里·布赞：《人、国家与恐惧——后冷战时代的国际安全研究议程》，闫健、李剑译，中央编译出版社 2009 年版，第 142 页。

容与结构是否合理，结果是否可信、有效，它们也是衡量威胁评估精确性的两项重要指标。

信度（reliability）是指测量结果的稳定性或一致性程度，其在统计学上的意义为测量结果对系统变异程度的反映。常用的信度测量方法包括内部一致性信度、折半信度、重测信度、平行信度等。本研究将运用克朗巴哈（Cronbach）α 系数来评定威胁评估体系的内部一致性信度（internal consistent reliability），这一信度主要根据评估体系内部结构的一致性程度，来评定信度，一致性程度越高，信度越高。该系数的计算公式为：

$$\alpha = \frac{K}{K-1}\left[1 - \frac{\sum_{i=1}^{k} S_i^{\,2}}{S^2}\right]$$

公式中的 K 代表评估体系中的指标数量，S_i 代表第 i 个评估指标的标准差，S_i^2 即为第 i 个指标的方差，S 则是整体程度评估得分的标准差，S^2 就是该得分的方差。

关于 α 系数达到多少才意味着某份问卷具有较高信度这一点，目前并无统一的标准。有些学者认为，0.60—0.65（最好不要），0.65—0.70（最小可接受值），0.70—0.80（相当好），0.80—0.90（非常好）；[1] 还有学者认为 α < 0.50（量表非常不理想，应当弃用），0.50—0.60（不理想，应当重新编制），0.60—0.70（勉强接受，要有所修改），0.70—0.80（可以接受），0.80—0.90（佳，信度高），α > 0.90（非常理想，信度很高）。[2] 总的来看，一份信度较高的问卷，其 α 值最好能够在 0.80 以上，0.70—0.80 属于可接受范围。

效度（validity）是指测量结果和真实结果的接近程度，由此来反映测量工具的有效程度，其在统计学上的意义即为测量结果与外部效标的相关度。常用的效度测量方法包括内容效度、结构效度、测评效度等。本研究将运用结构效度（construct validity）来评定威胁评估体系的效度水平，该效度主要表现为测量结果内含的某种结构与测值之间的对应程度，具体分析方法是因子分析。在进行因子分析之前，需要测量结果进行 KMO 检

---

① 范柏乃、蓝志勇编著：《公共管理研究与定量分析方法》，科学出版社 2008 年版，第 42 页。

② 吴明隆：《SPSS 操作与应用——问卷统计分析实务》，五南图书出版公司 2008 年版，第 347 页。

验和 Bartlett 球形度检验，以确认指标体系是否适合进行因子分析。KMO 检验主要用于检查变量之间的偏相关性，取值范围 0—1。KMO 值越接近 1，表明偏相关性越强，因子分析的效果也越好，测量工具的有效程度越高。现有大多数研究认为，在实际分析中，KMO 值达到 0.70 以上，分析效果会比较好；若低于 0.50，则意味着需要对变量结构进行重新设计。此外，效度的测定还需综合考虑所测变量的因子载荷以及公因子提取情况与理论划分维度的相符程度。

第二节　生态环境安全威胁评估

一　生态环境安全威胁评估指标体系的构建

本研究构建了一个由评估目标、评估维度以及具体评估指标构成的生态环境安全威胁第一轮评估指标体系。该体系由隐蔽性、扩散性、多样性和转化性 4 个特征维度、12 项具体评估指标构成（如表 3—4 所示）。

表 3—4　　　　　　　生态环境安全威胁第一轮评估指标体系

评估目标	特征维度	具体指标
生态环境安全威胁致害能力	隐蔽性	1. 威胁主体难以测检的程度
		2. 威胁产生实际危害的潜伏时间
		3. 危害产生时难以被感知的程度
	扩散性	4. 威胁可能蔓延的地域范围
		5. 危害可能持续的时间跨度
		6. 可能遭受严重冲击的安全领域
	多样性	7. 威胁入境方式的多样性程度
		8. 危害表现形式的多样性程度
		9. 威胁传播途径的多样性程度
	转化性	10. 诱发次生自然灾害的可能性
		11. 引发群体性生理疾病的可能性
		12. 引发政府公信力危机的可能性

资料来源：由本研究团队根据前述威胁评估理论建构而成。

第一轮指标体系确立之后，课题组决定以宁波检验检疫局工作人员为调查对象，对该指标体系进行小范围的预评测，以便能够及时发现指标体系的问题所在，并对其做出修订。在将生态环境安全威胁第一轮评估指标体系制成问卷后，课题组通过电子邮件和调研会议的形式将问卷送达宁波检验检疫局各部门工作人员，共发放 100 份调查问卷，回收 100 份，其中78 份有效。

在完成数据录入之后，课题组运用 SPSS 16.0 统计软件对生态环境安全威胁评估指标体系进行了统计分析。从信度测评的结果来看，生态环境安全威胁评估指标体系的总体信度达到了 0.83，说明该评估指标体系的信度检验结果是比较理想的。从效度测评的结果来看，首先生态环境安全威胁评估指标体系的 KMO 检验值已经达到 0.858，而且 Bartlett 球形度检验的近似卡方值高度显著，这就意味着采用因子分析的方法对生态环境安全威胁评估指标体系进行分析会有比较好的效果。其次通过因子提取来检查评估指标体系的内部结构，根据指标体系 4 个维度的设计，将提取的因子数设定为 4 个，提取后发现"威胁可能蔓延的地域范围""可能遭受严重冲击的安全领域""诱发次生自然灾害的可能性"三项指标的共同度（Communalities）偏低，这说明提取出来的公因子可能无法有力地对这些指标做出解释。因此，课题组经过讨论后决定删除上述三项指标，并对具体指标的维度划分进行微调，由此得到了生态环境安全威胁第二轮评估指标体系（如表 3—5 所示）。

表 3—5　　　　　　　生态环境安全威胁第二轮评估指标体系

评估目标	特征维度	具体指标
生态环境安全威胁致害能力	隐蔽性	1. 威胁主体难以测检的程度
		2. 危害产生时难以被感知的程度
	扩散性	3. 危害可能持续的时间跨度
		4. 威胁产生实际危害的潜伏时间
	多样性	5. 威胁入境方式的多样性程度
		6. 危害表现形式的多样性程度
		7. 威胁传播途径的多样性程度
	转化性	8. 引发群体性生理疾病的可能性
		9. 引发政府公信力危机的可能性

资料来源：由本研究团队根据前述威胁评估理论建构而成。

第二轮评估体系确定了生态环境安全威胁致害力的主要方面：

1. 隐蔽性

该特性主要反映出生态环境威胁本身或由其引发的现实危害在一定程度上不容易被发现的事实，高度隐蔽性使得威胁难以在产生危害之前就得到有效控制，这也意味着安全指涉对象遭受实际侵害的可能性大大增加。隐蔽性具体表现为：（1）某些威胁主体很难被检测出来。这很可能是由多方面原因共同造成的。首先，某些威胁主体非常罕见或者是第一次被发现，在此之前不为人所知。由此导致了人们对威胁主体的认识不足，从而在检验检疫工作中无法将其有效拦截，进而在国内造成危害。其次，针对某些威胁的检测具有很强的技术依赖性，或者检测成本很高，导致其无法被正常检出。最后，也可能是由于检验检疫实际工作上的困难，比如许多环境安全威胁主体因为方便携带，非常容易被入境旅客有意无意地夹带入境，这种情况的日常工作量非常大，为此配备的工作人员数量显得相对不足。（2）某些威胁已经产生危害，但是这种危害难以被人们所感知。危害的难以感知使得人们无法在危害尚小时及时采取措施对其加以控制，放任了危害由量到质的变化过程，最终导致一些不可挽回的后果。比如转基因生物威胁的危害之一就是会造成基因污染及杂草化问题。但是对于这种破坏，人们不可能通过肉眼观察到，它远不如一些环境污染产生的危害容易被人感知。

2. 扩散性

该特性主要反映出生态环境威胁在产生实际危害过程中，时空的扩展和散播情况。高度扩散性的威胁相对而言更加难以得到有效控制，这也意味着特定威胁具有不断增强或复制的持续致害力。扩散性具体表现为：（1）一些威胁造成的现实危害具有长期性，伴有持续性的伤害过程，这种影响可以是代际的，甚至是不可逆的永久性损害。比如水体、土壤受到的重金属污染无法在短期内得到有效清除，它所产生的危害甚至将影响几代人的生命健康。还有引发 SARS、禽流感等严重疾病的外来生物，其造成的危害同样也会持续相当长的一段时期[①]。（2）很多威胁从入境到产生实际危害具有一定的潜伏期，这一点在外来入侵生物方面体现得最为明

① 董险峰、丛丽等：《环境与生态安全》，中国环境科学出版社 2010 年版，第 177 页。

显。外来物种往往并不会从入侵开始时就显现出破坏性，其对生物多样性的影响一般具有 5—20 年的潜伏期。正是因为特定威胁的危害具有较长的潜伏期，没能引起人们的足够重视，所以危害爆发时已经具有相当大的扩散程度。比如 1929 年，一种非洲蚊子由飞机带入巴西，10 年后疟疾大规模流行，几十万人被传染，1.2 万人死亡。① 因此，危害的潜伏性与扩散性有较为密切的联系。

3. 多样性

该特性主要反映出生态环境威胁在其产生负面影响的各个动态过程中，作用方式的灵活程度。高度多样性的威胁因为其自身发展的灵活性与多变性，而难以被预知和掌控，这就增加了危害实际发生的可能性和复杂性。多样性具体表现为：（1）威胁入境方式的多样性。比如某类有害植物既可能是作为观赏植物而被有意引进国内的，也可能是随着人类的贸易、运输、旅游等活动被无意带入国内的，还可能是其靠自身的扩散传播能力或借助自然力量传入国境的。而检验检疫相关职能部门对于最后一种自然传播入境方式的发生往往也是无能为力的。（2）实际危害的表现形式可以是非常多样的，即危害方式的多样性。例如，转基因生物造成危害的表现形式有增加目标虫害的抗性、危害环境中的有益生物、通过基因转移导致杂草化等。（3）威胁传播途径的多样性。生态环境安全威胁依赖外界环境进行传播或转移的途径可以是非常多样的。例如转基因生物，这些生物中的外源基因通过花粉等的传播（基因流）被转移到另外的生物体中，就会造成自然界基因库的污染。基因流发生的途径很多，既可由花粉通过虫媒或花媒进行传播，又可由种子通过动物或在装卸、运输过程中无意扩散而传播。外源基因以上述多种途径向周边同种作物甚至遗传性状近缘的野生种转移，使这些生物增加了转基因性状，转基因威胁也因此扩散。②

4. 转化性

该特性主要反映出生态环境威胁具有引发或转化为其他特定威胁的能力。转化性具体表现为：（1）威胁可能引发群体性生理疾病。例如，豚草于 20 世纪 30 年代传入我国东北地区并迅速蔓延。它有着超强的适应和

① 董险峰、丛丽等：《环境与生态安全》，中国环境科学出版社 2010 年版，第 176 页。
② 同上书，第 195 页。

繁殖能力，每到豚草开花散粉季节，体质过敏者便发生哮喘、打喷嚏、流清鼻涕等症状，体质弱者可发生其他并发症并导致死亡。豚草所引起的"枯草热"更是给世界很多国家带来麻烦。(2) 威胁可能引发政府公信力危机。良好的生态环境是人类赖以生存的基本物质条件，一旦政府无法快速有效地解决某些生态环境问题，将会导致民众对政府失去信心，引发群体性事件。我国由环境污染事故引发的群众信访、群体性事件较多，比如2004年四川沱江特大水污染案中，三人被判环境监管失职罪；2005年浙江东阳画水镇发生重大化工污染，引发了大规模恶性群体性事件。① 这些案例都在提醒我们，如果政府不能有效解决某些重大的环境安全威胁，极有可能引发类似的政府信任危机。

二 生态环境安全威胁评估指标体系的实际测度

在确定生态环境安全威胁评估体系之后，课题组将其制成调查问卷。该问卷的所有指标都采用5级打分法，要求被调查者根据自己的实际工作经验对不同威胁进行1—5级的评价。问卷的发放对象主要包括以下各地检验检疫机构的工作人员（顺序不分主次先后）：江苏省（淮安检验检疫局、昆山检验检疫局、南京检验检疫局、南通检验检疫局、太仓检验检疫局、无锡检验检疫局、吴江检验检疫局、宜兴检验检疫局、镇江检验检疫局、张家港检验检疫局、泰州检验检疫局、徐州检验检疫局、苏州检验检疫局、扬州检验检疫局）；湖南省（湖南检验检疫局、常德检验检疫局、岳阳检验检疫局、衡阳检验检疫局、郴州检验检疫局、长沙检验检疫局、凝霞港办、永州办事处）；福建省（福州检验检疫局、泉州检验检疫局、宁德检验检疫局、福清检验检疫局）；黑龙江省（黑龙江检验检疫局、哈尔滨检验检疫局、绥芬河检验检疫局）；青海省（青海检验检疫局）；湖北省（湖北检验检疫局）；深圳市（深圳检验检疫局、盐田检验检疫局、宝安检验检疫局、沙头角检验检疫局、文锦渡检验检疫局、蛇口检验检疫局、龙岗检验检疫局）以及厦门检验检疫局和宁波检验检疫局。问卷主要通过访谈发放、邮寄发放和电子邮件发放的方式进行数据采集，要求被调查者记名填写，由此来帮助提高问卷填写人来源的多样性，并减少数据

---

① 《全国10大环境污染导致的群体性事件案例解析》，榆树新闻网，http://news. yushu. gov. cn/html/20091030094227. html，2009年10月30日。

搜集时的系统误差。发放时间为 2014 年 4 月至 6 月，共发放问卷 300 份，回收问卷 259 份，剔除无效问卷 83 份，得到有效问卷 176 份，有效回收率 59%。

在完成数据录入之后，课题组运用 SPSS 16.0 统计软件对生态环境安全威胁评估指标体系进行了统计分析。从信度测评的结果来看，生态环境安全威胁评估指标体系的总体信度为 0.775（如表 3—6 所示），处于可接受的范围之内。从效度测评的结果来看，指标体系的 KMO 检验值为 0.786（如表 3—7 所示），而且 Bartlett 球形度检验的近似卡方值高度显著。按照 4 个维度进行公因子提取后，从表 3—8 可见，除了"危害产生时难以被感知的程度"这项指标不在理论维度中外，其余指标都落入了预先设定的维度，且因子载荷量较大。此外，从表 3—8 中可以发现第二公因子和第四公因子在"危害产生时难以被感知的程度"上都具有一定的载荷，由此可见，生态环境安全威胁指标体系的维度划分与内部结构是基本合理的。

表 3—6　　　　　　　　　　　内部一致性信度

Cronbach's Alpha	项数
0.775	9

表 3—7　　　　　　　　　　　KMO 和 Bartlett 检验

足够样本的 Kaiser-Meyer-Olkin 度量	0.786
Bartlett 球形度检验　近似卡方	2.691E3
df	36
Sig.	0.000

表 3—8　　　　　　　　　　　旋转成分矩阵

	成分			
	1	2	3	4
威胁传播途径的多样性程度	0.815	0.140	0.146	0.035
威胁入境方式的多样性程度	0.794	0.117	0.043	0.099
危害表现形式的多样性程度	0.783	0.095	0.175	0.152

	成分			
	1	2	3	4
危害可能持续的时间跨度	0.142	0.853	0.144	−0.141
威胁产生实际危害的潜伏时间	0.171	0.752	−0.024	0.297
危害产生时难以被感知的程度	0.078	0.671	0.129	0.471
引发群体性生理疾病的可能性	0.187	0.015	0.848	0.042
引发政府公信力危机的可能性	0.100	0.148	0.842	0.106
威胁主体难以测检的程度	0.192	0.154	0.115	0.894

注：1. 因子提取方法：采用主成分分析法；2. 旋转法：采用方差最大正交旋转（Varimax）。

除了旋转成分矩阵之外，方差分析的结果也给出了旋转之后各公因子的载荷情况（如表3—9）。该表显示，旋转之后4个公因子的方差贡献率均发生了变化，彼此差距有所缩小，但累计方差贡献率仍然维持在73.124%，和旋转前相同。这样，就可以考虑将各公因子的方差贡献率比例作为权数来计算不同威胁的综合得分，具体公式如下：

Score = 22.707/73.124 * FAC1_1 + 20.338/73.124 * FAC2_1 + 17.018/73.124 * FAC3_1 + 13.061/73.124 * FAC4_1

表3—9　　　　　　　　　　　　解释的总方差

成分	初始特征值			提取平方和载入			旋转平方和载入		
	合计	方差的%	累积的%	合计	方差的%	累积的%	合计	方差的%	累积的%
1	3.244	36.040	36.040	3.244	36.040	36.040	2.044	22.707	22.707
2	1.382	15.360	51.400	1.382	15.360	51.400	1.830	20.338	43.045
3	1.151	12.794	64.193	1.151	12.794	64.193	1.532	17.018	60.063
4	.804	8.930	73.124	.804	8.930	73.124	1.176	13.061	73.124
5	.540	6.000	79.123						
6	.508	5.643	84.766						
7	.485	5.385	90.151						
8	.455	5.053	95.203						
9	.432	4.797	100.000						

注：因子提取方法：采用主成分分析法。

因为问卷按照 1—5 进行等级赋分，所以通过综合得分公式算得的分数仍然需要进行标准化。最后，生态环境安全十大威胁的排序及得分情况如表 3—10 所示：

表 3—10　　　　　　　　　生态环境安全威胁综合排序及得分情况

排名	具体威胁	FAC1_1	FAC2_1	FAC3_1	FAC4_1	标准化后得分
1	造成基因污染的转基因作物	0.0912	0.8241	0.2599	0.8719	3.6815
2	放射性超标的废金属	−0.3183	0.6774	0.5347	−0.1418	3.2757
3	引起动物传染性疾病的病原体	0.3097	−0.3302	0.4141	0.4317	3.2602
4	有毒气体或液体渗漏的危险化学品	0.0425	−0.6037	0.8656	−0.0455	3.0621
5	废弃不可回收的电子电气产品	0.0040	0.1965	−0.0927	−0.0279	3.0489
6	占据本地物种生长空间的外来植物	0.2285	0.2699	−0.7074	−0.2859	2.9079
7	引发大规模动植物疾病的线虫	−0.1270	0.1922	−0.3441	−0.0215	2.9076
8	夹带生活垃圾的废品	0.2386	−0.5075	0.0263	−0.2156	2.8656
9	掠食本地物种的外来动物	0.0961	−0.1533	−0.3695	−0.4235	2.7588
10	噪声超标的工业设备	−0.6669	−0.7015	0.4602	−0.2390	2.2213

综合表 3—8 的旋转成分矩阵和表 3—10 的排序及得分情况来看，"造成基因污染的转基因作物"是生态环境安全的最大威胁，它在第二公因子和第四公因子上的高得分说明这种威胁之所以具有较大的致害能力是因为其较强的扩散性与隐蔽性。一方面，"造成基因污染的转基因作物"带来的危害具有明显的代际破坏性，它对生态环境造成的破坏往往是持续性和不可逆的。此外，这种以农作物本身为载体的威胁通常并不会在种植初期或因为小范围种植而产生危害，从威胁到危害的发生需要经历一定的扩散期，因此其危害具有较长的潜伏时间，而一旦集中爆发，后果可能已经相当严重。

另一方面，威胁的隐蔽性充分表现在其难以测检这一特点上，对于检验检疫机构而言，现有测检技术也许能够有助于发现并及时拦截那些含有公认不安全转基因成分的进口作物，然而面对一些尚不知名、不确定危害的转基因成分时，就会有点被动甚至无能为力，由此也使得某些具有潜在危害的作物在被引入后产生破坏。

　　另外，危害产生时的难以感知也在很大程度上增强了这种威胁的致害能力，基因污染带来的危害如不通过特定技术手段进行检测，很难在爆发重大危机前被感知到，这也是此类威胁的可怕之处。"有毒气体或液体渗漏的危险化学品"虽然在多项公因子上的得分并不高，但在第三公因子上的得分尤为突出。这就说明，该威胁在生态环境单一领域的致害力也许并没有明显高于甚至不及其他威胁，但其可怕之处在于致害能力的转化性：它所造成的危害极有可能导致群体性生理疾病并由此引发政府的公信力危机。这种非传统安全威胁的重要特性也使得"有毒气体或液体渗漏的危险化学品"跻身于生态环境安全前五大威胁。

　　最后，值得一提的是分别排名第三、第六和第八的"引起动物传染性疾病的病原体""占据本地物种生长空间的外来植物""夹带生活垃圾的废品"三大威胁在第一公因子上都具有相当的得分，可见这几类威胁从防控角度来看存在一定的难度。这些威胁常常可以经由多种途径进行传播，在入境的方式上既可以通过人为有意携带或无意夹带，也可以通过生物、气候环境等自然因素，而具体威胁在入境之后产生的危害又大不相同，可能会危及本土动植物种群的生存，也可能破坏当地的生态平衡或对人居环境造成一定的影响。因此，这三类威胁的多样性也对当前的检验检疫工作提出了不小的挑战。不过，尽管多样性因子在该指标体系中获得的权重较高，但由于十大威胁之间的多样性得分并没有拉开过大的分差，所以上述三类威胁在排序方面也没有太多的受益于这一因子的得分。

第三节　公共卫生安全威胁评估

一　公共卫生安全威胁评估指标体系的构建

　　本研究构建了一个由评估目标、评估维度以及具体评估指标构成的公共卫生安全威胁第一轮评估指标体系。该体系由致病性、扩散性和转化性3个特征维度、10项具体评估指标构成（如表3—11所示）。

表 3—11　　　　　　　　公共卫生安全威胁第一轮评估指标体系

评估目标	特征维度	具体指标
公共卫生安全威胁致害能力	致病性	1. 病源伤害致人死亡的可能性
		2. 人体所受伤害的不可治愈程度
	扩散性	3. 病源传播时针对的人群
		4. 病源的人际间传播能力
		5. 病源传播所需的环境条件
		6. 可携带病源载体的多样程度
	转化性	7. 作为核生化恐怖战剂的可能性
		8. 对生态环境造成破坏的可能性
		9. 引发大面积社会恐慌的可能性
		10. 引发政府公信力危机的可能性

资料来源：由本研究团队根据前述威胁评估理论建构而成。

　　第一轮指标体系确立之后，课题组决定以宁波检验检疫局工作人员为调查对象，对该指标体系进行小范围的预评测，以便能够及时发现指标体系的问题所在并对其做出修订。在将公共卫生安全威胁第一轮评估指标体系制成问卷后，课题组通过电子邮件和调研会议的形式将问卷送达宁波检验检疫局各部门工作人员，共发放 100 份调查问卷，回收 100 份，其中72 份有效。

　　在完成数据录入之后，课题组运用 SPSS 16.0 统计软件对公共卫生安全威胁评估指标体系进行了统计分析。从信度测评的结果来看，进口食品安全威胁评估指标体系的总体信度为 0.723，虽然检验结果处于可接受范围之内，但仍需要检查是否有其他指标项在较大程度上影响了总体信度水平。课题组分析信度测评数据后发现，可以通过删除"扩散性"维度中的两项指标来进一步提高信度水平：第一，删除"病源传播所需的环境条件"这一项指标能够较为明显地提高整体 α 系数，这表明从整体指标体系建构的角度来看，该项指标的设计欠妥，决定予以剔除。第二，若同时删除"病源传播时针对的人群"和"病源的人际间传播能力"这两项指标，指标体系的总体 α 系数能够获得一定的提升，但课题组认为这两项指标的设计对于表现"扩散性"这一维度来说具有一定的解释力，并且在关于问卷设计的访谈调研过程中，也曾被受访者多次提及强调。因此，考虑到问卷设计的整体性和调查问卷本身存在的误差，决定在参考 α 系数值的基础上有选择性地剔除其中一项指标。综合来看，相对于不同的公共卫生安全威胁而言，"病源的人际间传播能力"较"病源传播时针对的人群"更具有区分度，也更能反映出特定威胁经由人际交往产生的扩散性特质，所以最后决定剔除后者。从效度测评的结果来看，公共卫生安全威胁评估指标体系的 KMO 检验值为 0.775，而且 Bartlett 球形度检验的近似卡方值高度显著，这就意味着采用因子分析的方法对公共卫生安全威胁评估指标体系进行分析会有比较好的效果。其次通过因子提取来检查评估指标体系的内部结构，根据指标体系 3 个维度的设计，将提取的因子数设定为 3 个，提取后结果表明各项指标的共同度都相对均衡。因此，课题组在删除以上两项"扩散性"维度的指标后得到了生态环境安全威胁第二轮评估指标体系（如表 3—12 所示）。

表 3—12　　　　　公共卫生安全威胁第二轮评估指标体系

评估目标	特征维度	具体指标
公共卫生安全威胁致害能力	致病性	1. 病源伤害致人死亡的可能性
		2. 人体所受伤害的不可治愈程度
	扩散性	3. 病源的人际间传播能力
		4. 可携带病源载体的多样程度
	转化性	5. 作为核生化恐怖战剂的可能性
		6. 对生态环境造成破坏的可能性
		7. 引发大面积社会恐慌的可能性
		8. 引发政府公信力危机的可能性

资料来源：由本研究团队根据前述威胁评估理论建构而成。

第二轮评估体系确定了产品质量安全威胁致害力的主要方面：

1. 致病性

对于社会公众而言，公共卫生安全威胁的首要危害就在于能够引发健康人体的生理疾病，而这种致害能力的强弱在一定程度上取决于这种疾病可能对人体造成伤害的程度。致病性主要表现为：（1）病源伤害致人死亡的可能性。不同的致病源会给人体带来不同的影响，有些可能只会引起人体的某种病变或器官损伤，一般不太可能致人死亡，如蜱虫叮咬传播的莱姆病，轻微症状表现为人体皮肤方面的病变，严重时的症状则为关节损伤，但基本不会直接致人死亡。而另外一些令人闻之色变的传染病则很有可能致使患者死亡，如艾滋病、人感染 H7N9 禽流感、非典型性肺炎、手足口病等，在中国疾病预防控制中心发布的 2014 年 3 月全国法定传染病发病、死亡统计数据中，因艾滋病死亡 1011 人，肺结核死亡 153 人、人感染 H7N9 禽流感死亡 24 人①，这些疾病如果不及时治疗都容易致人死亡。因此，在致病性方面，易致人死亡的病源的致害力显然更强。（2）人体所受伤害的不可治愈程度。易致人死亡的病源的致害力固然较强，但这只是致病性的一个方面，另一个方面则是疾病伤害的难以治愈程度，有些疾病虽然易致人死亡，但只要治疗及时得当，是能够治愈的，那么该疾病在这一方面的致病性就相对较弱。通过现代医疗技术及时进行治疗，类似霍乱、鼠疫、登革热等致病源对人体造成的伤害都已能够治愈，而且针对这些传染病研发的疫苗也能帮助人们有效地预防此类疾病。但仍有一些致病源造成的伤害是不可治愈的，例如艾滋病造成的伤害，目前已经普遍应用的医疗手段只能帮助病患延长生命，再如放射性超标物质对人体的伤害，如果情况严重，引发基因突变和染色体畸变，将难以治愈，甚至会产生代际影响。

2. 扩散性

该特性主要反映出病源的人群扩散能力，这种能力通过其传播、扩散的环境依赖度和便利程度体现出来。如果某种病源不需要过于依赖特定的外部条件就能够实现无差别、大范围的传播，那么它在扩散性方面的威胁致害能力就相对较强。扩散性主要表现为：（1）病源的人际间传播能力。人与人之间的交往是日常生活的一部分，具有很强的社会流动性，对于那些能够实现人际间传播的致病源而言，从人到人是最方便、最直接的扩散途径，不过，不同病源的人际间传播能力也各不相同。例如禽流感、非典型性肺炎、中东呼吸综合征冠状病毒、艾滋病等，都能在患者与正常人之间进行传播，但呼吸道传染病的人际间传播能力较体液传播传染病而言要更加直接且难以预防。而鼠媒、蚊媒传染病，虽然不会直接由患者传播给正常人，但不排除"人—媒介—人"的传播途径，因此，可被认为具备

① 中华人民共和国国家卫生和计划生育委员会：《2014 年 3 月全国法定传染病疫情概况》，http：//www.chinacdc.cn/tjsj/fdcrbbg/201404/t20140414_ 95439.htm，2014 年 4 月 14 日。

一定的人际间传播能力。相对而言，放射性致病源、寄生虫病、消化道传染病等基本不存在人际间传播能力，而是通过一些污染物来实现传播。（2）可携带病源的载体的多样性程度。病源载体的多样性也会影响病源的扩散能力，无论是对于出入境卫生检疫工作还是疫情出现后的防控工作而言，如果病源能够被人、畜、虫、动物尸体及排泄物甚至交通工具等载体所携带的话，那就意味着想要截获或者阻断这种病源的扩散是一项非常具有挑战性的工作，单一载体的病源更容易从源头进行控制，但多种载体的病源难免令人防不胜防。

3. 转化性

该特性主要反映出公共卫生安全威胁具有引发或转化为恐怖主义、环境、社会和政治稳定方面威胁的能力。转化性主要表现为：（1）作为核生化恐怖战剂的可能性。因为容易研制和便于携带，某些病源很有可能被当作恐怖袭击的战剂来使用，利用沙林、芥子气、炭疽杆菌等生化武器发动恐怖行动在国外已不少见。1995 年日本东京地铁沙林事件，造成 13 人死亡，约 6300 人受伤[①]；2001 年美国炭疽攻击事件，造成 5 人死亡，17 人被感染[②]。尽管近些年国内暂未有通报，但必须意识到公共卫生安全威胁一旦转化为核生化恐怖主义威胁对国家和社会带来的破坏性和恐怖性，因此这种转化的可能性也是公共卫生安全威胁致害能力的重要体现。（2）对生态环境造成破坏的可能性。例如鼠媒、蚊媒传染病等需要依靠动物媒介进行传播，而这些动物往往是来自境外的外来物种，有可能对本地的物种多样性带来破坏。放射性超标的进境物，如果未被及时截获，将有可能因为不当使用和随意废弃造成当地环境的辐射污染。另外，一些大规模疫情，如霍乱的爆发，很可能就是由于水源不洁引起，必定会存在一定的环境污染。（3）引发大面积社会恐慌的可能性。大规模传染病的流行，非常容易引起社会公众的恐慌，尤其是那些死亡率较高、传染力较强、当下难以有效控制的疾病。"苏拉特风暴"就是这样一个典型的案例。1994 年，因为肺鼠疫病例的突然出现以及相关死亡消息的散播，印度苏拉特当地居民大量逃亡，该城市的 200 万人口中有 2/3 为外地移居人口，居民的

---

① 维基百科 http：//zh. wikipedia. org/wiki/% E6% 9D% B1% E4% BA% AC% E5% 9C% B0% E9% 90% B5% E6% B2% 99% E6% 9E% 97% E6% AF% 92% E6% B0% A3% E4% BA% 8B% E4% BB% B6。

② 维基百科 http：//zh. wikipedia. org/wiki/2001% E5% B9% B4% E7% BE% 8E% E5% 9C% 8B% E7% 82% AD% E7% 96% BD% E6% 94% BB% E6% 93% 8A% E4% BA% 8B% E4% BB% B6。

四散逃离使工厂停工、商店停业、学校关闭，甚至部分饮水和食物供应中断，苏拉特顿时成为一座"鬼城"①。而在我国境内大肆流行的 SARS 和发生在美国的炭疽热病菌事件也都曾引发国内社会一定程度的恐慌情绪。（4）引发政府公信力危机的可能性。如果政府无法有效应对控制疾病的传播和扩散，随着国内民众持续性伤害的增加，将会使影响民众对政府的信任，可能造成公信力危机。印度政府在鼠疫监测和控制方面的重大决策失误，引发了大规模的社会恐慌，使国民对时任政府极为不满，同时也使印度政府的国际形象大大受损。而我国政府也曾因为初期应对 SARS 不力而遭受过国际社会和国内民众的批评，并导致了时任卫生部长的辞职。相反，如果在疾病应对方面应对得当，则有可能增加政府的公信力。如2009 年 7 月 6 日，我国在口岸发现的甲型 H1N1 流感确诊病例约占输入性病例总数的 42%，使中国出现了长达三个月的甲型 H1N1 低发病平台期（被称为"中国平台"），为包括疫苗研制和抗病毒药生产在内的准备工作争取了宝贵的时间。在这场史无前例的疫情防控工作中，社会公众满意度达到 87%。

二 公共卫生安全威胁评估指标体系的实际测度

在确定公共卫生安全威胁评估体系之后，课题组将其制成调查问卷。该问卷的所有指标都采用 5 级打分法，要求被调查者根据自己的实际工作经验对不同威胁进行 1—5 级的评价。问卷的发放对象主要包括以下各地检验检疫机构的工作人员（顺序不分主次先后）：山东省（山东检验检疫局、济南检验检疫局、青岛检验检疫局、荣成检验检疫局、潍坊检验检疫局、烟台检验检疫局、威海检验检疫局、日照检验检疫局、黄岛检验检疫局、蓬莱检验检疫局、龙口检验检疫局）；广西壮州自治区（广西检验检疫局、贵港检验检疫局、凭祥检验检疫局、防城港检验检疫局、梧州检验检疫局、东兴检验检疫局、钦州检验检疫局）；云南省（云南检验检疫局、西双版纳检验检疫局、河口检验检疫局、昆明机场检验检疫局）；浙江省（浙江检验检疫局、台州检验检疫局、杭州机场办、国旅保健中心）；湖南（湖南检验检疫局、长沙检验检疫局）；甘肃省（甘肃检验检疫局）；广州市（广州检验检疫局、天河检验检疫局、黄埔检验检疫局、

---

① 俞东征：《苏拉特风暴过后》，《地方病通报》1995 年 10 月第 2 版。

机场检验检疫局）；上海市（浦江检验检疫局、机场检验检疫局、外高桥检验检疫局、吴淞检验检疫局、洋山检验检疫局、铁路检验检疫局、国旅保健中心）以及重庆局和宁波检验检疫局。问卷主要通过访谈发放、邮寄发放和电子邮件发放的方式进行数据采集，要求被调查者记名填写，由此来帮助提高问卷填写人来源的多样性并减少数据搜集时的系统误差。发放时间为 2014 年 4 月至 6 月，共发放问卷 300 份，回收问卷 261 份，剔除无效问卷 87 份，得到有效问卷 174 份，有效回收率 58%。

在完成数据录入之后，课题组运 1 用 SPSS 16.0 统计软件对公共卫生安全威胁评估指标体系进行了统计分析。从信度测评的结果来看，公共卫生安全威胁评估指标体系的总体信度为 0.744（如表 3—13 所示），处于可接受的范围之内。从效度测评的结果来看，指标体系的 KMO 检验值为0.788（如表 3—14 所示），而且 Bartlett 球形度检验的近似卡方值高度显著。按照 3 个维度进行公因子提取后，从表 3—15 可见，所有指标都落入了预先设 4 定的维度，且因子载荷量较大，由此可见，公共卫生安全威胁指标体系的维度划分与内部结构是基本合理的。

表 3—13   **内部一致性信度**

Cronbach's Alpha	项数
0.744	8

表 3—14   **KMO 和 Bartlett 检验**

足够样本的 Kaiser-Meyer-Olkin 度量		0.788
Bartlett 球形度检验	近似卡方	1.902E3
	df	28
	Sig.	0.000

表 3—15   **旋转成分矩阵**

	成分		
	1	2	3
对生态环境造成破坏的可能性	0.831	0.027	−0.067
作为核生化恐怖战剂的可能性	0.809	0.147	0.061

续表

	成分		
	1	2	3
引发大面积社会恐慌的可能性	0.668	0.437	0.269
引发政府公信力危机的可能性	0.665	0.435	0.242
病源伤害致人死亡的可能性	0.108	0.789	0.223
人体所受伤害的不可治愈程度	0.217	0.660	- 0.168
病源的人际间传播能力	- 0.050	0.218	0.853
可携带病源载体的多样程度	0.376	- 0.307	0.591

提取方法：主成分分析。

旋转法：方差最大正交旋转（Varimax）。

除了旋转成分矩阵之外，方差分析的结果也给出了旋转之后各公因子的载荷情况（如表3—16）。该表显示，旋转之后3个公因子的方差贡献率均发生了变化，彼此差距有所缩小，但累计方差贡献率仍然维持在66.653%，和旋转前相同。这样，就可以考虑将各公因子的方差贡献率比例作为权数来计算不同威胁的综合得分，具体公式如下：

Score = 30.448/66.653 ＊ FAC1＿1 + 20.031/66.653 ＊ FAC2＿1 + 16.174/66.653 ＊ FAC3＿1

表3—16　　　　　　　　　　解释的总方差

成分	初始特征值			提取平方和载入			旋转平方和载入		
	合计	方差的%	累积的%	合计	方差的%	累积的%	合计	方差的%	累积的%
1	3.129	39.111	39.111	3.129	39.111	39.111	2.436	30.448	30.448
2	1.111	13.892	53.003	1.111	13.892	53.003	1.602	20.031	50.479
3	1.092	13.650	66.653	1.092	13.650	66.653	1.294	16.174	66.653
4	0.821	10.257	76.910						
5	0.604	7.550	84.460						
6	0.567	7.087	91.547						
7	0.412	5.153	96.700						
8	0.264	3.300	100.000						

提取方法：主成分分析。

因为问卷按照 1—5 进行等级赋分，所以通过综合得分公式算得的分数仍需进行标准化。最后，公共卫生安全八大威胁的排序及得分情况如表 3—17 所示：

表 3—17 公共卫生安全威胁综合排序及得分情况

排名	具体威胁	FAC1_1	FAC2_1	FAC3_1	标准化后得分
1	携带入境的生化有害因子（如沙林、芥子气、炭疽杆菌）	1.0406	0.5985	-0.0822	4.2337
2	放射性超标的进境物	1.1557	-0.2425	-0.6259	3.7909
3	鼠媒传染病（如鼠疫、流行性出血热）	0.1736	0.2575	0.3087	3.6955
4	呼吸道传染病（如 SARS、传染性肺结核）	-0.1970	0.2773	0.8398	3.6495
5	消化道传染病（如霍乱、伤寒）	-0.1892	-0.5927	0.3139	3.1355
6	体液传播传染病（如艾滋病、梅毒）	-0.8976	0.6474	-0.5854	2.9100
7	蚊媒传染病（如登革热、黄热病）	-0.5521	-0.3585	-0.0194	2.9004
8	其他医学媒介叮咬传播的寄生虫病（如蜱叮咬传播的莱姆病）	-0.4912	-0.7511	-0.2353	2.7104

综合表 3—15 的旋转成分矩阵和表 3—17 的排序及得分情况来看，"携带入境的生化有害因子"因为在第一公因子和第二公因子上的较高得分而成为公共卫生安全第一大威胁。在第一公因子上，其得分略低于"放射性超标的进境物"，又远高于后三大公共卫生安全威胁，这说明第一、二大威胁在致害能力的转化性方面非常突出。生化有害因子是恐怖分子制造核生化恐怖战剂的主要来源，一旦携带入境就很可能被有所企图的不法分子利用，从而引发大面积的社会恐慌；而放射性超标的进境物若没有被及时截获，不但将对相关人员的健康构成重大伤害，还会对所在环境造成相应破坏，这种危害极有可能引发人们对政府治理能力的不满与质疑。

在第二公因子上，第一大威胁的得分略低于"体液传播传染病"，这反映出第一、六大威胁的强致病性。致病性是公共卫生安全威胁之所以被视为"安全威胁"的基本原因，无论是转化性还是扩散性，都是因为这种威胁能够引发疾病而变得尤为可怕。上述八大威胁都具备相当的致病性，根据指标设计的内容，这里的致病性更加强调致病的严重程度。对于任何人而言，具有高致死性和低治愈率的疾病无疑更有威胁，而由生态有害因子和艾滋病病毒等引发的疾病兼具以上两大特点，且相对于其他所列威胁来说程度更高。这也使得"携带入境的生化有害因子"高居八大威胁之首，同时，"体液传播传染病"虽然在其他两项公因子上得分不佳，却仍能依靠这一因子上的高得分成为第六大威胁。

在第三公因子上，传染病类威胁的得分明显普遍较高，这也对应了传染病类威胁的高扩散性。尤其是"呼吸道传染病"，表现出极高的扩散性致害能力，这是因为其病毒在人际间具有高度传播性以及病源载体的多样性。"消化道传染病""鼠媒传染病""蚊媒传染病"虽然在该因子得分上与"呼吸道传染病"存在一定差距，但也有不错的表现。不过，包括"呼吸道传染病"在内，这些传染病类威胁在扩散性上的高得分并没有在威胁的综合得分上帮助他们获得更加靠前的名次，这在很大程度上是因为第三公因子的权重系数较第一、二公因子相对偏弱。

结合表3—16来看，致病性和扩散性固然依旧是公共卫生安全威胁评估中非常重要的方面，是特定威胁重要性的一种表现，并通过这种表现影响着人们对于威胁大小的认知。然而关于公共卫生安全威胁转化性的评估已成为总体致害力评估至关重要的一环，因为当代公共卫生安全威胁带来的影响不仅限于它所引发的疾病，更重要的是疾病暴发后继发的社会、政治、环境危机，由此也更加凸显出公共卫生检验检疫工作之于国家安全的重要意义。

第四节　食品安全威胁评估

一　进口食品安全威胁评估指标体系的构建

本研究构建了一个由评估目标、评估维度以及具体评估指标构成的进口食品安全威胁第一轮评估指标体系。该体系由致病性、隐蔽性、扩散性和转化性4个特征维度、10项具体评估指标构成（如表3—18所示）。

表 3—18 进口食品安全威胁第一轮评估指标体系

评估目标	特征维度	具体指标
进口食品安全威胁致害能力	致病性	1. 问题食品致人死亡的可能性
		2. 所致身体伤害的不可治愈程度
	隐蔽性	3. 问题成分难以检出的程度
		4. 食品源头不易追溯的程度
	扩散性	5. 消费者食用后遭受持续伤害的时间
		6. 问题食品对于消费者的易鉴别程度
		7. 问题食品无害化处理的技术要求
	转化性	8. 引发国际商业纠纷的可能性
		9. 对生态环境造成破坏的可能性
		10. 引发政府公信力危机的可能性

资料来源：由本研究团队根据前述威胁评估理论建构而成。

第一轮指标体系确立之后，课题组决定以宁波检验检疫局工作人员为被调查对象，对该指标体系进行小范围的预评测，以便能够及时发现指标体系的问题所在并对其做出修订。在将进口食品安全威胁第一轮评估指标体系制成问卷后，课题组通过电子邮件和调研会议的形式将问卷送达局各部门工作人员，共发放 100 份调查问卷，回收 100 份，其中 83 份有效。

在完成数据录入之后，课题组运用 SPSS 16.0 统计软件对进口食品安全威胁评估指标体系进行了统计分析。从信度测评的结果来看，进口食品安全威胁评估指标体系的总体信度达到了 0.779，信度检验结果处于可接受范围之内。从效度测评的结果来看，首先，进口食品安全威胁评估指标体系的 KMO 检验值达到了 0.803，而且 Bartlett 球形度检验的近似卡方值高度显著，这就意味着采用因子分析的方法对进口食品安全威胁评估指标体系进行分析会有比较好的效果。其次，通过因子提取来检查评估指标体系的内部结构，根据指标体系 4 个维度的设计，将提取的因子数设定为 4 个，提取后发现"问题食品对于消费者的易鉴别程度"和"对生态环境造成破坏的可能性"两项指标的共同度偏低，这说明提取出来的公因子可能无法有力地对这两项指标做出解释。因此，课题组经过讨论后决定删除上述这两项指标，由此得到了进口食品安全威胁第二轮评估指标体系（如表 3—19 所示）。

表 3—19　　　　　　　进口食品安全威胁第二轮评估指标体系

评估目标	特征维度	具体指标
进口食品安全 威胁致害能力	致病性	1. 问题食品致人死亡的可能性
		2. 所致身体伤害的不可治愈程度
	隐蔽性	3. 问题成分难以检出的程度
		4. 食品源头不易追溯的程度
	扩散性	5. 消费者食用后遭受持续伤害的时间
		6. 问题食品无害化处理的技术要求
	转化性	7. 引发国际商业纠纷的可能性
		8. 引发政府公信力危机的可能性

资料来源：由本研究团队根据前述威胁评估理论建构而成。

第二轮评估体系确定了进口食品安全威胁致害力的主要方面：

1. 致病性

广大消费者是受到问题食品影响的主要群体，而正是问题食品可能对生命健康带来负面影响，才使得这一类产品被纳入到安全的视野，成为一大类威胁。因此，致病性是此类威胁致害能力的首要特性。致病性具体表现为：（1）某些问题食品可能引发危重疾病甚至导致死亡。当然，因为不同问题食品的不合格项不同，致人死亡的可能性也就不同。例如，能够引发急性中毒或含有致癌物质的进口食品在这方面的致害能力显然更强。2014 年 1 月，山东黄岛出入境检验检疫机构连续检出两批进口芝麻黄曲霉毒素 B1 超标[①]。当人大量摄入黄曲霉毒素 B1 时，可发生急性中毒，出现急性肝炎、出血性坏死、干细胞脂肪变性和胆管增生；同时，黄曲霉毒素是目前已知的最强致癌物之一。（2）某些问题食品对身体造成的伤害可能是难以甚至不可治愈的。例如，某些营养成分明显不足的婴幼儿奶粉对婴幼儿造成的伤害很有可能是几年、十几年甚至终身的。2012 年日本产的明治奶粉、和光堂初生婴儿奶粉和森永初生婴儿奶粉

---

① 《黄岛出入境检验检疫局查获两批"毒"芝麻》，《齐鲁晚报》，http://www.cqn.com.cn/news/cjpd/828538.html，2014 年 1 月 8 日。

曾被检出碘含量偏低①。婴儿奶粉中碘含量较低可能导致其甲状腺功能显著受损,同时还可能导致婴儿脑部发育受影响,并造成永久性伤害;又如一些问题食品中的致癌物质一旦在体内累积并诱发相关疾病,往往是难以或不可治愈的。

2. 隐蔽性

该特性主要反映出问题食品本身存在的一些不合格项,有时候既难以检验也不容易对责任方进行追溯,由此也使得这种威胁在入境时不能被有效地截获,或在危害产生时无法及时明确源头责任方,从而导致后续伤害。隐蔽性具体表现为:(1)某些问题食品的成分难以检测。现代食品因其后期加工的需要,允许在适量范围内添加合格的人工色素、调味剂等食品添加剂。但某些人工合成的化学物因为品种较多且成分较为复杂,在检测时具有高度的技术依赖性而不容易被检出,而如果某些食品违规使用了未经批准审核的新添加剂,那么更有可能因为当前检测技术的局限性而无法被检出。除此之外,问题成分难以检测的原因还在于具体食品检测项的差异。不同类别食品的检测项数量各不相同,其中一些较为繁杂,检验机构在检测过程中难以做到全面覆盖,问题成分自然也就不易检出。(2)某些问题食品的源头难以追溯。现代食品种类繁多,不同种类食品的制作工艺和加工流程各不相同。问题食品源头是否难以追溯,在一定程度上与它的工艺和流程密切相关,而相比较而言,一些涉及工艺较为复杂,生产环节和责任主体较多的食品一旦出现问题,在问题源头方面的追溯往往会显得更加困难。此外,作为产品之一的食品也会因其产品自身的某些特性或流通过程中的外部因素而导致源头的难以追溯,例如生鲜水产品和新鲜蔬果等进口食品,因为其自身较容易变质腐败的特点,很有可能在运输途中因为保鲜、装箱等原因发生腐坏,诸如此类产品,问题责任方的追溯相对来说也会更为复杂。这些难以追溯问题源头的食品,因其责任方的隐蔽性而容易导致后续性伤害,并且不利于受害方将损失控制在最低程度,所以具有更强的致害能力。

3. 扩散性

该特性主要反映出问题食品一旦进入消费品市场后,在流通过程中其

---

① 《和光堂、森永奶粉碘含量偏低》,《新快报》,http://epaper.xkb.com.cn/view/805010,2012年8月10日。

影响可能持续的时间跨度以及受众广度。类似食品这种关乎一日三餐、公共民生的全民消费品，如果其中的问题产品在市场上存在和产生影响的时间、范围达到一定程度，那么这种致害能力将是非常可怕的。扩散性具体表现为：（1）消费者食用后遭受持续伤害的时间。某些食品对人体造成的伤害可能是长期性或是累积性的，而且往往正是这种不会带来急性伤害的食品不太容易被消费者及时知晓。例如激素含量超过国家规定的婴幼儿奶粉和重金属超标的酒类，消费者在短期内食用并不会出现伤害反应，然而这种伤害是持续进行的，并且因为伤害的累积性，最终可能导致时间跨度较长的永久性伤害甚至隔代遗传伤害，因此在时间维度上具有很强的扩散性。（2）问题食品无害化处理的技术要求。问题食品一经发现，就必须及时有效地对该食品进行无害化处理（包括退运、禁止入境等方式），以防止其进入流通渠道或在流通中进一步扩散。不同的问题食品具有不同的无害化处理技术要求，一些食品只要不食用、简单废弃即可，所以，即使处于流通状态中，普通消费者也能够轻而易举地防止其进一步扩散。但是另外一些不能被简单废弃，需要由专业人员通过专业设备进行处理的食品，则有可能因为处理不及时而再次进入流通或是因为错误处理和处理不到位致使其问题成分残留扩散而产生新的威胁。

4. 转化性

该特性主要反映出食品安全威胁具有引发或转化为经济、环境、政治威胁的能力。转化性具体表现为：（1）问题食品的处理可能导致国际商业纠纷。对于一些不合格项目较为敏感的进口食品，特别是一些大宗粮食、果蔬类食品，我国可能会采取退运、销毁甚至禁止进口等方式最大限度地防止食品危害的发生，但很可能因此卷入相关的国际商业纠纷，从而造成一定的经济损失。（2）食品一旦出现问题将很可能引发政府的公信力危机。与国内食品安全工作不同的是，政府在保障进口食品安全方面首先要为消费者把好入境这一关，大宗问题食品的流入将会引发公众对政府这一方面监管能力的质疑，而一些不合格项较为敏感的食品，例如含未经批准转基因成分的粮谷或致癌物质超标的食用油，一旦进入商品市场，更有可能动摇社会大众对政府的信任，从而影响社会稳定。

二　进口食品安全威胁评估指标体系的实际测度

在确定进口食品安全威胁评估体系之后，课题组将其制成调查问卷。

该问卷的所有指标都采用 5 级打分法，要求被调查者根据自己的实际工作经验对不同威胁进行 1—5 级的评价。问卷的发放对象主要包括以下各地检验检疫机构的工作人员（顺序不分主次先后）：黑龙江省（黑龙江检验检疫局、哈尔滨检验检疫局、绥芬河检验检疫局）；湖南省（湖南检验检疫局、长沙检验检疫局、郴州检验检疫局、常德检验检疫局、岳阳检验检疫局、衡阳检验检疫局）；江苏省（南京检验检疫局、苏州检验检疫局、无锡检验检疫局、徐州检验检疫局、扬州检验检疫局、淮安检验检疫局、昆山检验检疫局、南通检验检疫局、张家港检验检疫局）；福建省（福州检验检疫局、福清检验检疫局、泉州检验检疫局、宁德检验检疫局）；深圳市（深圳检验检疫局、沙头角检验检疫局、盐田检验检疫局、蛇口检验检疫局、宝安检验检疫局）以及厦门检验检疫局和宁波检验检疫局。问卷主要通过访谈发放、邮寄发放和电子邮件发放的方式进行数据采集，要求被调查者记名填写，由此来帮助提高问卷填写人来源的多样性并减少数据搜集时的系统误差。发放时间为 2014 年 4 月至 6 月，共发放问卷 300 份，回收问卷 271 份，剔除无效问卷 61 份，得到有效问卷 210 份，有效回收率 70%。

在完成数据录入之后，课题组运用 SPSS 16.0 统计软件对进口食品安全威胁评估指标体系进行了统计分析。从信度测评的结果来看，进口食品安全威胁评估指标体系的总体信度为 0.741（如表 3—20 所示），处于可接受的范围之内。从效度测评的结果来看，指标体系的 KMO 检验值为 0.750（如表 3—21 所示），而且 Bartlett 球形度检验的近似卡方值高度显著。按照 4 个维度进行公因子提取后，从表 3—22 可见，除了"所致身体伤害的不可治愈程度"这项指标不在理论维度之外，其余指标都落入了预先设定的维度，且因子载荷量较大。此外，从表 3—22 中可以发现第四公因子在"所致身体伤害的不可治愈程度"上仍然具有一定的载荷，由此可见，进口食品安全威胁指标体系的维度划分与内部结构是基本合理的。

表 3—20　　　　　　　　　　　内部一致性信度

Cronbach's Alpha	项数
0.741	8

表 3—21   KMO 和 Bartlett 检验

足够样本的 Kaiser-Meyer-Olkin 度量	0.750
Bartlett 球形度检验　近似卡方	2.225E3
df	28
Sig.	0.000

表 3—22   旋转成分矩阵

	成分			
	1	2	3	4
消费者食用后遭受持续伤害的时间	0.787	0.228	0.120	0.137
所致身体伤害的不可治愈程度	0.734	0.074	0.111	0.495
问题食品无害化处理的技术要求	0.647	0.335	0.063	−0.279
引发国际商业纠纷的可能性	0.133	0.867	0.007	0.077
引发政府公信力危机的可能性	0.240	0.740	0.135	0.206
食品源头不易追溯的程度	−0.014	0.156	0.899	0.103
问题成分难以检出的程度	0.484	−0.065	0.657	−0.032
问题食品致人死亡的可能性	0.060	0.209	0.061	0.891

提取方法：主成分分析。

旋转法：方差最大正交旋转（Varimax）。

除了旋转成分矩阵之外，方差分析的结果也给出了旋转之后各公因子的载荷情况（如表 3—23）。该表显示，旋转之后 4 个公因子的方差贡献率均发生了变化，彼此差距有所缩小，但累计方差贡献率仍然维持在 74.025%，和旋转前相同。这样，就可以考虑将各公因子的方差贡献率比例作为权数来计算不同威胁的综合得分，具体公式如下：

$$Score = 23.638/74.025 * FAC1\_1 + 19.286/74.025 * FAC2\_1 + 16.150/74.025 * FAC3\_1 + 14.950/74.025 * FAC4\_1$$

表 3—23   解释的总方差

成分	初始特征值			提取平方和载入			旋转平方和载入		
	合计	方差的%	累积的%	合计	方差的%	累积的%	合计	方差的%	累积的%
1	2.922	36.523	36.523	2.922	36.523	36.523	1.891	23.638	23.638

续表

成分	初始特征值			提取平方和载入			旋转平方和载入		
	合计	方差的%	累积的%	合计	方差%	累积的%	合计	方差的%	累积的%
2	1.160	14.503	51.026	1.160	14.503	51.026	1.543	19.286	42.925
3	.986	12.322	63.348	0.986	12.322	63.348	1.292	16.150	59.075
4	.854	10.678	74.025	0.854	10.678	74.025	1.196	14.950	74.025
5	.685	8.556	82.582						
6	.538	6.731	89.312						
7	.493	6.164	95.476						
8	.362	4.524	100.000						

提取方法：主成分分析。

因为问卷按照1—5进行等级赋分，所以通过综合得分公式算得的分数仍然需要进行标准化。最后，进口食品安全十大威胁的排序及得分情况如表3—24所示：

表3—24　　　　　　　进口食品安全威胁综合排序及得分情况

排名	具体威胁	FAC1_1	FAC2_1	FAC3_1	FAC4_1	标准化后得分
1	含有未经批准转基因成分的粮谷及其制品	0.7228	0.3664	0.5753	-0.3935	3.6388
2	具有致癌风险的食用油	0.7255	0.0038	0.0778	0.5146	3.6140
3	兽药残留超标的肉类	0.2362	0.2780	0.2713	0.1085	3.4489
4	重金属含量超标的酒类	0.3324	-0.0138	-0.2904	0.1197	3.2296
5	禁用或超标使用食品添加剂的饮料及休闲食品	0.1348	-0.0195	0.1602	-0.0525	3.2282
6	营养成分不符合标准的婴幼儿食品	0.1145	0.2120	-0.3015	-0.0041	3.1791
7	农药残留超标的果蔬	-0.1946	0.1081	-0.0186	0.2704	3.1677
8	腐败变质的水产品	-0.6357	-0.2808	-0.1570	0.3533	2.8291
9	大肠菌群/菌落总数等微生物超标的休闲食品	-0.9816	-0.1897	-0.1462	-0.0583	2.6072
10	标签中标示的糖、脂肪等含量与实际不符的休闲食品	-0.4933	-0.4747	-0.1825	-0.8685	2.4882

综合表 3—22 的旋转成分矩阵和表 3—24 的排序及得分情况来看，"含有未经批准转基因成分的粮谷及其制品"是最大的进口食品安全威胁，"具有致癌风险的食用油"在标准化后的总得分上紧随其后。前者在第一、二、三公因子上都有相当高的得分，并在第二、三因子上明显拉开了与其他威胁的差距；后者则在第一、四公因子上得分较高，其在第一因子上的得分甚至略高于前者，并在第四因子上的得分远超其他威胁。这两大威胁在第一公因子上的高得分反映出他们的致害能力很大程度上体现在危害的扩散性方面。消费者若长期食用含有未经批准的转基因成分的粮谷制品和具有致癌风险的食用油（主要是指高活性间接致癌物或过氧化值超标），由此诱发的疾病往往会给其健康带来不可逆的负面影响，甚至可能产生遗传学上的代际伤害，因此这两类威胁一旦对食用者产生实际危害，其持续时间将相对较长。另外，对于普通消费者而言，无法在日常生活中通过简单处理消除此类食品中的有害成分，这也使得粮、油这两种公众日常所需的大宗消费品一旦出现类似问题，将会因为不易作无害化处理而对消费者造成普遍伤害。

在致病性方面，由于现阶段癌症的难以治愈程度以及高致死率，"具有致癌风险的食用油"成为十大进口食品威胁中在第四公因子上得分最高的威胁，随后则是"腐败变质的水产品""农药残留超标的果蔬""重金属含量超标的酒类"以及"兽药残留超标的肉类"。不同于危害尚无定论的转基因食品，误食或长期食用这些问题食品将会非常明确地引发急慢性中毒、致残、致畸甚至致死等严重后果。变质的水产品会因为蛋白质分解产生的胺类物质使食用者在误食情况下出现不同程度的中毒症状，严重情况下甚至可能损伤脏器并危及生命。而药物残留和重金属含量超标的果蔬、肉类、酒类虽然不太可能在短时间内引发食用者的急性问题，但特定化学药物和重金属在人体内很难被分解代谢，最终会因为不断累积而引发慢性中毒，对人体的神经系统和免疫功能造成极大损害，易导致畸胎、诱发癌症而导致死亡。诸如肉禽、水产、果蔬等又是最为普遍的日常食材，确保食材的安全关系到千家万户的健康与幸福，因此，在进出口环节对此类食品严格把关对于守护国民健康至关重要。最后，需要强调一下进口食品安全威胁致害能力中的转化性维度。从表 3—24 可以看出，"含有未经批准转基因成分的粮谷及其制品""兽药残留超标的肉类""营养成分不符合标准的婴幼儿食品""农药残留超标的果蔬"以及"具有致癌风险的食用油"这五项威胁在第二公因子上得分靠前，这说明这些食品安全威胁产生的危害都较容易向经济或政治方面转化。一个重要原因是这些食品在日常生活中最为普遍和拥有庞大消费群体，一旦出现问题，其影响很可能波及整个社会。另一个原因是类似婴幼儿食品等特殊人群的必需品有其不可替代性以及选择范围的有限性，甚至因为特殊人群的关系，需要达到的食品安全标准比普通食品更高，而这些本该具有较高安全标准的食品一旦出现问题，难免会让人对政府的监管公信力产生怀疑，并可能触发信任危机，所以尤其应当重视这些问题食品在转化性方面的威胁能力。

第五节　产品质量安全威胁评估

一　进口产品质量安全威胁评估指标体系的构建

本研究构建了一个由评估目标、评估维度以及具体评估指标构成的产品质量安全威胁第一轮评估指标体系。该体系由不确定性、扩散性和转化性3个特征维度、11项具体评估指标构成（如表3—25所示）。

表3—25　　　　　　　产品质量安全威胁第一轮评估指标体系

评估目标	特征维度	具体指标
产品质量安全威胁致害能力	不确定性	1. 所涉质量问题的难以检测程度
		2. 从威胁到危害显现的潜伏时间
		3. 质量问题责任方的可追溯程度
	扩散性	4. 可能遭受严重冲击的相关行业
		5. 可能遭受严重冲击的安全领域
		6. 所涉产品公众日常使用接触情况
		7. 可能遭受严重影响的消费者群体
	转化性	8. 造成严重环境污染的可能性
		9. 对整体国民生命健康的影响
		10. 引发国际商业纠纷的可能性
		11. 阻碍宏观经济发展的可能性

资料来源：由本研究团队根据前述威胁评估理论建构而成。

第一轮指标体系确立之后，课题组决定以宁波检验检疫局工作人员为调查对象，对该指标体系进行小范围的预评测，以便能够及时发现指标体系的问题所在并对其做出修订。在将产品质量安全威胁第一轮评估指标体系制成问卷后，课题组通过电子邮件和调研会议的形式将问卷送达宁波检验检疫局各部门工作人员，共发放 100 份调查问卷，回收 100 份，其中 74 份有效。

在完成数据录入之后，课题组运用 SPSS 16.0 统计软件对产品质量安全威胁评估指标体系进行了统计分析。从信度测评的结果来看，该指标体系的 α 系数为 0.692。从效度测评的结果来看，指标体系的 KMO 检验值为 0.693，两个值都接近但未达到 0.7，这说明该体系需要通过指标的删减进行修订，但仍不失其作为测评工具的价值。课题组对相关数据和问卷进行分析后发现，主要有两个方面因素影响了指标体系的总体信度：第一，删除"造成严重污染的可能性"这一项指标能够将 Cronbach Alpha 值提高到 0.7 以上，这表明该项指标的设计相对于整体指标体系的测评标的而言不甚合理。第二，"不确定性"这一整个维度（包含"所涉质量问题的难以检测程度""从威胁到危害显现的潜伏时间""质量问题责任方的可追溯程度"三项指标）的设计对于总体信度水平的影响较大，虽然删除这一维度中的任何单个指标并不会显著提升指标体系 α 系数，但在删除整个维度之后，总体信度水平就会明显改善。同时，从问卷方面来看，因为这一维度而产生的无效问卷较多，显然这一维度的设计已经对被调查者产生了某种困扰，不利于整个量表的测度，所以决定予以删除，并对保留的维度进行了再划分，由此得到了产品质量安全威胁第二轮评估指标体系（如表 3—26 所示）。

表 3—26 产品质量安全威胁第二轮评估指标体系

评估目标	特征维度	具体指标
产品质量安全威胁致害能力	扩散性	1. 所涉产品公众日常使用接触情况
		2. 可能遭受严重影响的消费者群体
	关联性	3. 可能遭受严重冲击的相关行业
		4. 可能遭受严重冲击的安全领域
	转化性	5. 对整体国民生命健康的影响
		6. 引发国际商业纠纷的可能性
		7. 阻碍宏观经济发展的可能性

资料来源：由本研究团队根据前述威胁评估理论建构而成。

第二轮评估体系确定了产品质量安全威胁致害力的主要方面：

1. 扩散性

该特性主要反映出存在质量安全问题的产品在消费者使用方面的扩散水平，不同产品面向的消费者群体及规模各不相同，这就决定了具体问题产品在扩散性方面的威胁致害能力。扩散性具体表现为：（1）所涉产品公众日常使用接触情况。产品的扩散性很大程度上是通过其日常使用情况反映出来的，如果某种产品对于公众而言，在日常生活工作中是需要频繁使用或接触的，那么，它的问题产品必然更有可能因为高使用度影响到更多的公众，其扩散性自然大于日常使用度偏低的产品。例如衣物服饰，作为公众日常生活的基本物质资料，是不可或缺的。因此，那些有害化学物质超标的进口服饰很有可能对众多消费者造成伤害。相比之下，如果这种产品是特种危化品设备，那么对于普通公众而言，其日常使用或接触的情况较少，这方面的扩散性也就相对较弱。（2）可能遭受严重影响的消费者群体。消费者群体的多样性能够很好地反映出一种产品对于不同消费者的扩散性程度，如果某种产品拥有不同年龄层次、不同文化习俗、不同职业等的诸多消费者，那么，它的问题产品必然会影响到较为复杂的消费者群体。例如与家用电器相比，儿童服装和玩具的消费者群体显然更有针对性和更加单一，因此，安全防护装置设计缺陷的家用电器在消费者群体扩散性方面比安全设计缺陷的儿童服装和玩具也就相对更强。

2. 关联性

该特性主要反映出全球化时代产品生产和消费中存在的普遍现象，那就是单一产品的质量安全问题可能会对其上下游产品或不同安全领域造成严重影响，因此，这种关联性往往使得特定产品质量问题带来的安全威胁外溢到其他行业或领域。关联性具体表现为：（1）与问题产品相关的行业遭受严重冲击。产品质量安全问题带来的影响往往不会局限于产品自身，而会外溢到产品供应链上的其他环节及所代表行业。例如作为加工原料再次使用的进口废塑料，是我国塑料制品生产的重要来源。但这些进口废塑料的质量水平差别较大，在2010年检出的261批环保项目不合格进口废物原料中，仅废塑料一项就达到137批，占总数的52.5%，这将对包括塑料回收、塑料加工在内的整个再生行业造成严重影响，还会对诸多塑料用品轻工制造业带来一定的冲击。[①] （2）问题产品对不同的安全领域造成冲击。对其他安全领域造成冲击是产品质量问题被视为一种安全威胁的合理依据，对于任何一种产品而言，都不应该简单地将其自身存在的质量问题与安全问题等同起来。质量安全威胁之所以成立，正是因为产品质量本身将会引发其他安全领域的威胁。例如质量不合格的进口原料或资源可能对国家的经济安全造成冲击，而不合格的进口废旧物品则可能对环境安全带来严重影响。需要特别说明的是，这一点虽然与转化性的内容略有相似，但它所关注的是遭受冲击的安全领域的多少，而非转化为某一个安全领域威胁的可能性，因此将其作为关联范围来参考是符合关联性特征的。

3. 转化性

该特性主要反映出质量安全威胁具有引发或转化为环境、健康、经济威胁的能力。转化性具体表现为：（1）对整体国民生命健康的影响。主要是指某些产品可能会因为其质量问题而转化为对整体国民大范围、无差别的伤害，影响其生命健康，主要包括电器伤害、机械伤害和辐射伤害等。这些产品的使用范围较广、使用频率较高，因此会在正常使用、误用或故障时对相当数量人群造成伤害。例如有毒有害物质超标的基建材料，有害化学物质超标的服饰等，这些问题产品都会对整体国民生命健康构成严重威胁。（2）引发国际性商业纠纷的可能性。进出口贸易双方因卖方对提供产品的质量缺失、假冒伪劣，或数量、重量、成分缺损，可能引发一些国际性商业纠纷，尤其是大宗资源类商品和一些大规模主要进口商品等。（3）阻碍宏观经济发展的可能性。某些产品对国家宏观经济发展起着至关重要的作用，一旦这种产品出现质量问题，就很有可能在一定程度上阻碍宏观经济的发展，转化为整体国家的经济安全威胁。这类产品以资源性商品和战略性物资为主，如棉花、原油、矿产资源等。

二 进口产品质量安全威胁评估指标体系的实际测度

在确定生态环境安全威胁评估体系之后，课题组将其制成调查问卷。

---

① 资讯：《进口废塑料新规出台 再生行业影响深远》，《中国资源综合利用》2012年10月第30期。

该问卷的所有指标都采用5级打分法，要求被调查者根据自己的实际工作经验对不同威胁进行1—5级的评价。问卷的发放对象主要包括以下各地检验检疫机构的工作人员（顺序不分主次先后）：山东省（山东检验检疫局、济南检验检疫局、济宁检验检疫局、泰安检验检疫局、滨州检验检疫局、聊城检验检疫局、菏泽检验检疫局、淄博检验检疫局、枣庄检验检疫局、东营检验检疫局、龙口检验检疫局、临沂检验检疫局、青岛检验检疫局、荣成检验检疫局、潍坊检验检疫局、烟台检验检疫局、威海检验检疫局、日照检验检疫局、黄岛检验检疫局、蓬莱检验检疫局、莱州检验检疫局、德州检验检疫局）；广西壮族自治区（广西检验检疫局、南宁检验检疫局、凭祥检验检疫局、防城港检验检疫局、北海检验检疫局、梧州检验检疫局、东兴检验检疫局、钦州检验检疫局）；广东省（广东检验检疫局、揭阳检验检疫局、佛山检验检疫局）；云南省（云南检验检疫局、西双版纳检验检疫局、河口检验检疫局、昆明机场检验检疫局）；浙江省（浙江检验检疫局、杭州检验检疫局、绍兴检验检疫局、嘉兴检验检疫局、萧山检验检疫局、温州检验检疫局、台州检验检疫局）；甘肃省（甘肃检验检疫局）；上海市（浦江检验检疫局）以及重庆检验检疫局和宁波检验检疫局。问卷主要通过访谈发放、邮寄发放和电子邮件发放的方式进行数据采集，要求被调查者记名填写，由此来帮助提高问卷填写人来源的多样性并减少数据搜集时的系统误差。发放时间为2014年4月至6月，共发放问卷300份，回收问卷278份，剔除无效问卷82份，得到有效问卷196份，有效回收率65%。

在完成数据录入之后，课题组运用SPSS 16.0统计软件对产品质量安全威胁评估指标体系进行了统计分析。从信度测评的结果来看，产品质量安全威胁评估指标体系的总体信度为0.741（如表3—27所示），处于可接受的范围之内。从效度测评的结果来看，指标体系的KMO检验值为0.715（如表3—28所示），而且Bartlett球形度检验的近似卡方值高度显著。按照3个维度进行公因子提取后，从表3—29可见，所有指标都落入了预先设定的维度，且因子载荷量较大，由此可见，产品质量安全威胁指标体系的维度划分与内部结构是基本合理的。

表 3—27　　　　　　　　　　　　内部一致性信度

Cronbach's Alpha	项数
0.741	7

表 3—28　　　　　　　　　　**KMO 和 Bartlett 检验**

足够样本的 Kaiser-Meyer-Olkin 度量	0.715
Bartlett 球形度检验　近似卡方	1.440E3
df	21
Sig.	0.000

表 3—29　　　　　　　　　　**旋转成分矩阵**

	成分		
	1	2	3
所涉产品公众日常使用接触情况	0.899	0.070	0.150
可能遭受严重影响的消费者群体	0.872	0.186	0.153
引发国际商业纠纷的可能性	0.126	0.804	−0.061
阻碍宏观经济发展的可能性	−0.039	0.695	0.355
对整体国民生命健康的影响	0.228	0.644	0.222
可能遭受严重冲击的安全领域	0.121	0.189	0.837
可能遭受严重冲击的相关行业	0.197	0.108	0.830

提取方法：主成分分析。

旋转法：方差最大正交旋转（Varimax）。

除了旋转成分矩阵之外，方差分析的结果也给出了旋转之后各公因子的载荷情况（如表 3—30）。该表显示，旋转之后 3 个公因子的方差贡献率均发生了变化，彼此差距有所缩小，但累计方差贡献率仍然维持在 70.518%，和旋转前相同。这样，就可以考虑将各公因子的方差贡献率比例作为权数来计算不同威胁的综合得分，具体公式如下：

Score = 24.156/70.518 * FAC1_ 1 + 23.303/70.518 * FAC2_ 1 + 23.059/70.518 * FAC3_ 1

表 3—30　　　　　　　　　　解释的总方差

成分	初始特征值			提取平方和载入			旋转平方和载入		
	合计	方差的%	累积的%	合计	方差的%	累积的%	合计	方差的%	累积的%
1	2.764	39.491	39.491	2.764	39.491	39.491	1.691	24.156	24.156
2	1.188	16.970	56.461	1.188	16.970	56.461	1.631	23.303	47.459
3	0.984	14.057	70.518	0.984	14.057	70.518	1.614	23.059	70.518
4	0.686	9.799	80.317						
5	0.607	8.665	88.982						
6	0.450	6.429	95.411						
7	0.321	4.589	100.000						

提取方法：主成分分析。

因为问卷按照 1—5 进行等级赋分，所以通过综合得分公式算得的分数仍然需要进行标准化。最后，产品质量安全九大威胁的排序及得分情况如表 3—31 所示：

表 3—31　　　　　　　产品质量安全威胁综合排序及得分情况

排名	具体威胁	FAC1_1	FAC2_1	FAC3_1	标准化后得分
1	有毒有害物质超标的基建材料	0.5727	−0.1038	0.3686	3.4587
2	安全防护装置设计缺陷的家用电器	0.5823	0.1200	0.1308	3.4581
3	车内安全系统出现故障的汽车	0.4506	0.1222	0.1208	3.3977
4	有害化学物质超标的服饰	0.8847	−0.1946	−0.2551	3.2979
5	安全设计缺陷的儿童服装和玩具	0.2567	−0.1033	−0.3286	3.0334
6	带有血液污染物的二手医疗设备	−0.4070	0.1333	−0.2562	2.8745
7	安全适载性能不达标的危险化学品包装或容器	−0.8556	0.1621	0.1108	2.8439
8	放射性物质超标的有色金属矿	−0.7038	0.0564	0.0284	2.8314
9	安全防护装置设计缺陷的工业设备	−0.8235	−0.1937	0.0783	2.6955

综合表 3—29 的旋转成分矩阵和表 3—31 的排序及得分情况来看，"有毒有害物质超标的基建材料"以极小的分差超过"安全防护装置设计

缺陷的家用电器"成为数学统计意义上的第一大产品质量安全威胁，事实上，这种微弱的分差说明两者的总体威胁致害能力不相上下。在第一公因子上，上述两大威胁的得分都很高，紧随其后的是"车内安全系统出现故障的汽车"，而得分最高的则是作为第四大威胁的"有害化学物质超标的服饰"。这些威胁在第一公因子上的高得分与相关产品的公众日常使用接触情况和受到严重影响的消费者群体密切相关，无论是基建材料、家用电器、汽车或服饰，都是日常使用率非常高的产品，并且拥有庞大的消费者群体，与人们的工作生活密不可分。从表3—31中不难看出，包括"安全设计缺陷的儿童服装和玩具"在内，在第一公共因子上得分靠前的五大威胁也正是综合得分上靠前的五大威胁，同时，表3—31显示第一公因子的权重系数要高于其他两大公因子。相反，"安全适载性能不达标的危险化学品包装或容器"虽然在第二、三公因子上有不错的得分，然而却因为在第一公因子上得分垫底而只能排到第七大威胁。因此，我们可以认为扩散性维度一定程度上在产品质量安全威胁的总体评估中起着关键性的作用，这也意味着应当首先关注可能对广大消费者带来严重影响的产品质量问题。当然，这并不代表在第一因子上的得分名次就决定了不同威胁总体评估的名次，比如第一大威胁在这一因子上的得分就显然不如第二和第四大威胁，所以其他两个公因子也影响着总体威胁评估的情况。此外，需要强调的不同威胁在第三公因子上的得分。虽然该因子的权重系数不及前两大公因子，但从表3—31中可以看出，它与第二公因子权重系数的差距并不是很大。而且不同于全部九大威胁在第二公因子上的相近得分，这些威胁在第三公因子上表现出来的分差更大。名次靠后的三大威胁尽管因为在第一因子上表现不佳而影响了总体得分，但他们在第三公因子上的表现则要明显强于排名位于中间的三大威胁。这一点也反映出特定威胁在关联性致害能力方面的强弱，比如"安全适载性能不达标的危险化学品包装或容器"可能会因为其产品质量问题使很多必须采用此类特殊包装或容器的上下游产业和安全领域遭受严重冲击。进口产品的质量问题给其他相关产品或领域带来甚至高出于其自身问题影响的困扰，这是防控产品质量安全威胁时需要特别注意的。

第四章

保障"国门安全"：成就与挑战[*]

第一节　保障"国门安全"的成就

检验检疫是出入境环节中的"国门卫士"，对外来有害生物入侵、疫病疫情及其传播、产品质量安全、食品安全、转基因产品问题、核辐射威胁、外贸安全风险与问题等方面进行监管、防控与应对，发挥了不可替代、不可或缺的保国安民的作用。从总体国家安全的内涵和高度看，这着实有效维护了我国人民生命与健康安全、生态与环境安全、经济安全、社会安全、资源安全、国土安全等重要方面。

一　生态环境安全维护

2014 年全国共检出环保项目不合格物品 205 批，重量达 3 万吨，涉及金额 1927 万美元。检验检疫依法行政，主要通过两方面举措实现对生态环境安全的维护：一是对进口动植物实施检验检疫性查验与相关处置，防止外来有害生物入侵；二是对进口商品质量与安全进行严格查验和监管，防止资源性物品、废旧原料及特殊物品等入境而带来各类生态安全风险与问题。

（一）防止外来有害生物入侵

根据世界自然保护联盟的定义，外来物种在自然和半自然的生态系统和生境中建立种群，改变和危害本地生物多样性，它就是一个外来入侵种，它造成的危害就是外来生物入侵。从野性十足的"紫茎泽兰""一枝黄花""水葫芦"到号称"田园杀手"的非洲大蜗牛，从各种昆虫、线虫

---

[*] 本章由廖丹子、高汝东、曹霞、顾荷维执笔。

到真菌,从各类检疫性杂草到细菌、病毒等,都是近年外来有害物种的"典型"。外来物种入侵主要造成三方面危害:一是农林产品、产值和品质下降,对农产品出口贸易带来不利影响,对农业发展产生影响;二是破坏生物多样性,特别是侵占本地物种的生存空间,造成本地物种死亡和濒危;三是导致草场退化、林业资源破坏、土壤结构变异、水生态系统失调,对人畜健康造成危害。国际上已将生物入侵上升到"农业生物恐怖"的高度。[①]

2013 年 10 月 24 日"第二届国际生物入侵大会"确认我国已有 544 种外来生物入侵,其中大面积发生、危害严重的有 100 多种,这 100 多种外来生物中,入侵中国的就有 50 多种,几乎入侵我国所有生态系统。据农业部初步统计,目前我国每年因外来生物入侵而遭受的直接经济损失高达 1200 亿元人民币;《濒危野生动植物国际公约》列出的 640 种世界濒危物种中,中国有 156 种[②]。据专家估计,松材线虫等 13 种主要农林入侵有害生物每年对我国造成 574 亿元的直接经济损失。外来生物入侵已造成我国严重的经济损失与生态灾难,而长期以来对其缺乏足够认识和系统调查研究,对其进行综合治理还面临很多困难[③]。

针对有害生物入侵的严峻挑战,检验检疫系统严把国门关,在法律建设、查验制度、监管措施、紧急处理等方面搭建了有害生物入侵的治理体系。首先,针对有害生物入侵的新情形而动态更新相关法的规定,以确保防控有害生物的检验检疫工作有法可依。检验检疫部门严格按照《进出境动植物检疫法》及其实施条例的要求和质检总局的统一部署,密切配合农业、林业等相关部门,共同构筑起外来有害生物的防控体系。同时,质检总局会同农业部、国家林业局,将原来 84 种进境植物危险性病虫杂草名录修订扩大到 437 种检疫性有害生物名单,并实施动态调整,初步建立了中国外来有害生物和有毒有害物质入侵防御的法律法规体系。

其次,建立从预防到紧急处置全过程的制度体系,包括检疫准入、检

---

① 参见:《我国确认 544 种外来入侵生物几乎所有生态系统均遭入侵》,百度文库(http://wenku.baidu.com/view/d3f1fd2ecc1755270722083c.html)。

② 《中国每年因外来物种入侵损失 1200 亿元》,中国新闻网,http://www.chinanews.com/gn/2012/01-05/3581219.shtml,2012 年 1 月 5 日。

③ 同上,关于外来生物入侵给我国带来的经济损失,数据不一。本书此处沿用中国新闻网的数据。

疫审批、境外预检、口岸查验、隔离检疫、风险预警、除害处理、后续监管等八大制度,并组织开展了检疫性实蝇、马铃薯甲虫、检疫性杂草、非洲猪瘟、小反刍兽疫等动物植物疫情监测,建立了植物疫情截获评价指标体系,实施进境植物种苗、水果指定口岸制度,出台风险分类查验监管措施。

再次,极为注重入境生物的口岸查验、截获与紧急处置。据统计,我国口岸截获植物疫情呈大幅增长趋势,已由 20 世纪末期的年截获量不足 1 万次,攀升至 2013 年的 4800 种 60 万种次;检验检疫部门在入境口岸每天截获 2000 种次的有害生物。① 质检总局 2001 年至 2014 年的 13 年间,共截获动植物有害生物 8700 多种,2014 年仅宁波口岸从进境的木质包装、集装箱与货物检疫中截获双钩异翅长蠹(Heterobostrychusaequalis,又称细长蠹虫)② 就达 110 批次。检验检疫部门对所截获的有害生物及其相关附着物都依法采取除害处理、退货、销毁或移交相关部门处置等措施,有效保障了国门安全。

最后,通过生物安全知识宣传与教育的方式,提升社会认知度,如 2014 年国家质检总局共组织国门生物安全进校园活动 220 场次③,各直属局和分支机构也根据各地实情而组织开展了形式多样的生物安全宣教进社区、进校园等活动。

(二) 查验与监管进口商品质量和安全问题

在国门,检验检疫对生态环境安全的维护不仅体现在对进出境动植物及其产品的检疫监管上,也体现在对进出口商品的检验监管上。2014 年全系统共检验检疫出入境工业产品 611.47 万批,全年共采集各类风险信息 163842 起,截获进口质量安全不合格商品 115957 起,其中,进口废物

---

① 《宁波检验检疫局:俯身检疫保安全 创新驱动促发展》,中国质量新闻网,http://www.cqn.com.cn/news/zggmsb/disi/934362.html,2014 年 7 月 31 日。

② 双钩异翅长蠹,是一种热带、亚热带地区严重危害木材、竹材、藤材及其制品(含人造板、包装材料、家具等)的钻蛀性害虫,被列入我国进境植物检验性有害生物名录。该虫寄主广,钻蛀能力强、食性杂,既可危害活立木,也可危害木材及制品,甚至可蛀穿玻璃密封胶。受该虫危害后,寄主外表虫孔密布,内部蛀道交错,严重的几乎全部蛀成粉状,一触即破,完全丧失使用价值。其成虫具有一定的飞翔能力,可通过成虫爬行和迁飞作短距离的传播,远距离传播主要通过人为调运木材、竹材、藤材及其制品、运输工具等传带,是进境木质包装检疫中最为主要的集中危险性有害生物之一。

③ 支树平:《适应经济新常态 创造质检工作新水平——在全国质量监督检验检疫工作会议上的报告》,2015 年 1 月 16 日,上海。

原料中检出环保不合格项目 205 批，重量 3 万吨，货值 1927 万美元；进口原油中检出不合格 142 批，重量 12.5 万吨，货值 9337.31 万美元；进口铁矿检出不合格 11021 批，重量 33621.44 万吨，货值 332.97 亿美元。[①]对这些不合格进口商品的相应处置，是维护我国生态环境安全的重要一环。

以进口资源性商品为例，我国是出口生产大国，也是工业资源小国，每年需要进口大量的资源性商品作为工业生产原料的补充。进口资源性商品不仅在一定程度上防止了因需要开采国内矿产资源而带来的生态环境破坏，也在一定程度上促进了循环经济和可持续发展。以进口废纸为例，使用 1 吨废纸可以制成 2 吨纸浆并生产出 0.8 吨新纸，可以少砍伐 17 棵树、节约超过 50% 的造纸能源、减少 35% 的水污染、节省 3 平方米垃圾填埋场的空间，每年多吸收大气中 0.7 吨二氧化碳。

但进口资源性商品因其来源多向、组成多样、夹杂物有害等特性，对生态环境存在潜在危害。例如，进口原油既有存在硫分超标影响加工设备的危害，也会因含有或多或少的硫化氢气体而破坏大气安全；进口有色金属矿不仅存在放射性危害，还存在对环境有明显污染、对人体有明显毒性的元素铅、汞、镉、砷的危害；进口危险化学品，可能会因为包装不牢、操作不当造成泄漏而对环境、人体、生态造成危害，也会因其本身易燃易爆、挥发性超标而对生态环境造成危害；进口可利用固体废物原料（也称再生资源），存在夹带爆炸性武器弹药、放射性物质、危险货物、甚至是医疗废弃物、电子废弃物的危害，还存在以生活垃圾、毫无利用价值的泥土石块替代再生资源的贸易欺诈等。据美国国际贸易委员会的数据，自 2000—2011 年，中国从美国进口的垃圾废品交易从 7.4 亿美元飙升到 111.5 亿美元，2011 年占中国从美国进口贸易总额的 11.1%，仅次于农作物、电脑和电子产品、化学品和运输设备，而"洋垃圾既危害中国消费者的健康和安全，也严重染污了环境。中国从美国进口的废弃果汁盒就曾繁衍了 5.5 万只以上的苍蝇，废弃塑料制品需要上百年才能降解，焚烧电子垃圾产生有毒有害气体，废弃金属排泄严重污染水源，诸如此类的危

---

① 山巍：《2015 年全国进出口商品检验监管工作视频会议上的报告》，2015 年 2 月 11 日，北京。

害不胜枚举"①。

多年来，检验检疫在进口产品质量与安全监管上担负着实质性职责。2013年，宁波北仑口岸查获装有7个集装箱的171.62吨、货值2600多万美元以废渣冒充废铜碎料的商业欺诈案件；在2011—2013年期间，宁波口岸截获环保不合格进口废物原料215批，涉及金额2727万美元。2012年9月—2013年3月，山东口岸连续检出16批来自印度尼西亚、马来西亚、澳大利亚等国家的进口燃料油，货物颜色、气味、流动性及挂壁状态与正常燃料油存在明显差异，其随附国外检测报告相关指标与正常燃料油指标也存在较大差异，经检验实货为使用过的润滑油，属于我国禁止进口的固体废物。2011年广东口岸检出铜、锌矿砂微量元素超标的情况。2012年，湖北口岸检出一批来自坦桑尼亚的铜矿砂中镉含量超标。2012年深圳口岸检出189.82吨来自印度尼西亚的铜矿砂及其精矿有害元素汞、镉、砷、氟含量超标的情况。2013年以来，宁波大榭口岸作为全国重要的原油中转码头之一，加大了对进口原油中硫化氢含量的监测，确保符合生态环保安全的原油进口，等等。2014年国门查出核与辐射有害因子超标情况2291起、化学有害因子7起，检出进出口不合格危险化学品7700余批次，同比增长100.9%，检出环保不合格进口废物原料205批、3万吨。② 检验检疫部门对这些不合格产品进行了退回或销毁处理，为防止污染物和有害生物进入国门、维护我国生态环境安全提供了强有力的保障。

二 公共卫生安全维护

公共卫生安全维护是检验检疫保国安民的另一重要方面，也彰显了"国门"应对入境性安全威胁的突出成绩。随着我国经济水平不断提高，各类消费品也更加充裕与多样，加上全球化与科技水平的日益提升，我国民众所能享受到的境外物质成果逐渐丰富，与外界联通也更加便捷，但与此同时，各类传染病、传染性疫情经口岸而传入我国的风险也急剧增加。2014年，全国口岸全年检疫查验出入境人员4.83亿人次，同比上升3.87%；发现有传染病症状者51933人次，同比上升85.67%；确诊传染

---

① 《那些年中国从美国进口的"洋垃圾"》，网易新闻，http://data.163.com/12/1218/17/8J1BIEUS00014MTN.html，2012年10月28日。

② 支树平：《适应经济新常态 创造质检工作新水平——在全国质量监督检验检疫工作会议上的报告》，2015年1月16日，上海。

病 31 种共计 7561 例,同比上升 105.97%。共在出入境交通工具、集装箱、货物、行李、邮包、快件、特殊物品中发现卫生学问题近 15 万批次。[①] 检验检疫部门在口岸对人、货物、交通工具等载体可能携带的病菌、病毒实施卫生检疫,就成为一项对国家安全与公众安全极为重要的工作。我国国家质检总局和各检验检疫机构是《国际卫生条例(2005)》规定的口岸地区卫生主管局,"国境卫生检疫已发展为以口岸疾病预防控制、突发公共卫生事件应急处置、口岸卫生监督管理、国际旅行健康服务、口岸核生化反恐为主要内容的中国特色口岸公共卫生体系"。整体看,检验检疫的公共卫生安全维护举措主要有三方面。

(一)加强口岸卫生检疫核心能力建设

2013 年 10 月"中国国境卫生检疫 140 周年学术会议"指出:"140 年来,国境卫生检疫见证了中国社会横跨三个世纪的沧桑巨变,从 19 世纪末的世界鼠疫、霍乱、天花、我国东北肺鼠疫,到 21 世纪的非典、人高致病性禽流感、甲型 H1N1 流感等各种重大疫情,中国卫生检疫始终伴随着中国社会的进步而发展,同世界各国一道,共同为维护中国乃至全人类的健康安全和生存发展,作出了不可磨灭的重要贡献"[②]。

我国口岸卫生检疫能力建设经历了一个不断探索,从体系不完善到体系较为完善的过程。改革开放前,我国经济发展水平较低,导致检验检疫的投入、设施与制度等都较为落后,卫生检疫的总体水平不高。改革开放后,随着我国对外交流和对外贸易不断发展壮大,检验检疫系统的机构设置、职能定位、机制运转、技术支撑、人才队伍等各个方面都逐步提升,进一步加大了检疫传染病和监测传染病的检疫与查验工作,并开展了口岸卫生监督工作。进入 21 世纪,我国口岸卫生检疫事业发展速度进一步加快,尤其是在"9·11"事件、SARS 和甲型流感等重大突发事件的激发下,我国卫生检疫有了很多实质性的改革举措,如全国各口岸开展了卫生检疫口岸核心能力建设,在传染病监测和卫生监督的基础上,为口岸配备先进的检疫设施和高水平的专业卫生检疫人员,已形成了包括"口岸疾病预防控制、突发公共卫生事件应急处置、口岸卫生监督、国际旅行健康

---

① 《质量监督检验检疫情况通报》第 27 期,2015 年 4 月 20 日,第 22 页。

② 《国门时报》评论员:《跨越三个世纪的梦想》,《中国国门时报》2013 年 10 月 11 日。

服务和口岸核生化反恐"五方面内容的中国特色口岸公共卫生体系①。

我国口岸卫生检疫核心能力建设包括众多举措，其中创建国际卫生港就是代表性措施之一。国际卫生港是按照《国际卫生条例（2005）》有关规定，建立完善的卫生控制与保障设施，建立有效的卫生管理机制，满足国际疾病及核生化有害因子防控需要，获得世界卫生组织认可的国际通航港口。创建国际卫生港不仅可以提升港口的公共卫生核心能力，实现国际传染病防控从被动防御到主动应对的战略转变，而且能够营造口岸安全便捷的通关环境，增强港口的国际竞争力，促进地方对外经贸持续发展。国际卫生港是世界卫生组织对国际通航港口安全卫生及卫生控制能力的一种认可，是具有广泛国际影响力的"金字招牌"。

国家质检总局作为口岸卫生主管局，认真遵照执行《国际卫生条例（2005）》，大力开展国际卫生港创建工作。目前已有北京首都机场、上海浦东机场等9个国际卫生机场和上海洋山、深圳盐田、广州南沙、宁波大榭、宁波梅山、宁波穿山等8个国际卫生海港。2014年我国有259个国家对外开放口岸顺利通过国际卫生条例口岸公共卫生核心能力达标验收②。中国的国际卫生港创建工作得到了世界卫生组织的高度肯定和充分认可。创建国际卫生港极大地促进了中国港口全方位与国际接轨，增强了中国港口的品牌效应，优化了中国港口的环境，对提升中国的国际形象和国际竞争力都将产生积极而深远的影响。同时，创建国际卫生港的作用不仅能展现对经济的巨大推动力上，更是一个实实在在的"惠民"工程，具有深远的社会价值。

2012年底，宁波市政府在宁波检验检疫局的倡议下，全面启动宁波"全港创卫"工程，在全国实现首个"全港创卫"。经历整整两年时间，宁波通过"全港创卫"极大地增强了宁波港的软实力，实现了口岸环境卫生清洁优美、公共卫生与疾病防控设施和条件充分完善、食品和饮用水卫生安全、公共卫生专业队伍和各种保障机制健全有效，最大限度防止疾病在国际传播，尽可能小地干扰世界交通运输。宁波的海港和空港口岸成为全国口岸核心能力建设工作的代表和典型，其以"政府主导、港区企

① 《国家质检总局卫生检疫监管司司长张际文访谈》，中国质检总局网站，http://www.aqsiq.gov.cn/ztlm/2013/140_1/ft/201310/t20131009_380395.htm，2013年10月10日。
② 支树平：《适应经济新常态 创造质检工作新水平——在全国质量监督检验检疫工作会议上的报告》，2015年1月16日，上海。

业为创建主体、检验检疫部门技术指导、相关职能部门协作配合"的系统性国际卫生港创建的"宁波经验"受到世卫组织的肯定[1]。2014 年 7 月，世卫组织考核专家在结束对宁波"全港创卫"第一阶段考核验收后做出评价：宁波经验值得在国家层面推广，值得在世界范围分享。国际卫生港创建成功的同时，宁波口岸的传染病疫情检出率创历史新高，口岸卫生检疫中共发现阳性症状 3200 余例，检出艾滋病、基孔肯雅热、肺结核等传染病 201 例；发现医学媒介生物 950 船次，携带医学媒介生物等各类问题的入境集装箱 4.7 万标箱；成功处置入境集装箱放射性超标等突发事件 30 余起。检验检疫系统经过两年的持续努力，全国 259 个运营口岸全部达标。

（二）积极应对重大突发公共卫生事件

全球化在促进各类要素流大规模跨国流动的同时，也导致各种传染病在全球范围内迅速扩散。2003 年传染性非典型肺炎（SARS）、2009 年甲型 H1N1 流感、甲型 H7N9 禽流感疫情、2014 年埃博拉疫情及其传播，都是国家、区域和国际普遍面临的公共卫生安全的重大挑战，检验检疫系统在这些重大公共卫生事件的预防与紧急处置链条中是不可或缺的一环。检验检疫运用口岸查验、信息分析、技术攻关、紧急处置等"组合拳"，积极参与重大突发公共卫生事件的紧急应对。

首先，强化口岸查验工作。2003 年 4 月 SARS 爆发后至 12 月 20 日，全国各口岸检验检疫机构共对 1.3 亿人次出入境人员进行了体温检测和现场检疫查验，发现可疑症状人员 2.2 万人次，对这些查验结果的隔离、转移等相应处置有效防止了 SARS 在境内外之间的传入传出。针对 2009 年 4 月的甲型 H1N1 流感疫情，检验检疫加大口岸查验力度，当年发现口岸确诊输入性病例 1033 例，这占全国报告境外输入性确诊病例的 45.6%，有效提升了疫情防控水平。[2] 2014 年埃博拉出血热疫情发端于非洲西部一些国家，随后蔓延至世界其他国家与地区。我国北京、上海、广州的 3 个机场与非洲 11 个国家通航，每月出入境人员达 82400 人次，且与西非地区劳务、留学人员往来密切，加上时值青奥会等大型涉外活动，我国存在较

① 蔡文彪：《以实施全港创卫战略为引领　促口岸核心能力建设上水平》，中国国境卫生检疫 140 周年学术会议，http://www.aqsiq.gov.cn/ztlm/2013/140_1/ltjl/201310/t20131010_380659.html，2013 年 10 月 10 日。

② 《卫生检疫监管司陈晓枫介绍"十一五"期间口岸卫生安全工作并答记者问》，质检总局新闻频道，http://www.aqsiq.gov.cn/zjxw/zjxw/xwfbt/201101/t20110106_174844.htm。

大的疫情输入风险。质检总局要求各检验检疫局切实做好口岸卫生检疫工作，严防埃博拉疫情传入中国。对可能载有疫情发生地人员的入境航班实施严格的登机检疫；在入境通道对来自疫情发生地的人员实施重点查验；对来自疫情发生地的交通工具和货物实施严格的卫生处理；暂停来自疫情发生地的特殊物品和动物产品的入境等①。

其次，创新卫生防控技术，积极配合世界卫生组织的疫情防控工作，提高我国口岸公共卫生防控水平。如北京检验检疫局、广东检验检疫局和中国检科院等加大科研攻关，建成了可用于 SARS 检测的 P3 实验室和我国第一个出入境负压隔离室，研制成功了"食品、动植物及其产品中 SARS 病毒检测方法""入境健康检疫申明卡计算机自动识别系统"和"SARS 冠状病毒全基因序列芯片及检测方法"，开展了"人用 SARS 灭活疫苗的研究"，并取得重大进展，这为突破 SARS 防控难题创立了新的技术基础。同时，在配合世卫组织卫生工作方面，在 2003 年 SARS 防控期间，北京、广东、江苏、上海、深圳、天津等直属检验检疫局及时提供详细资料以积极配合世卫组织和一些国家的信息查询。同时，发挥流行病监测领域的技术与资源优势，积极配合世卫组织妥善应对 H7N9 禽流感疫情，赢得了我国国民和全世界的肯定。

第三，紧急处置公共卫生事件，并为外事领域提供卫生检疫服务。2006 年内蒙古、新疆口岸发现了鼠间鼠疫疫情，口岸对此及时控制的同时并立即上报国务院。2008 年 11 月妥善处置了上海入境的"钻石公主号"邮轮上 285 名乘客诺瓦克病毒感染腹泻事件，这是国内报道首次爆发肠道传染病病例最多的一次。还对北京首都机场"美联航飞机"老鼠事件、黑龙江中俄口岸麻疹和脊髓灰质炎疫情、宁波入境集装箱鼠疫传染病事件等诸多事件采取了积极有效的处置措施。还积极为国家应急救灾和重大活动提供公共卫生安全保障。如 2008 年汶川地震后，国家质检总局派出了 19 支卫生防疫技术服务队奔赴灾区第一线支援灾后卫生防疫工作，为灾区广大军民提供了健康安全保障。检验检疫系统还为北京奥运会、上海世博会、广州亚运会等重大国家性活动提供卫生检疫保障。为全面配合我国海外撤侨行动，全国检验检疫系统依法对归国侨胞实施卫生检疫，如

---

① 《世卫称埃博拉疫情已致 887 人死　中国严防疫情传入》，中国新闻网，http://www.chinanews.com/gj/2014/08-05/6458112.shtml，2014 年 8 月 5 日。

2015 年初也门战事局势升级，3 月底我国就启动撤侨行动，近 500 名侨民从埃塞俄比亚搭机经中国上海、北京、江苏等地区的机场入境，因侨胞归国前的途径地区存在较大的埃博拉出血热、登革热等传染病风险，检验检疫人员按照《国境卫生检疫法实施细则》，在侨胞入境时进行健康体检与传染病监测，质检总局还及时与外交部等部门沟通，了解我国撤侨的实施计划与动态信息，据此指导各检验检疫机构开展侨民入境的卫生检疫与服务工作。① 同时，卫生检疫也是我国对外应急救援时的重要工作，如在 2015 年 4 月爆发的尼泊尔地震后，我国西藏境内检验检疫机构积极发挥作用，为援助尼泊尔抗震救灾开展卫生检疫。

（三）口岸常规检验业务为公共卫生安全提供综合保障

在口岸对出入境人员、货物、交通工具中的细菌、病毒和媒介物进行检验和检疫，并向大众进行相应的知识宣教，是检验检疫常规性查验工作中的重要内容，也构成了公共卫生安全和国民生命健康安全保障的重要工作。

首先，口岸常规性检疫与查验为"国门"公共卫生安全提供了不可或缺的保障。仅在 2014 年，我国共查验出入境人员 4.98 亿人次，发现有传染病症状者 4.42 万人次；严防埃博拉疫情，排查来自疫区人员 3 万人，发现有症状者 93 例，转运留观病例 78 例；严防中东呼吸综合征，对朝觐人员回国监测 1.4 万余人；实施出入境传染病监测体检 114.48 万人，检出各类传染病 1.93 万例，其中艾滋病病毒（HIV）感染者 700 例、开放性肺结核 2363 例、病毒性肝炎 8951 例、性病 3957 例、其他传染病 3376 例；加强口岸医学媒介监测，捕获各类媒介生物 186 种、37.58 万只，检出乙型脑炎和汉坦病毒阳性 150 例，实施预防接种各类疫苗 111.29 万次。② 检验检疫对各类疫情的查验与防控有效防止了相关疫病疫情的传入，维护了我国公共卫生安全和人民生命健康安全。

在进口商品检验过程中截获有害生物、有毒物质等也与公共卫生安全有关，也是口岸常规性查验中的基本现象。如 2014 年，厦门海沧检验检疫局分别从菲律宾、中国香港、科特迪瓦、乌拉圭进境的铁心木、空箱、

---

① 《国家质检总局指导各检验检疫机构开展也门撤侨人员入境的卫生检疫服务工作》，质检总局网，http://wsjyjgs.aqsiq.gov.cn/tpxw/201504/t20150430_437771.htm。

② 支树平：《适应经济新常态 创造质检工作新水平——在全国质量监督检验检疫工作会议上的报告》，2015 年 1 月 16 日，上海。

腰果、玛瑙石中截获大量红火蚁。红火蚁入侵住房、学校、草坪等地，与人接触的机会较大，叮咬现象时有发生，其尾刺排放的毒液可引起过敏反应，甚至导致人类死亡。又如，2014 年 8 月在杭州萧山机场入境快件中截获的剧毒南美箭毒蛙，据说它的体内毒素可以毒死 10 个人。

其次，面向公众进行国境卫生检疫的知识宣教，提升了公众对口岸公共卫生安全的知晓与运用水平。如宁波检验检疫局依据口岸核心能力建设和国际卫生港创建对地方外贸发展、口岸卫生安全、人民健康保障、生态环境建设的巨大作用，创新手段广泛传播国际卫生港创建理念，宣传普及国际卫生港创建知识，努力扩大国际卫生港创建影响，积极营造国际卫生港创建氛围，在国境卫生检疫 140 周年之际，先后共十二次向宁波市政府提交国际卫生港创建专报，编印分发《创建国际卫生港 35 问》《创建国际卫生海港技术手册》近千册，在《国门时报》连续开展 5 个系列头版报道，编发国际卫生港创建专刊简报 38 期，开展地方政府、港口企业、口岸单位创卫知识集中宣讲 500 余人次，还开展国际卫生港创建宣传月活动，将国际卫生港创建宣传上报纸、上街道、进公交、进出租，提升公众对国际卫生港创建的关注与知晓。①

三 食品安全维护

"民以食为天，食以安为先"。近年来食品安全问题层出不穷，苏丹红、瘦肉精、三聚氰胺、甲醛白酒等不断涌现，食品安全问题已成为公众普遍关注的重要民生问题。自 2002 年以来，我国进出口食品贸易迅猛发展，贸易额一直保持着 10% 以上的年增长速度，但同时进出口食品不合格，尤其是进口食品不合格的检出率也不断上升，如有数据显示，进口不合格食品检出率从 2005 年的 0.54% 逐年上升到 2009 年的 2.45%。进一步加大进口食品安全监管是一项直接关系到百姓民生质量与安全的重要工作。检验检疫系统是进口食品安全监管的责任部门，在对进口食品安全与质量监管上做了诸多实质性工作。

（一）加强进口食品安全立法立规

2012 年 3 月 1 日起施行《进出口食品安全管理办法》，进一步规范进

① 蔡文彪：《以实施全港创卫战略为引领 促口岸核心能力建设上水平》，中国国境卫生检疫 140 周年学术会议，http://www.aqsiq.gov.cn/ztlm/2013/140 _ 1/ltjl/201310/t20131010 _ 380659. html，2013 年 10 月 10 日。

口食品的管理。为进一步建立健全快速、高效、有序应对进出境农产品和食品质量安全突发事件应急处置的工作机制,2014 年质检总局印发了《进出境农产品和食品质量安全突发事件(事故)应急处置预案》(国质检动〔2014〕562 号),对质检总局与出入境检验检疫机构在进出境农产品和食品检验检疫工作中针对引起或可能引起社会高度关注的特别重大(Ⅰ级)、重大(Ⅱ级)突发事件的应急处置工作做出了具体规定,同时对出入境检验检疫系统进出境农产品和食品检验检疫工作中较大(Ⅲ级)、一般(Ⅳ级)突发事件的应急处置工作做出了具体指导。

(二)加大进口食品安全查验与监管力度

2014 年全国出入境检验检疫机构共检出质量安全项目不合格的进口食品 3503 批,涉及 22 类产品,来自 79 个国家或地区,主要是糕点饼干类、饮料类和粮谷及制品类。其品质、食品添加剂和微生物污染等项目为主要不合格原因。对以上不合格的进口食品,口岸出入境检验检疫机构均采取了退运或销毁等措施,未进入国内市场。① 同时,2014 年我国对 64个国家或地区的 36 种食品开展检验检疫准入评估,检出进口不合格食品、化妆品 2.7 万批,同比增长 136.2%,依法退运或销毁 3702 批、2.41 万吨,货值 3282.5 万美元,暂停 24 家境外企业产品进口,公布 31 家进口食品生产经营企业不良记录,对 10.4 万家境内外食品进出口商实施备案,对美国等 12 个国家或地区的肉类、乳制品等 4 大类高风险食品进行回顾性检查。妥善处置进口转基因玉米和玉米酒糟粕不合格事件,对 142.57万吨进口转基因产品依法退运销毁;妥善应对台湾地沟油、台湾毒豆干、挪威三文鱼等事件,有效地维护了人民群众健康安全。加强对港澳合作,培训监管机构和企业人员 1.6 万人次,对 65 种供港蔬菜中 224 种农残状况进行普查,确定 7 大类 47 种供港食品中高风险农残项目,保持内地供港食品质量安全稳定。

四 产品质量安全维护

从对进口货物检验结果来看,不合格货物的批次越来越多,涉及经济数额也越来越大。全国直属和分支检验检疫机构对进出口产品质量安全的

---

① 《质检总局:2014 年共检出 3503 批不合格进口食品》,中国质量新闻网,http://www.cqn.com.cn/news/zjpd/zjyw/zjyw/1001246.html,2015 年 1 月 30 日。

维护主要集中在进口消费品、资源性商品的安全检验和监管。

（一）防止不合格消费品进入中国市场，保障人民生命与健康安全

汽车、儿童玩具、化妆品、纺织品等是检验检疫部门针对出入境商品的重点检验监管对象，而这也是百姓日常消费最多，最可能遭受安全风险的产品领域。

以进口汽车为例，随着我国城市化的迅猛发展和国外汽车更大规模的进入我国市场，汽车质量问题也对车主、行人甚至公共安全产生了更大范围的影响，因此全国检验检疫系统对进口商品质量的检验与监管不仅是对国家经济安全的维护，也是对老百姓生命与健康安全的维护。检验检疫部门严格履行职责，对在检验监管中发现有问题的汽车采取坚决措施。为防止和减少进口消费品质量不合格而对我国消费者带来的安全风险加大了监管力度。

首先是加大事中查验环节。如2012年7月3日广州检验检疫局在日常检验工作中发现大众汽车（中国）销售有限公司进口的190辆葡萄牙产大众夏朗小客车高压软管存在质量安全风险，便按例上报；为防止问题汽车进口，国家质检总局检验监管司将相关情况迅速通报上海、天津等国内大众汽车进口口岸，要求检验检疫人员进一步对进口汽车进行质量安全风险排查，有针对性地加强对上述大众汽车的检验监管，采取有效措施消除质量安全隐患①。

其次是会同相关部门加大事中与事后监管。如针对进口汽车质量与安全问题，检验检疫同公安部、国家认监委等共建机动车安全监管体系，包括加强机动车安全技术检验机构和机动车安全技术检验工作监管、加强机动车安全技术检验机构资格许可和监管工作等，从监管体系上确保进口汽车质量，维护人民生命安全和公共安全。

再次加强事中和事后监管，明确后续监管要素，把属地局监管提升为监管链条的重要环节，打造口岸属地协调统一，涵盖市场准入、口岸检验、后续监管、"召回、三包"在内的全监管闭环体系。

玩具不合格是危及儿童生命与健康的主要项目之一。2014年全国检验进口玩具产品21455批，不合格货物345批，货值426.56万美元，主

---

① 张南峰等：《严把汽车质检关，给力安全中国梦》，《中国检验检疫》2013年第5期。

要原因是机械物理项目和警示标识不合格。① 2014 年 1 月 8 日《人民日报》刊登的关于儿童玩具被召回的报道称"我国每年有超过 20 万 14 岁以下儿童因意外伤害死亡，致伤致残的儿童数量更为庞大，其中儿童玩具及用品等导致的意外伤害约占 5% 左右"②。而我国绝大多数民众对因玩具质量问题而带来的儿童生命与健康风险并不十分了解。国家质检总局为此加大后续监管力度，及时果断地启动了"召回程序"，决定对天津等地 38 家厂商生产的 41 批儿童玩具实施召回，包括常见的玩具手机、手推车、学步车、自行车等；成功处置进口葛莱（GRACO）儿童安全座椅召回事件。央视多个频道进行跟踪报道，力促国内与国外实施同步召回。质检系统还全力向社会宣传安全知识。如针对儿童玩具的安全问题，以"六一"儿童节为契机，发布进口高风险儿童用品不合格信息，提醒广大家长注意和识别儿童玩具安全问题，这不仅加大了家长和社会公众对儿童玩具安全问题的警惕，也有利于在全社会形成普遍关注产品质量安全的观念和氛围。

　　进口服装、化妆品的检验监管。在进口服装检验监管方面，2014 年全国检验检疫机构共检出质量不合格进口服装 1785 批，货物总计 118 万件，货值 1293 万美元，主要原因为纤维成分与标识不符，色牢度、pH 值、甲醛、偶氮等项目不符合我国强制性技术法规要求。检验进口仿真饰品 1811 批，发现安全质量不合格 266 批，重 4747.1 千克，货值 65.3 万美元，批次不合格率为 14.7%，主要不合格原因为铅、镉、镍释放量超标，不合格进口消费品被退运或销毁。化妆品也是直接关系到国民特别是广大女性的美丽与健康，因其安全风险面广、危害大，是检验检疫部门重点监管的对象。2014 年，全国出入境检验检疫机构共检出质量安全项目不合格的进口化妆品 161 批，涉及 7 类产品，来自 20 个国家或地区，主要是肤用化妆品、发用化妆品和其他化妆品，标签、货证不符和微生物不合格为主要不合格原因。口岸出入境检验检疫机构对这些不合格的化妆品均采取了退运或销毁等措施，未进入国内市场。③

---

　　①　《质检总局：2014 年检出安全质量不合格进口服装 1785 批》，网易新闻，http://news. 163. com/15/0315/23/AKPMEB7000014JB6. html，2015 年 3 月 15 日。
　　②　左娅、姚雪青等：《您家宝贝的玩具，安全吗》，《人民日报》2014 年 1 月 8 日第 2 版。
　　③　《质检总局：2014 年共检出 3503 批不合格进口食品》，中国质量新闻网，http://www. cqn. com. cn/news/zjpd/zjyw/zjyw/1001246. html，2015 年 1 月 30 日。

（二） 维护大宗资源性商品质量与安全

加入世界贸易组织之后，尤其是近年来随着我国经济的持续快速增长，我国对各种资源的消耗逐年增加，对资源的进口依赖程度也越来越高，入世后我国非食用原料、矿物燃料以及按原料分类的制成品等资源性商品的进口额以年均 30% 的速度增长。如何配合国家宏观政策进一步加大对资源性商品的进口管理，亦成为检验检疫的重要领域。

进口煤炭是大宗资源性商品的重要部分，检验检疫对进口煤炭质量把关发挥了"过滤器"的作用。中国是煤炭进口大国，且已成为煤炭净进口国，进口煤炭数量超过日本而居全球首位。随着我国进口煤炭量的增加，部分质劣、价低的也随之进来。2014 年宁波口岸共进口煤炭 249 批次，重量 1174.9 万吨，检出不合格批次 81 批，批次不合格率为 32.5%。宁波口岸对进口煤炭硫、磷、汞等有毒有害元素的监测结果显示，进口煤炭 80% 以上能检出有毒有害元素，最高硫含量高达 1.9%，其他有害元素如磷、汞等有害元素也不同程度存在，这些有毒有害元素通过燃烧以污染性气体或煤渣形式进入土壤、水等，对我国生态环境造成了严重威胁。检验检疫部门从装卸、运输等多个环节，逐步完善对进口煤炭等大宗资源性商品全过程的监管，不断加大反欺诈的执法力度，通过加强与海关、边检、港务等部门的沟通联系，联合建立供应商的诚信记录档案，对进口商实施诚信管理，从源头减少或杜绝不合格煤炭流入国内。同时，国家实施多项煤炭调控措施，全面部署对进口煤炭实施放射性检测、夹杂物检疫和环保指标监测。2015 年 1 月 1 日起施行的《商品煤质量管理暂行办法》明确了在我国生产、加工、储运、销售、进口、使用的商品煤要达到的环保质量要求，包括灰分、硫分、发热量及有毒有害微量元素等指标，规定不符合《办法》规定要求的商品煤，不得进口、销售①。

针对进口废物原料，也进一步加大检验检疫监管。如将"进口废物原料监管信息系统"纳入国家"十二五"政务信息化工程，对环保项目严重不合格、以其他产品名义进口废物原料等典型案例先后发布警示通报，明确境外装运前检验机构业务范围、证书责任主体、货物流向核查等问题。

---

① 《宁波口岸 2014 年进口煤炭不合格检出率逾三成》，中国新闻网，http://finance. chinanews. com/ny/2015/03 - 17/7136850. shtml，2015 年 3 月 17 日。

五 经济安全维护

2014 年，我国检验检疫机构共对外出具棉花品质和重量索赔证书 1.48 万份，对外索赔 9626.46 万美元，为国家和企业挽回了大量经济损失。我国检验检疫部门在帮助出口企业提质增效、突破发达国家的技术性贸易壁垒、依据 WTO 规则研究制定我国外贸政策等方面，既保障了出口企业的产品质量与经济利益，也维护了国家经济利益与安全。

（一）引导国内企业提质增效，以质量安全赢经济效益

我国政府极为重视进出口产品质量问题。十八大提出增强出口竞争新优势的"技术、品牌、质量、服务"的八字方针，提出要把推动发展的立足点转到提高质量和效益上来。2014 年 5 月 9 日，习近平总书记在河南考察时指出"推动中国制造向中国创造转变、中国速度向中国质量转变、中国产品向中国品牌转变"。9 月 15 日在以"质量、创新、发展"为主题的中国质量（北京）大会上，李克强总理明确提出要构建"放、管、治"三位一体的质量提升格局，推动中国发展迈向中高端水平；国务院还特别提出"积极创建知名品牌，以品牌引领消费，推动形成具有中国特色的品牌价值评价体系"。质量关乎万亿公众的福祉，是国家综合实力的集中反映，也是中国经济升级的关键。中国经济要保持中高速增长、向中高端水平迈进，必须推动各方把促进发展的立足点转到提高经济质量效益上来，把注意力放在提高产品和服务质量上来。

质量是检验检疫监管的重点。提升质量归根到底要靠企业。检验检疫始终将监管能力现代化视为改革的主线，而进一步加强企业产品质量管理的监管，是检验检疫的一项核心职责。

（1）在整体监管模式创新上，检验检疫已逐步建立基于分类管理、诚信管理、风险管理的多维度事中、事后监管手段，严密防范系统性的进出口产品质量安全风险。

（2）在具体实践中不断探索质量监管新方式，如围绕产业升级积极探索建立各类质量安全示范区，2014 年全国建成各类质量安全示范区 132 个，覆盖 20 个省区市，示范区建设得到欧盟消保总司、美国消费品安全委员会（CPSC）官员的高度关注，树立了中国检验检疫的正面形象。探索实现了出口食品农产品质量安全监管的"安丘模式"和"威海经验"；建立全国第一个"出口农产品质量安全示范省"，树立了中国出口食品大品牌。

（3）推动企业诚信体系建设，以企业诚信保产品质量。"人无信不立，家无信不睦，业无信不兴，国无信不宁"，企业缺失诚信将对进出口质量安全构成极大威胁。2007年9月12日宁波北仑港集装箱船靠泊作业时发生爆炸起火，就是一件典型的企业违法失信的案例[①]。检验检疫从产品质量第一责任人入手，抓源头管理，推进社会信用体系建设，提升企业依法意识、诚信意识、质量责任意识。如宁波检验检疫局开展"以诚为基，降主体风险"活动，大力尝试监管模式的转变，通过抓源头管理，激励企业自觉履行质量安全承诺。宁波检验检疫局将企业分为A、B、C、D四类信用等级，实施分级管理，实施"守信企业享便利，失信企业受惩戒"的原则，使企业自觉遵守法律，履行质量安全承诺。宁波检验检疫局还积极融入地方政府诚信体系建设，与人民银行、海关、外经贸局等多个部门建立共享协作机制，随着诚信联合监管的深入，宁波地区的进出口企业诚信水平不断提升，检验检疫A类企业近年来以年均10%的比例增长[②]。检验检疫部门推动企业乃至社会实施诚信经营，为提升企业产品质量与建立品牌，推动外贸经济可持续健康发展，维护国家经济安全提供了保障。

（4）在电子商务领域加强质量监管，如2014年10月30日，国家质检总局、发展改革委、工业和信息化部、商务部与工商总局共同在北京启动电子商务产品质量提升行动。阿里巴巴集团、京东集团、1号店、当当网、亚马逊网、苏宁云商、凡客诚品、唯品会、银泰网、王府井集团10家骨干电商企业签署电子商务企业质量诚信共同宣言。同时，质检总局电子商务产品质量信息公平服务平台正式上线运行，进一步帮扶了电商生产企业提高产品质量保障能力，助力了电商经营企业建立健全质量管理体系，重拳整治了电子商务产品质量问题，促进了电子商务健康发展。

（5）帮助企业查找产品质量问题并帮助整改，如2004年4月，洛阳检验检疫局检出一批出口新加坡的日用陶瓷产品铅含量严重超标，该货物共计2000箱、48000件、价值11777.2美元。经检验，在所抽6件样品中

---

① 该事件中，发货人与代理相互串通约定瞒报出口货物的危险化学品性质，把一类爆炸品、三类易燃液体瞒报成塑料品，逃避检验检疫对危险货物的运输包装安全监管，同时，导致船务公司将其作为一般货物实施船运输，酿成爆炸事故。

② 《宁波检验检疫局大力推进质量诚信体系建设》，中国质量新闻网，http://www.cqn.com.cn/news/zggmsb/diyi/747512.html，2013年7月29日。

5 件铅溶出量超标。检验检疫人员帮助企业查找原因，发现烤花窑温不稳定是造成铅溶出量超标的主要原因，要求企业进行严格整改，保证我国出口产品的质量①。

（二）有效应对国外技术性贸易措施，维护企业经济利益与安全

随着自贸区和《乌拉圭回合》《多哈回合》等世界贸易组织多边贸易谈判进程的推进，关税壁垒作为一种早先盛行的贸易壁垒形式已不再是保护本国贸易的主要手段，很多国家尤其是发达国家早在 80 年代中期就将建立贸易保护的手段转移到了技术性贸易措施上。技术性贸易壁垒是国际贸易中商品进出口国在实施贸易进口管制时通过颁布法律、法令、条例、规定，建立技术标准、认证制度、检验制度等方式，对外国进出口产品制定过分严格的技术标准、卫生检疫标准、商品包装和标签标准，从而提高进口产品的技术要求，增加进口难度，最终达到限制进口的目的的一种非关税壁垒措施，主要涉及 WTO《技术性贸易壁垒协定》（TBT 协定）中的技术法规、标准、合格评定程序（TBT 措施）和《实施卫生与植物卫生措施协定》（SPS 协定）中的动植物卫生与食品安全措施（SPS 措施）。有研究发现，20 世纪以来，技术性贸易壁垒给国际贸易造成的障碍占关税等各种壁垒总和的比重，由过去的 20% 上升到当前的 80%。② 世界贸易组织每年通报的新技术性贸易措施超过 2000 项，2013 年就多达 3417 项，且有越发频繁严苛的趋势。

2002 年 1 月份开始，欧盟以我国出口水产品氯霉素超标为由，全面禁止我国的水产品、动物产品出口，由此造成的经济损失将近 10 亿美元。2013 年国家质检总局在全国范围开展国外技术性贸易措施影响调查，结果显示有 23.9% 的出口企业遭受国外技术性贸易措施影响，部分企业遭受取消订单、降级、退货或销毁，企业因进行技术改造、认证等增加成本达 280 亿美元，直接损失 685 亿美元。③ 2014 年有 36.1% 的出口企业受到国外技术性贸易措施不同程度影响；全年出口贸易直接损失 755.2 亿美元，比 2013 年增加 93.2 亿美元，占同期出口额的 3.2%，比 2013 年上升

---

① 《检验检疫信息》2004 第 17 期。

② 王爱娥：《国际贸易的主要壁垒——技术壁垒》，《经济日报》2002 年 10 月 25 日。

③ 《〈2013 年主要贸易国家地区技术性贸易措施〉发布》，新华网，http://www.js.xinhuanet.com/2014 - 01/17/c_ 119019145.htm，2014 年 1 月 7 日。

0.2 个百分点；企业新增成本 222.2 亿美元，比 2013 年下降 20.3 亿美元。[①] 近年来，技术性贸易壁垒呈现形式复杂多变、内容歧视与隐蔽的特征，再加上当前世界经济危机尚未结束，多数国家经济低迷，我国经贸发展的外部压力加大，识别与应对各类技术贸易措施显得极其重要。

检验检疫部门依法负有各种标准、法规、合格评定程序制定与执行的职责，对来自国外的贸易壁垒举措具有专业的技术检测手段，可以直接对企业进出口产品所可能关涉的技术贸易壁垒给予最及时的信息通报与更正指导，成为应对技术性贸易壁垒的前沿阵地和技术后台。检验检疫部门积极应对国外技术性贸易壁垒以维护企业和国家经济利益，主要是通过以下方式实现的。

1. 通过外交手段有效化解壁垒

按照世界贸易组织规则，各国出台新的技术措施时，应给予 WTO 各成员一定的评议期，而我国由于各种条件限制，组织评议的不足总量的 10%。因此，应总结经验，抓住这个机会，加大投入和研究，将隐性的技术壁垒控制在发生之初，充分享受我国作为世界贸易组织成员的应有权利，维护企业利益、靠前应对。如 2008 年美国拟套用严格的肉类产品监管法规，对进口鲶鱼法规进行修改，要求从国外进口鲶鱼，必须具备经美国农业部认可的、与美国等效的检验体系，出口国必须完成美方问卷，并接待美方现场考察，文件评估和现场考察均合格后，美国农业部将在完成后续工作后才允许该国鲶鱼输美。质检总局认为鲶鱼是低风险产品，而套用高风险的肉类产品监管法规，明显不符合科学评估原则，此举对中国等国输美贸易产生较大影响，有贸易保护倾向。因此，质检总局通过多种途径，多次表达中方的强烈关切，要求美方慎重、科学地对待中国鲶鱼输美问题，保持政策的连续性和科学性。后在质检总局的不懈努力下，美国暂缓法规的实行。再如，2013 年印度尼西亚制定的系列贸易壁垒措施，使深圳辖区出口水果企业出口印尼水果业务严重受阻，大量出口水果滞留印尼入境口岸。为此，2013 年 5 月国家质检总局植物检疫代表团赴印度尼西亚进行业务谈判，就我国出口果蔬受阻问题与印尼官方进行了深入细致的交流和谈判，并在就双方关注的部分果蔬品种在品质和检疫准入等方面

---

① 逄丽：《质检总局 2014 年国外技术性贸易措施影响问卷调查显示我国出口企业直接损失超 700 亿美元》，《国门时报》2015 年 6 月 5 日。

的事宜达成了多项议定，取得了较好效果。

2. 与企业、行业组织、政府其他职能部门等联合应对

加入世贸之初，中国好多外贸企业还不是很熟悉国际上一些新型的贸易规则。我国检验检疫部门积极帮助国内企业熟悉 WTO 规则及相关法律、国际贸易条约及国际惯例，并充分利用国家权力对外开展交涉，帮助维护我国企业和国家的正当利益。特别是对进口国以环保、检疫等为借口单方面设置的歧视性技术壁垒或隐蔽形式的各种技术贸易歧视等，检验检疫部门主动同政府相关部门、企业进行联动，依据世界贸易组织有关规定通过外交途径与进口国进行谈判。如欧盟先后于 2008 年、2009 年发布《预防、阻止和消除 IUU 捕捞法规》及实施细则，要求向欧盟成员出口的海捕产品在附具《卫生证书》的同时，还必须附有《捕捞证书》等合法捕捞证明文件，否则拒绝入境。宁波出口海产品基本在欧盟法规影响范围之内，宁波检验检疫局多次联合海洋与渔业局、宁波市水产行业协会等有关部门，迅速告知企业，指导企业严格控制输欧海捕水产的原料安全，加强合法捕捞证明文件审核，同时做好出口检验检疫工作、清理输欧水产品供货渔船并备案，顺利帮扶辖区内水产品出口欧盟。"温州打火机事件"也是一个典型例子：温州打火机因价格低廉、花样繁多曾经占领全球 70% 以上的市场，但一些国家在产品功能和技术上做文章，提高标准要求，设置技术性壁垒，为我国产品进入发达国家市场设置障碍。2002 年欧盟实施"CR"法案（儿童安全打火机安全要求及测试方法）对我国出口产品实行壁垒。由此我国商务部与浙江省政府、检验检疫机构、行业协会和出口企业形成"四体联动"机制，主动与欧盟交涉，将所谓的"CR"法案推迟到 2007 年 3 月 11 日正式实施，有力减少了对温州打火机行业的冲击，挽回经济损失达 2 亿美元，同时还争取到宝贵时间以调整产品结构，做好各项应对准备。2006 年 9 月，温州检验检疫局还派员与欧盟就"CR"法案实施后相关工作进行了磋商，并邀请欧方官员考察温州检验检疫局打火机实验室。2006 年 10 月 23 日，欧盟委员会官员如期对打火机实验室的检测技术、能力和水平进行了考察，并认可温州检验检疫局打火机实验室是继美国后依据 EN13869：2002 标准成功实施防儿童开启测试的实验室。这大大降低了打火机企业"CR"检测和安全性能（ISO9994）检测费用，缩短了出证时间，加快了新产品的研发速度，对于减少企业生产成本，提升国际竞争力都具有重要的意义。

3. 发挥专业性检验、检疫和检测的技防作用，为我国出口企业进入国际市场提供技术保障

近年来关于童车的技术性贸易措施进入多发阶段。2013 年 3 月，美国国家标准化组织发布《三轮车安全技术要求》，而后又发布婴儿学步车法规；2014 年 5 月，美国材料与试验协会的婴儿卧式和坐式推车的标准 ASTMF833—13B 正式生效。2013 年 3 月欧盟最新修订的手推车和婴儿车标准 EN1888 正式实施，手推车和婴儿车出口必须满足欧盟新的婴儿车法规才能投放欧盟市场。澳大利亚 2013 版婴儿学步车强制安全标准同步采用了美国标准（ASTM F977），规定了稳定性测试、防止台阶跌落、标签警告标识多方面的要求。童车作为宁波儿童产品出口的优势产业项目，遭遇前所未有的阻碍。对此，宁波检验检疫局多次组织专家考察儿童三轮车、电动车、滑板车企业的工厂实验室，对以"好孩子集团"为代表的龙头企业进行现场指导和业务培训，提前做好"查漏补缺、风险排查、问题化解、绿色通关、政策帮扶"的功课。2013 年第三季度，针对好孩子儿童用品有限公司制造的 2352 辆、7 万多美元电动三轮童车，检验检疫部门开展首件检测备案，并对电池、EVA 轮胎等高风险外购外协件的"安卫环"项目进行重点核查，让其顺利输美，开启宁波电动三轮童车打入美国的先例。同时，还及时发布预警，以各种方式、途径及时告知企业国外新出台的法规、标准和新实施，让企业能随时掌握各国信息，提前做好准备，有效规避。如欧美发布关于玩具及儿童用品的新措施以来，宁波检验检疫局上下紧密协作，上下联动，积极宣传，通过培训和技术指导，对玩具企业供应商原材料进行符合性调查，不仅帮助企业重返欧美市场，还促进企业提高技术水平和产品标准。

（三）建立和完善我国技术性贸易措施，维护国家经济利益与安全

科学、先进的技术性贸易措施对于国家与企业的经济利益都有重要保障作用，主要体现在：保障民生和国家安全，维护消费者利益；倒逼技术革新，促企业转型升级；服务外交政治大局，为对外交涉提供资源；促进出口，破解壁垒，提升竞争力；控制进口，保护本国产业经济健康发展。我国检验检疫制度建立和完善技术性贸易举措的方式主要有三方面：

1. 依据我国外贸实际需要修订相关法律法规

一是根据新形势修订《商检法》。面对加入世界贸易组织后我国质检工作的新情况，2002 年 10 月 1 日颁布实施新的《商检法》，将工作重心

由原来的进出口商品检验质量把关，转移到安全、健康、卫生、环保和反欺诈项目上来。为使我国国内规定更加符合世贸规则，对原有检验检疫法律、法规、规章、规范性文件进行全面清理与修订，将深化业务改革的新成果与检验检疫监管新制度、新规则以法律的形式固定下来。通过完善检验检疫法规，进一步加强、规范了检验检疫的宏观管理。

二是制定实施《出入境检验检疫风险预警及快速反应管理规定》。该规定于 2001 年 11 月 15 日正式施行，包括总则、信息收集与风险评估、风险预警措施、快速反应措施、监督管理、附则等六章十八条。《规定》所称"预警"是指为使国家和消费者免受出入境货物、物品中可能存在的风险或潜在危害而采取的一种预防性安全保证措施。该《规定》在"快速反应措施"部分规定，对风险已经明确，或经风险评估确认有风险的出入境货物、物品，国家质检总局可采取检验检疫措施和紧急控制措施。《规定》自实施以来，通过对国外制定和实施的针对我国产品可能或已经造成影响的有关技术性贸易壁垒及时通报，并快速制定和实施相应的对策。

三是制定《出入境检验检疫机构实施检验检疫的进出境商品目录》，并且每年对其进行调整。法检目录内的商品大多涉及人类的安全、健康和生态环境保护，除了要符合国外相关法规和标准外，还需依据《中华人民共和国进出口商品检验法》及其实施条例、《中华人民共和国进出境动植物检疫法》及其实施条例、《中华人民共和国国境卫生检疫法》及其实施细则（三法三条例）以及相关的其他法律法规，对商品的品质、数量、重量、包装、标签、放射性、安全性能、微生物含量、原产地来源等实施检验检疫，经检验不符合相关规定的商品，须作销毁或退运处理。对出入境商品实行依法强制性检验是我国依法开展反技术贸易壁垒、维护国家经济安全的重要手段。

2. 强化我国法律规定的认证、认可制度的实施，维护企业和国家利益

一是引入过程管理与合格评定程序。近年来我国外贸发展迅速，在实施商品检验检疫的同时，对部分进出口商品实施合格评定和过程检验监督，保留企业分类管理、质量管理体系认证、质量许可、卫生注册登记的质量检验和监管方式。目前，我国检验检疫对出口工业产品企业实行分类管理与检验检疫相结合的管理制度，每年对出口企业进行审核，将符合要

求的工业企业分别列入一、二、三类企业名单，根据不同的分类层次实施不同的检验检疫监管方式；对辖区内规模较大、信誉度高、产品质量较好的企业推行过程管理制度。这都是适应技术性贸易壁垒管理要求的新型检验检疫监管模式。

二是实施强制性产品认证制度。国家质检总局与认监委联合出台了《强制性产品认证管理规定》《强制性产品认证标志管理办法》《第一批实施强制性产品认证的产品目录》等，建立了强制性产品认证制度，即"CCC"。要求列入《目录》的产品，必须获得国家认监委指定的认证机构颁发的认证证书，并在认证有效期内，符合认证要求，方可使用认证标志。列入《目录》的产品必须经认证合格、加施认证标志后，方可出厂、进口、销售和在经营活动中使用。对涉及人类健康和安全，动植物生命和健康，以及环境保护和公共安全的产品实施强制性认证，符合世贸组织规则，为我国对抗技术性贸易壁垒建立了法律保障。2001 年国家质检总局及时制定出台对转基因大豆的检验检疫标准，使大规模进口问题得到有效控制。

3. 联建技术性贸易壁垒的信息网

如建立中国 WTO/TBT—SPS 国家通报咨询中心网，将最新收到的世界贸易组织各成员部分 TBT—SPS 通报进行网上快速公布，充分体现世界贸易组织的透明度原则。使我国政府有关部门、各行业机构以及进出口企业及时了解世界贸易组织各成员国技术法规草案及卫生与植物措施草案的制修订情况，并通过提出评议意见，享受我国作为世界贸易组织成员应有的权利，维护国家和企业的利益。各直属检验检疫机构也大力探索适合其自身实际的技术性贸易举措的信息网，为出口企业提供及时、便捷的风险信息，并据此帮助企业攻破壁垒。如针对宁波中小微企业普遍存在信息渠道不畅、量少滞后的特点，宁波检验检疫局每天安排专人在主要贸易国家的官方网站、世界贸易组织官网上收集相关信息，以最快的速度翻译、审核。在千家企业设立联络员，建立了"WTO 检验检疫信息网"和《技术性贸易措施最新通报》《境外不合格产品信息通报》两份刊物；通过刊发专题文章、召开新闻发布会等形式，介绍国外技术性贸易措施发展的趋势和动态，引导社会大众树立健康、环保和安全的生活和消费理念；每年在地方各级新闻媒体上发布预警信息达 1000 余篇，营造应对国外技术性贸易措施的良好氛围。自 2007 年来以每周通报形式定期为全国各直属检验检疫局提供国外通报、评议等方面信息,实现信息共享,不少兄弟局将其作为技术性贸易措施信息的主要来源。

六 其他重点领域安全维护

随着全球贸易结构的不断调整变化和安全要素的快速流动与互动,我国国门安全所关涉的威胁形态不断变化,一些领域的安全维护也逐渐被纳入到国家安全战略体系之中,检验检疫在这些重点安全领域的防护职责的重要性也逐渐显现,其中,转基因、核生化两大领域的安全维护受到高度关注。

(一)转基因安全维护

《粮食危机》的作者威廉·恩道尔认为"转基因生物工程是一场新鸦片战争","他们的目的不仅仅是追逐利润,而是以一种新的生物战争形式,实行种族灭绝和'人种改良'"。[①]《转基因战争:21 世纪中国粮食安全保卫战》作者顾秀林认为"转基因技术是可以用作武器的,而且它更加可能是解除对手武装、彻底打败对手的一种有效武器"。[②] 转基因技术作为"一种技术"肯定具有其两面性,正像任何技术都可以被用于"战争"一样,转基因技术被用于"战争"的可能性同样存在。为此,"生物入侵""生物危害""生物威胁""生物恐怖""生物战争""生物国防""生物疆域""生物安全防备""生物安全战略"等概念开始被提出和流行。[③]

近年来,转基因产品成了从专家到百姓普遍关心的是否对人类生命健康构成潜在威胁的热点话题,检验检疫部门在进出境环节承担着识别与监管转基因产品的特殊职责。我国 2004 年 5 月 24 日公布实施《进出境转基因产品检验检疫管理办法》,旨在加强对进出境转基因产品的检验检疫管理,保障人体健康和动植物、微生物安全,保护生态环境。国家质检总局依法对进境转基因动植物及其产品、微生物及其产品和食品实行申报制度。各级检验检疫机构按照国家认可的检测方法和标准进行转基因项目检

---

① [美]威廉·恩道尔:《粮食危机:运用粮食武器获取世界霸权》,赵刚译,知识产权出版社 2008 年版,第 1 页。

② 顾秀林:《转基因战争:21 世纪中国粮食安全保卫战》,知识产权出版社 2011 年版,第 130 页。

③ 彭海、张凤坡:《生物国防防范 悄无声息的战争》,《科技日报》2013 年 10 月 29 日。

测，对于申报为转基因产品，但经检测其转基因成分与批准文件不符的，或者申报为非转基因产品，但经检测其含有转基因成分的，检验检疫机构通知货主或者其代理人作退货或者销毁处理。

2010年，中粮集团14年来首次大规模进口约6万吨的转基因玉米，舆论一片哗然。2012年，福建检验检疫局从寄自美国的大豆种子中检出含有抗除草剂转基因成分。2013年11月29日，深圳检验检疫局在对一船进口美国玉米实施检验检疫中检出MIR162转基因成分，对其进行退运处理，涉及玉米达6万多吨。此后，福建、深圳、山东等检验检疫局又相继从5批进口美国玉米中检出MIR162转基因成分，共计约12万吨，并作出了退运处理。2013年宁波检验检疫局对一批51373吨转基因进口玉米实施了退运处理。2013年我国检验检疫系统共退运60多万吨转基因玉米。国家质检总局高度评价各地对转基因产品的退运活动，称"这是发挥检验检疫优势，给老百姓吃了一颗定心丸，其社会效益是不容小视的！"① 检验检疫部门发挥其专业技术对进口转基因产品的检验检测作用，在"国门"为我国转基因产品安全维护提供了坚实保障。

（二）核生化恐怖威胁防控

在过去的40多年间，全球已发生了多起严重的核生化恐怖袭击事件。全球目前约200多个恐怖组织具备制造核生化恐怖袭击事件的能力。同时，全球政治经济不均衡性导致部分国家政局动荡，特别是苏联解体后，存放在原加盟共和国的大量核武器和核原料管理松懈，失窃、丢失事件时有发生，很容易被恐怖分子用来制作脏弹。国际核生化恐怖威胁整体呈现三个特点：一是目的政治化，导致恐怖事件频度增加和更有针对性；二是高智商化，导致恐怖事件方式多变并更难于提前侦知；三是手段高技术化，脏弹制造条件要求低，能够大规模生产，导致恐怖活动危害后果更加严重和影响深远。

日本福岛核电站发生泄漏以后，我国的检验检疫部门加强了对来自日本货物的核辐射检测，以保障国门安全。2011年3月17日黑龙江检验检疫局在省内距日本最近的东宁口岸率先启动了核辐射放射性物质监测机制，通过固定放射性检测仪和便携式辐射监测仪两种仪器对口岸地区环境

---

① 《质检总局：去年退运60万吨进口转基因玉米》，路透社中文网，http://cn.reuters.com/article/chinanews/idcncnea0505g20140106。

及入境人员、车辆进行监测。在口岸放置核辐射检测仪是加强应对核辐射的防护、监控放射性元素超标的重要措施。2012 年 6 月，宁波检验检疫局从日本运抵该口岸的一批金属固体废物原料中检测出放射性超标（在进口货运渠道查获 1127 吨废五金 γ 射线辐射超标）。经检验检疫部门检测，辐射源为铯 - 137，辐射值超国家环控规定的 200%，为国家明令禁止进境货物。福岛核泄漏污染事故以来至 2012 年 8 月，仅宁波口岸就陆续有多起、总数为 8000 多吨环保项目不合格的进口废物原料被挡在国门之外。与此相应，中国各机场口岸均启动了核辐射监测设备，广州白云机场有两位携带核辐射源的境外归来的旅客被当场查获，他们都是做过放射性元素植入手术的癌症病人。

第二节　保障"国门安全"的挑战[①]

从 19 世纪末肆虐全球的鼠疫、霍乱、天花等重大疫情到 21 世纪复杂隐蔽的非典、一枝黄花、核辐射、埃博拉等非传统安全威胁，我国检验检疫机构始终秉承保国安民的法定职责与精神，对各类进出境的安全威胁进行检测与检验、检疫与处置，为国门安全维护做出了不可磨灭的贡献。然而，随着我国扩大开放进程日益加快，加上世界经济与政治格局跌宕起伏、国外技术性贸易壁垒日益增强、国际突发疫情日趋频繁、部分进出口企业诚信缺失、相关法律滞后等综合原因，我国检验检疫日常业务将在更大的领域和更广的层面触及更多的安全威胁与风险，其各项改革也将面临更大阻力。从"场域安全"这一广阔的视角考察检验检疫的全面改革与未来发展，其面临新的难题与挑战。

一　旧体制与新态势的难适应

（一）我国国门安全呈现"新常态"

在国内全面深化改革和国际贸易关系日益复杂多变的整体背景下，我国国门安全体系正经历着动态与极为复杂的安全现实、改革要求和实践探

---

① 廖丹子、王梦婷：《从"国门安全"到"场域安全"——出入境检验检疫在国家安全治理中的新定位》，载余潇枫主编《中国非传统安全研究报告（2013—2014）》，社会科学文献出版社 2014 年版。

索，而这种鲜有的"非常态"特征正在成为一种"新常态"。

1. 现实威胁"新常态"

国门安全威胁呈现愈加多样化、复杂化、交织化的特征，而此种过往少有的特征已成为安全现实的一种"新常态"。在全球化日益加速和科技发展日新月异的背景下，与检验检疫职能相关涉的安全威胁也变得手段新颖、威胁增大，不仅催生了跨境电商、船舶经济、政府采购、生物产业等"新业态"，还使恐怖主义、金融风险、巨型灾害、重大疫情等愈加容易跨越国家地理边界。恐怖主义在高科技的渗入下则容易生成生物恐怖主义、化学恐怖主义、核辐射恐怖主义等，治理能力超出了传统的公安、警察、边防等单一防护力量，生物战、基因战、信息战、贸易战等"非传统战争"也考验着检验检疫的综合安全把关能力。同样，信息化既是高科技的象征和促进全球化的重要动力，也改变着国门安全的治理模式，对检验检疫的监管方式、虚拟空间管理能力、跨境电商的安全监管等提出了新要求。更为重要的是，在全球化与信息化的双重驱动下，异型威胁之间的相互交织与转化也变得更加明显，如环境安全、金融安全、科技安全、生物安全等不同领域的风险因素相互联结与转化，加大了全球范围之内因政治和外交博弈、重大传染病、贸易摩擦、核生化恐怖、有毒有害物质等相互互动而导致的冲突性因素。

2. 全面改革"新常态"

为更好地发挥保国安民的作用，检验检疫始终坚持以改革促发展、在探索中创新的工作思路。党的十八以来，检验检疫改革步伐不断加快。党的十八届三中全会做出决定："加快自由贸易区建设。坚持世界贸易体制规则，坚持双边、多边、区域次区域开放合作，扩大同各国各地区利益汇合点，以周边为基础加快实施自由贸易区域战略。改革市场准入、海关监管、检验检疫等管理体制，加快环境保护、投资保护、政府采购、电子商务等新议题谈判，形成面向全球的高标准自由贸易区网络，"① 还要求通过"推动内陆同沿海沿边通关协作，实现口岸管理部门信息互换、监管互认、执法互助"②。这次改革强调在以往基础上强化问题导向，针对现行口岸管理部门林立、通关环节众多、执法平台封闭运作等突出问题，要

---

① 《中共中央关于全面深化改革若干重大问题的决定》，人民出版社 2013 年版。

② 同上。

创新对外开放模式,破解对外开放尤其是通关运作中存在的体制机制性障碍。① 同时,为立足更加积极主动的对外开放战略,强化跨部门、跨区域的内陆沿海沿边通关协作,完善口岸工作机制,实现口岸管理相关部门的"三通""三互",提高通关效率,确保国门安全,力争到 2020 年形成既符合中国国情又具有国际竞争力的大通关管理体制机制。国务院 2014 年12 月 26 日专门发出《国务院关于印发落实"三互"推进大通关建设改革方案的通知》。李克强总理在《2014 年政府工作报告》中也提出要"以海陆重点口岸为支点,形成与沿海连接的西南、中南、东北、西北等经济支撑带"。党和国家的高层部署为新时期的口岸管理和检验检疫工作提出了全面深化改革的新要求、新方向,"改革""创新""质量""安全"等成为检验检疫系统升级的常态化目标。

3. 国际动向"新常态"

世界整体形势中不同主体、不同样式的复杂交错和紧密联通,是各国检验检疫所处的国际"新常态",这在很多方面影响到各国检验检疫的日常监管与管理改革,主要有三个方面:一是在世界各国经济合作范围不断扩大、经贸依存度逐渐提高的同时,各类技术性贸易壁垒也更加隐蔽多样,国家贸易保护主义更加普遍且日益坚固,这成为全球自由贸易的不利因素,也直接影响到各国口岸查验的标准与手段。二是针对关涉生态环境、人类健康的产品质量与安全问题,以及阻碍国际自由贸易的技术性贸易壁垒问题,联合国、世界卫生组织、世界贸易组织等国家间组织正在发挥更大的作用,它们通过出台新的规则与标准来规范各国贸易行为和产品质量,为此多数国家根据国际组织的相关规定,也在大力探索适合本国国家利益的进出口管理,各国出入境检验检疫监管模式与方式在不断变化。三是全球"因病相连"。针对 21 世纪以来发生的 SARS、H1N1、埃博拉、中东呼吸综合征等重大跨国性传染病的联合治理,世界各国的口岸查验与检疫工作也更加紧密地联系在一起,因经贸关系、地缘因素、历史文化等而紧密相连的国家都将重大疫病疫情的联防联控作为双边或多边合作的重要内容,这客观上为全球检验检疫工作模式创新创造了条件。

---

① 《〈中共中央关于全面深化改革若干重大问题的决定〉辅导读本》,人民出版社 2013 年版。

（二）国门安全"旧体制"难以适应国门安全"新常态"

在国门安全"新常态"下，我国国门安全旧体制呈现诸多不适应。

1. 检验检疫传统的单一手段、单一部门的监管方式无法应对复杂、综合、交织的现实威胁

现实威胁的主体正逐步增多、时空范围正逐步扩展、责任强度正逐渐增强的特征。主体延伸，即国内向企业源头延伸，国外向合作国与相关组织、公司、个人延伸，正在形成包括国内出口企业、国外利益相关企业与国家、特定组织与个人的复杂"安全网"；领域延伸即从经济、贸易向政治、军事、生态、文化、社会、技术、宗教等领域延伸；安全责任强度延伸，即为了把好安全关，需要在国外开展工作，与他国相关部门进行全面协作，还要帮助出口企业有效应对有敌意国家的各种无理制裁。而与此不相对应的是，我国口岸查验与检疫的相关部门之间还缺乏实质性的合作机制，各自在监管与决策体制、信息共享、联合执法、平台共用等具体工作中的相互协调还面临很多困难，即"部门林立、通关环节众多、执法平台封闭运作"，这既严重制约着口岸对外开放模式的创新，又导致口岸安全治理的整合能力缺乏。

2. 现有口岸管理体制与口岸安全治理的现实要求存在不衔接的问题

从体制上来看，我国口岸管理实行的是中央与地方相结合的条块双重管理体制，国务院在海关总署设立国家口岸管理办公室，负责审理和批准全国范围口岸的开放，地方海关则没有审理和批准口岸开放的权力，地方口岸管理办公室（或口岸管委会）则负责各个地方口岸的具体工作。而在不同的地方，口岸办与当地政府的隶属关系比较混乱，有的设立在发改委，有的设立在外经贸局，有的与港口管理局合并，这不利于地方海关之间的业务合作和对接。同时，口岸管理的相关部门之间长久以来也是"铁路警察，各管一段"，这种管理体制在处理复杂事务尤其是跨区域事务的时候，不同的政府部门难以配合协调。现行口岸管理体制存在的"九龙治水"、协调机制不健全、整合执法不足等问题，难以适应突发、跨域的口岸安全问题的监管要求，十八届三中全会提出的"信息互换、监管互认、执法互助"的新型口岸体制改革还需新动力和进一步创新推进方式。

3. 传统监管平台无法应对信息化、电子化现实的要求

由于口岸管理部门众多，业务流程复杂，口岸电子信息系统建设由单

个机构统一协调有很大困难，加上我国信息系统使用中的"信息孤岛"①现象严重，口岸安全治理所要求的信息系统整合将面临很多难题。更为重要的是，在电子检验检疫监管系统的发展中，信息空间的虚拟性和安全维护能力的脆弱性导致检验检疫系统在国门安全维护中面临更大的风险挑战，比如诚信的缺失使得各种投机和欺骗行为在口岸信息系统中有很大市场②。信息安全本身具有典型的"非传统性"，如易受攻击性、同步跨国性、人机复杂性、高度智能性、不可预测性、技术垄断的不对称性、攻防代价的不对称性等③，这些既考验着检验检疫的监管水平，也挑战着整个口岸管理链条对信息化监管的综合治理能力。

4. 我国现有的标准体系无法适应全球化背景下发达国家主导国际标准话语权的格局

我国虽然标准体系庞大，但与发达国家相比，标准水平偏低，内容过于老旧，与时代发展相对脱节，且在制定技术法规时容易忽视技术标准的支撑作用，造成技术标准滞后，或者仅有技术标准而不能突出技术法规的强制作用④。如中国目前合法的食品添加剂超过 2000 种，但只有约 300 种有相应标准⑤，标准的缺乏严重制约了中国产品质量安全的发展。过程化质量控制标准短缺，食品添加剂、重金属、农药、兽药等有毒有害物质的限量标准缺乏，且未能与国际标准完全接轨，标准的可操作性不强，产品标准和检测方法还不完全配套⑥。老旧的标准体系不仅制约着中国行业的发展，也严重影响着中国产品的质量，更危害着人民生命与健康安全。我国的标准结构和内容很难适应国际市场的要求。

5. 传统的微观监管模式无法适应宏观管理的要求

---

① "信息孤岛"是指相互之间在功能上不关联互助、信息不共享互换以及信息与业务流程和应用相互脱节的计算机应用系统。信息孤岛是影响政府机关之间信息互联互通、资源共享、网上政务协同的最主要障碍，是政府实现一站式办公服务的瓶颈。

② 王涵：《我国检验检疫制度发展现状、问题与对策研究》，硕士学位论文，厦门大学，2009 年，第 37 页。

③ 余潇枫、潘一禾、王江丽：《非传统安全概论》，浙江人民出版社 2006 年版，第 235—236 页。

④ 查文安：《完善我国标准化体系跨越技术性贸易壁垒》，《中国标准化》（获奖论文专刊）2013 年。

⑤ 李春田：《现代标准化方法——综合标准化第五章标准系统的结构》，《中国标准导报》2011 年第 5 期。

⑥ 杨立宏：《掌握标准分类快速检索标准》，《品牌与标准化》2011 年第 8 期。

现行检验检疫监管模式仍然是微观监管，即检验检疫部门将更多精力放在微观环节中的检验、检测及相应监管上，繁复的技术性、微观性检验工作耗费了大量的工作人员和检测设备，这在国际贸易量迅速增加、国际要素流增多、产业结构转型升级、后市场管理不健全、企业诚信体系不足的时代新背景下，过往行之有效的微观监管模式无法适应新的技术检测和进出口的整体监管要求，已暴露诸多问题。如"全能型"查验模式难以适应政府职能转型的整体要求，不能顺应社会与市场力量逐步壮大而独立开展相关业务的需求；批批报检方式无法适应进出口的货物与人流数量迅速增加的现实，既成本相对较高又效率低下；在微观检验时也存在对产品质量潜在隐患和深层次原因分析不足的问题，导致对产品质量问题难以做到未雨绸缪、防患于未然；等等。在全面深化改革的要求下，全国检验检疫系统探索微观监管转向宏观监管的举措，还需要在全国一盘棋的定位下，既要重视顶层设计，对宏观监管模式改革提出整体性方向与原则指导，又要激活地方创新的动力，为地方好的经验上升为可复制、可推广的模式而给予政策支持。

6. "大通关"改革中的具体实践还无法与现实的通关要求相匹配

大通关改革要求实现"三个一"的通关运行模式，但我国的《动植物检疫法》及其《实施细则》、《国境卫生检疫法》及其《实施条例》、《商检法实施条例》和《食品卫生法》规定：进境动植物、动植物产品和其他检疫物，禁止进境物，进境废物原料、食品，来自疫区的、被传染病污染的以及可能传播检疫传染病或发现与人类健康有关的啮齿动物和病媒昆虫的集装箱、货物、废旧物等物品，应当在进境口岸申报，由口岸检验检疫部门进行检验检疫或卫生除害处理。"三个一"的通关要求很可能与现行法律要求不相协调，造成不向口岸检验检疫部门申报而直接转关现象的出现，为国门安全增添了风险和隐患。如2008年3月，海关总署在"长三角""珠三角"和"环渤海"三个区域进行区域通关改革，实行"属地报关、口岸验收"等新通关方式，但该区域相关部门未进行良好沟通，而海关直接进行转关操作，将货物发往内地。当时有一批来自韩国的冰冻猪蹄经天津口岸过境到蒙古，而韩国为口蹄疫国家，海关未掌握相关信息，直接办理转关，货到呼和浩特虽被当地检验检疫部门发现并予销毁处理，未造成不利后果。但此举表明，"大通关"的探索需有相应的制度配套，并要注重具体通关问题的分析和风险防范。如种子和苗木等植物产品在区域转关中，一旦撒漏，造成的疫情将对我国农业生产造成重大影响。随着通关改革的推行，转关货物持续增加，过多的进境动植物及其产品，来自疫区的集装箱在未向进境口岸申报或卫生处理的情况下，直接通关转关将货物发往内地，极可能漏掉对禁止进境的货物或需要在口岸消毒的集装箱的检验检疫，造成疫情传播的风险。区域通关改革的具体运行给整个口岸管理与口岸安全治理也带来了一些难题。

二　发展目标与安全目标的难兼顾

改革开放以来，我国对"安全与发展"关系的认知大致经历了三个阶段：改革开放初期我国以经济建设为中心，认为"发展是硬道理"，发展成为了安全的前提。随着我国经济的腾飞与人民物质生活水平的提高，因发展而引发的环境破坏、大型突发事故、食品不安全等问题逐步凸显，"安全"本身的重要性及其对发展的基础性作用开始受到关注。"安全"与"发展"遂被视为一个硬币的两面，两者相辅相成、缺一不可。随着SARS危机、全球金融危机、食品安全危机、水资源危机、重大自然灾害等非传统安全威胁形成政府执政和社会稳定的普遍压力，发展方式开始受到广泛反思，"科学发展""内涵发展""绿色发展"因此成为了我国新时期发展的新纲领，安全与发展的关系被重新审视，"安全是发展的前提"，"安全是发展的核心"，安全是"制度伦理的底线"，在某种程度上达成一种共识①。然而，"安全发展"的观念还只是初步的，也仅限于决策高层与个别地区，在更多地区的具体实践中仍然是"发展优先，其他靠边"，"安全"仍是一个在重要性与紧迫性方面次于"发展"的量纲，安全与发展的此消彼长仍然是我国诸多改革领域的普遍现象。②

检验检疫始终将"保安全，促发展"作为工作和改革的基调，但在互联互通驱动下的区域经济发展和总体国家安全的实施背景下，安全目标与发展目标难兼顾的问题也开始在检验检疫领域不断显现。

一方面，服务对外经贸发展和通关效率的各项改革在提高监管效率、提高经济利益的同时，也给许多领域与环节增加了安全风险。面对全球各

---

① 余潇枫：《"平安中国"：价值转换与体系建构——基于非传统安全视角的分析》，《中共浙江省委党校学报》2012年第4期。

② 廖丹子：《中国民防体制的困境及其超越》，博士学位论文，浙江大学，2013年。

区域与国家互联互通进一步加强，我国出口企业在成本、效率、品质等方面面临更大压力，我国积极与周边国家开展贸易便利化的探索。如为进一步促进贸易便利化，2013 年 8 月，国务院做出了绝大多数工业品调出出口法检目录的决定；2014 年 4 月 30 日，我国又进一步支持外贸稳定增长和优化结构，提高贸易便利化水平，改善融资服务，加快出口退税进度，适时扩大融资租赁货物出口退税试点范围，增强企业竞争力①；我国检关的"三个一"和国际贸易"单一窗口"的探索也在全国推广实施。为进一步推进自贸区建设，党的十八届三中全会决定"加快自由贸易区建设，自贸区'一线管住，二线高效管住'的大通关政策得到大力实施②。坚持世界贸易体制规则，坚持双边、多边、区域次区域开放合作，扩大同各国各地区利益汇合点，以周边为基础加快实施自由贸易区域战略。改革市场准入、海关监管、检验检疫等管理体制，加快环境保护、投资保护、政府采购、电子商务等新议题谈判，形成面向全球的高标准自由贸易区网络"③。从安全维护的角度看，这些经济发展性的改革措施也带来了一些安全风险，为国家安全治理带来了更多难题：削减法检目录给我国产品质量与产品形象问题的出现带来了更多可能性，而如何对法检目录外商品的质量与安全实行跟踪监管成为一项"法外"难题；自贸区在减少各国外贸成本、提高区域经贸利益的同时，也因此带来了更多因产品本身、流通环节或查验关口而产生的安全风险，如自贸区内的电商产品安全监管问题将更加突出、企业诚信管理的难度将进一步加大、具有放射性特征的物质的中转难题将进一步凸显；因自贸区的互联互通而产生的体系性风险和结构性脆弱也将是区域安全需要共同面对的难题，等等。

另一方面，以总体国家安全为目标的国家安全体系建设也为检验检疫如何进一步深化相关体制机制改革提出了新要求与新挑战。新的历史时期，围绕涵盖 11 个方面内容的总体国家安全观为我国国家安全治理体系的全面推进给出了整体性方向，在总体国家安全观的观照下，检验检疫的保安全、促发展、提质量的各项工作也显示了特别的现实意义，同时也为检验检疫体系基于国家安全治理的全面深化改革提出了新标准。在安全维

---

① 刘慧：《中国将全面推进贸易便利化》，《中国经济时报》2014 年 5 月 5 日。
② 对于上海自贸区"一线""二线"有不同规定，"一线"指由境外到自贸区；"二线"指由自贸区到国内市场，因而"一线"实是境内区域。
③ 《中共中央关于全面深化改革若干重大问题的决定》，人民出版社 2013 年版。

护这一新的维度下，检验检疫的未来改革举措需要重新定位，主要包括五大问题：一是总体国家安全体系下的检验检疫职能定位；二是基于总体国家安全具体内容的检验检疫法律体系的完善；三是基于国家安全体系的检验检疫与相关部门的合作机制；四是"场域安全"的检验检疫监管模式改革；五是基于区域安全和全球安全的我国检验检疫与国外检验检疫力量的安全互建。

同时更为具体的是，从国家安全治理的要求看，我国检验检疫系统中一些机构及其职能还需进一步理顺与强化。如当前我国检验检疫机构口岸反恐的职能定位问题需要重新看待，口岸反恐缺乏完善的法律保障和部门协作机制，还缺乏一个对口岸核、生物、化学等有害因子全面监测的检验检疫反恐应急体系；检验检疫机构传统职能已不能满足世界卫生组织对缔约国的要求，也不能适应新的国际国内形势[1]；围绕跨境电商、政府采购、生物产业等新型业态的安全监管的专门法律法规尚属空缺而需要尽快出台。同时，从安全监管和经济利益相互兼顾的角度看，检验检疫围绕国家安全目标而实施的改革举措，最终都是有利于对外经贸的长远发展的，但在具体实施过程中却在某些业务方面存在与贸易便利化相抵触之处。如口岸安全查验的法定要求与进出口企业和个人利益存在一定程度的不一致，有些情况还不被企业和个人所理解；"严格把关，有效监管"的安全保障措施难免与地方政府的经济发展目标相抵触；等等。总之，随着国际贸易的飞速发展，检验检疫面临的安全把关与通关服务、经济增长与安全保障、出口数量与质量保障、贸易便利化与质量安全目标等之间难以兼顾的问题将愈加突出。

三　政府职能与市场、社会功能的难匹配

政府、社会与市场三者的关系问题是政府管理中的基本问题之一。关于三者关系问题的研究也是公共管理学、政治学、社会学等相关学科的重要研究领域，其中的核心问题就是政府职能的边界与运行，即政府在与社会、市场的关系问题上如何保持政府职能的不越位、不缺位与合理到位，政府、市场与社会三者之间如何达到关系最优。对此中外学界已有很多关于政府的假定及其管理"模式"的探讨，前者如"政府是必要的恶"、政

---

① 张亮：《美国口岸反恐应急体系的启示》，《中国检验检疫》2013 年第 10 期。

府人员天生腐败，后者如"小政府、大社会""强政府""有限政府"
"责任政府""有效政府""法治政府"，等等。

以政府、市场与社会三者的"应然"关系看，检验检疫系统存有的不
足就是检验检疫的政府职能与市场机制和社会功能的不匹配，集中表现为
在市场运行和社会功能还不健全、不成熟的条件下，检验检疫这一政府行
为显得或越位、或缺位、或不到位。为顺应"市场应起决定性、基础性作
用"的改革要求，也为更全面地利用好社会资源，检验检疫进一步转变职
能，大力探索宏观监管模式改革，探索建立健全第三方检测体系，强化企
业信用和社会监督，把政府管不了、不该管的都相应地归还给市场和社会，
旨在激发社会与市场力量，减少监管成本，提高监管效率，将政府与市场、
社会的关系进一步合理化。然而，检验检疫的这一改革进程未能充分认识
我国检验检疫所处的国家全面转型的大背景，未能深入认识其所处的社会
功能与市场机制的发展特点，在检验检疫职能定位与运行机制改革中出现
了与市场机制不对接、与社会功能不匹配的问题。这主要表现在三方面：

1. 在检验检疫职能的整体定位上

监管活动过于微观，相比之下宏观管理显得不足，导致微观与宏观的
各自边界不合理及两者业务间缺乏恰当匹配。历史性地看，我国检验检疫
系统的具体微观性检验、检测与检疫在维护国门安全、提高产品质量与安
全、保护国内生态环境与人民健康等方面发挥了不可忽视的作用，但随着
国内外经济、安全形势的深刻变革，我国传统的检验监管模式与深度全球
化背景下进出境的新形势的不相适应也愈加显现出来，现行检验监管的一
些理念和体制机制已经难以适应新的发展要求。近十多年来，我国外贸进
出口量翻了四倍，而检验检疫工作人员却只扩充了 24%，人均工作量大
幅激增的同时，大量的人力物力仍然消耗在抽样、检验与检疫、纸质单据
审核、流程操作、证书缮制等形式化、程序化的审核工作之中，却无暇顾
及检验检疫的时事背景与政策研究、发展理念与职能优化、微观向宏观转
变、技术壁垒研究等除法检业务以外而更具决定性、基础性的相关
业务。①

---

① 李成德：《山东青岛检验检疫局副局长李成德：要实现从微观到宏观的转变》，国家质检
总局新闻频道网站，http：//www. aqsiq. gov. cn/zjxw/dfzjxw/dfftpxw/201401/t20140109＿393476.
htm，2014 年 1 月 9 日。

检验检疫监管过于微观化主要体现在:过于注重个体企业及其产品的微观管理而忽视了整体市场行业的宏观质量管理,过于注重具体业务性的工作而忽视了对检验检疫发展定位、监管模式转型的整体性思考,过于注重法检目录内的产品检验检疫而忽视了对法检目录内外的检验检疫监管的统观与整体布局,过于将检验检疫的具体业务与宏观监管糅合在一起而忽视对两者的相对分离。这主要导致了三方面的不适应。

(1) 批批报检制度与对外贸易所提出的宏观监管要求不适应。依据《商检法》规定,我国现行的商品检验是对法检产品实行批批报检放行的工作模式,虽然逐步加入了分类管理及监管放行、免予检验等监管理念,在实际操作中加入了电子监管、无纸化通关等通关便利化手段,但批批报检放行的基本要求没有改变,即无论企业和产品属于哪种监管模式,都必须对所有进出口货物批批申报、缴费、获取通关文件。这种延续了几十年的法定检验制度,在市场经济运行初期,对帮助企业掌握先进生产技术,提升管理水平和产品的国际竞争力等确实起到了积极推动作用,而在市场经济不断完善、企业管理水平和自主创新能力不断提升、贸易方式发生深刻变革的背景下,已逐渐暴露出与外贸发展不相适应的种种弊端。尽管近年来,检验检疫部门不断创新举措改进工作效率,千方百计提升贸易便利化水平,但批批报检放行的制度根源不消除,问题难以从根本上化解。在批批报检放行的法检制度下,以大量的检验检疫资源及企业成本为代价,对逐渐成熟的企业和产品进行过度的、不必要的微观监管,将导致我国对外贸易中大幅增加企业的时间和经济成本,不利于我国出口企业和产品在国际价格、物流速度与成本等竞争中形成优势,实则是阻碍了我国企业与产品"走出去"的通道。

(2) 过分依赖《法检目录》,与检验检疫宏观管理的改革要求不适应。目前检验检疫几乎所有重点工作都围绕法检业务展开,监管重点始终放在具体产品检验、具体企业监管等微观层面上,监管范围也基本按照法检目录来设定,导致对法检目录过分依赖,而对目录外商品的抽检流于形式,对宏观质量管理、第三方检测市场管理、技术壁垒体系建设、区域自贸区的关检合作等相对宏观、大局性、整体性的问题研究和关注不够,这导致一旦目录削减,检验检疫机构将难以在短时间内转换成行之有效的宏观监管模式及相应的宏观监管方式。

(3) 忽视事后监管,与检验检疫的"全过程"监管要求不适应。检验检疫在原产地证书、源头质量检验与追溯、风险管理及进出境口岸查验等环节，已经做出了卓有成效的制度探索，并成为检验检疫工作的一大特色。然而与之相比，针对出口产品出境后和进口产品入境后的"事后"跟踪与监管显得十分不足，事后监管的信息搜集、过程分析、结果反馈、部门联系等机制还没有得到建立或执行。

2. 在与市场力量的互动上

由于市场机制尚不健全，导致检验检疫的监管与市场行为存在不对接的情况。为发挥市场对资源配置的决定性作用，检验检疫进一步转换职能，大力探索从微观监管转向宏观监管，把市场能完成的、企业能承担的业务，都尽量移交给市场主体。如将微观性具体检验和检疫业务交给第三方检测机构，其产品质量监管更多地依靠企业自身信用来保障，但这一进程凸显了一些问题，主要有两方面：

（1）第三方检测市场还不成熟，检验检疫对第三方认证认可的"再监管"还需进一步完善。以准入、认证、注册为核心的第三方认证认可已得到国际市场检验的广泛运用，如美国 UL 安全实验室认证、欧盟 CE认证、我国 CCC 强制性认证制度等，其专业、权威、独立、公正的优势也在实际中得到认可。我国的第三方检测机构，虽未达到发达国家的水平，但通过比较与借鉴，其发展速度快、潜力大。实践也证明，充分利用好第三方检测机构，"既有效地利用社会检测资源弥补公共资源和检验检疫部门检测力量的不足，也有效地提高了质量检测的工作效率，有利于检验检疫部门更好履行质量宏观管理的政府职能，提高执法效率"①。然而，囿于发展阶段整体偏低、核心技术不足、行业自律体系还未形成等多方面原因，我国的第三方认证认可市场还存在诸多不足，突出表现为：第三方机构的准入门槛偏低，导致一批资质不足的机构也在承接一些检测业务，扰乱了第三方市场的正常发展；品牌意识不强或品牌能力不足，还难以得到国际认证市场的认可，远远缺乏国际竞争力；未形成体系与规模，第三方检测市场的行业自律还没有形成，企业的检验成本和检验检疫的监管成本都过高；一些第三方检测机构本身管理不善、品牌意识不强、核心技术缺乏，其认证认可的可信度不足，阻碍了我国高质量、国际化的第三方认

---

① 吕泉福等：《浅谈我国第三方检测机构的现状和发展》，《检验检疫学刊》2011 年第 6期。

证市场的良好发展；整个第三方认证市场还处于整体资质偏低、行业不成熟、监管法律不健全、责任难以追究、企业共识缺乏的发展阶段。这些问题成为检验检疫从微观监管向宏观监管转变中的障碍。

（2）传统的检验监管方式跟不上企业发展的实际需要。在改革开放初期，我国企业自主管理与创新能力都较弱，政府掌握最新的政策信息与先进的生产与管理技术，通过检验、指导、帮扶、监管等途径，帮助企业提高管理水平、提升产品质量，助力外贸出口及产业发展，由此形成了执法部门与企业之间的"管"与"被管"的惯性思维。随着市场化的进一步推进和开放程度的加深，企业关于自身经营理念、管理模式、竞争优势、技术支撑等关键方面都已具备了信息通道与决策机制。企业对检验检疫部门的需求已由最初的政策帮扶、行政审批、帮助检验等转化为服务通关通道、优化市场环境、提供国贸动态、提升反技术贸易壁垒能力、规避产品质量风险、提升国际话语权、外交支持等企业单靠自身难以完成的相关方面，从技术性支持转向方向性、行业性支持。因此原有的"管"与"被管"的观念已难适应新形势的发展需要，同时，企业对检验检疫人员也提出了更高的知识与技能要求，除了要掌握扎实的常规性检验或检疫技能，还需具备对国贸动态、国家政策、宏观监管、行业发展等进行敏锐分析与判断的能力。这对多年来过于注重微观监管的检验检疫系统来说，转换整个系统的工作模式与提升工作质量，将是一项十分艰巨的任务，需要长期不断的实践创新。

3. 在与社会力量的互动上

由于社会公众对检验检疫机构及其业务还未形成较好认识，检验检疫面向大众社会的相关工作还需进一步创新和强化。这主要包括两方面。

（1）口岸查验工作引发人员和企业的不理解、不认可。由于对检验检疫工作缺乏足够了解，批批报检的检验模式又对企业成本和通关速度造成直接影响，使得广大企业和民众普遍认为对出口货物的口岸查验是"管得过严""变相收费""管得太死""故意挑刺"等，甚至认为报检与查验等"烦琐手续"是我国政府部门替其他国家及其消费者把关，人为设置阻碍限制本国产品出口与企业的成长和发展。这导致我国出口企业与个人对检验检疫工作产生抱怨与不满，甚至对整个检验检疫部门产生不认可、不理解，而使得检验检疫工作处于不应有的舆论压力之中，对整个机构形象产生了不利影响。

（2）社会公众对产品质量问题的源头误解为是检验检疫部门"生产"出来的。检验检疫依法对企业产品质量问题与信用问题向社会进行通报，是检验检疫的一项常规工作，旨在鼓励社会大众参与监督，但这常被一些公众误以为是检验检疫机构"制造"了产品质量问题和企业信用问题，进而对检验检疫机构心存不满。产品质量问题源于生产、流通与交易的整个链条之中，而并非是在监管中"制造"出来的，这需要检验检疫在质检文化宣传、"质量月"等工作中，创造更多机会让社会大众真实了解检验检疫的工作。

四　法律相对滞后与现实新威胁的难对应

检验检疫依法执法是其履行职能的基本要求，也是切实维护"场域安全"的基本保障。质检法律法规经过三十多年的积累与发展，已基本形成了较为系统的质检法规体系，质检工作基本做到了有法可依。而当前国际贸易不断呈现新问题，国门安全威胁也日趋多样化，相比之下，我国商品检验、动植物检疫与卫生检疫等相关法律法规大多形成时间较早，且修订进程相对缓慢，导致一些法律规定滞后于检验检疫的具体实务，这主要体现在三方面。

1. 法的体系性有待加强

随着我国经济国际化程度不断提高，质检领域出现了新问题，而相应的质检法律并未及时更新，导致质检系统的法律依据滞后于现实问题。一些新型领域的法律依据甚至尚属空白，我国质检法规的体系性、完整性亟须加强。在缺少法律依据方面，如输非非法检产品的装运前检验缺乏国内法律依据；针对外国政府全球治理方式采取的反制措施缺少具体规定，对限制商品过度包装缺少法律规定；在宏观质量管理、整合内检外检资源、管理体制机制方面缺少国家法律支持；进出口食品安全、节能监管方面配套规章和执法程序、自由裁量方面的规定还过于宏观。外贸领域的快速发展还催生了一些新型业态，对此还未有专门的法律法规，如在消费品安全、生物产业与生物安全、跨境电商等新型监管领域，还未有相应的法律规定。一些领域虽有规定，但法的效力层级较低，如地理标志保护、特种设备安全监察、实验室管理方面需制定更高层级效力的法律法规。同时，对不少具有较大社会危害性的行为缺乏惩罚的法律规定，或规定的惩罚力度较轻，不足以威慑违法行为，如《卫生检疫法》《动植物检疫法》，新修订的《商品检验法》仅仅分别对 4 种、8 种和 9 种违法行为规定承担行政或刑事责任①。

2. 法的适应性问题有待改进

首先，旧有法规体系不适应当前现实新问题。部分质检法律法规颁行于 20 世纪八九十年代，贸易额、管理对象、生产交易的方式等元素早已发生了巨大变化，以当时社会背景下的立法来规范现实的经济发展呈现了严重的滞后性。如《动植物检疫法》1991 年 10 月施行，《标准化法》1989 年 4 月施行，《国境卫生检疫法》1987 年 5 月施行，《计量法》1986 年 7 月施行，这些法律法规距今已有二十多年，虽有不同程度的修订，但仍有不少规定与当今现实不符或不对应，亟须完善。同时，与国际相关法律规定的对应还需完善，如我国现行的公共卫生法律体系将重点放在检疫传染病和监测传染病的传入传出上，这与《国际卫生条例（2005）》的要求存在一定的差距，远不符合生物、化学、核放射危害等引起的更广泛卫生问题治理的需求。

其次，法律对质检机构的定位不适应当前外贸发展新现实。如现行《商检法》及其实施条例，将国家质检总局定位为"主管全国进出口商品检验工作"，将各地商检机构的职责定位为管理和从事进出口商品的检验工作。这种定位体现了较为明显的计划经济时代全能政府的立法价值取向，形成了政府与企业"管"与"被管"的监管思路，使商检机构沦为企业的检验部门，商检人员沦为企业的检验人员，与商检机构应为行使公共管理、公共服务职能的国家机关的角色不相称。

3. 法的操作性问题需要提升

这主要是下位法执行过程中与上位法存在矛盾或不一致。检验检疫的法律法规修订进程较慢，法律法规的部分内容滞后于国境口岸新形势，再加上具体的检验检疫制度和规定不够周密，往往是上位法施行一段时间并发现问题后，制定下位法时就同一事项又规定了不同的要求，甚至以规范性文件的形式设定本应由法律法规规定的事项。如《中华人民共和国进出境动植物检疫法》第二条对进出境动植物检疫的对象和范围作了规定："进出境的动植物、动植物产品和其他检疫物，装载动植物、动植物产品

---

① 韩星忠：《论中国出入境检验检疫法律制度之完善》，硕士学位论文，中国海洋大学，2011 年。

和其他检疫物的装载容器、包装物，以及来自动植物疫区的运输工具，依照本法规定实施检疫。"而在《中华人民共和国进出境动植物检疫法实施条例》第二条第四款中增加了"进境供拆解的废旧船舶"，第五款中增加了"有关法律、行政法规、国际条约规定或者贸易合同约定应当实施进出境动植物检疫的其他货物、物品"。《中华人民共和国卫生检疫法》第五条规定："国境卫生检疫机关发现检疫传染病或者疑似检疫传染病时，除采取必要措施外，必须立即通知当地卫生行政部门，同时用最快的方法报告国务院卫生行政部门，最迟不得超过二十四小时。邮电部门对疫情报告应当优先传送。"而《中华人民共和国国境卫生检疫法实施细则》第十六条则规定："卫生检疫机关发现检疫传染病、监测传染病、疑似检疫传染病时，应当向当地卫生行政部门和卫生防疫机构通报；发现检疫传染病时，还应当用最快的办法向国务院卫生行政部门报告。当地卫生防疫机构发现检疫传染病、监测传染病时，应当向卫生检疫机关通报。"疫情报告的种类、范围、方式的不同规定，为下位法的执行与操作带来了一系列问题。

同时，法律体系的不足还包括其他方面：如理论性、前瞻性立法研究有待加强；科学、民主、公开的立法机制有待完善；质检法规间的衔接、规范性文件与规章间的联系不够紧密；质检法规与其他法规的衔接问题需要进一步解决；对国外的技术法规、标准、检测方法等缺乏深入研究，导致标准化管理薄弱；法治宣传教育和普及还需要加强；等等。

在我国全面深化改革的整体要求下，检验检疫国门安全维护中存有的旧体制与新态势难适应，发展目标与安全目标难兼顾，政府职能与市场、社会功能难匹配，法律滞后与现实常新难对应等问题与挑战，需要创新思路、务实改革，全面思考检验检疫围绕保国安民的改革与探索的新方向、新路径。

第五章

探索"场域安全"：联动与启示[*]

对应于"可持续发展"，我国政府于 2014 年 5 月在上海亚信峰会《上海宣言》中提出了"可持续安全"的重要理念，强调国家之间、国际社会的安全是关联和互通的，需要依据"共同、综合、合作、可持续"的原则，走出一条共建、共享、共赢的区域安全和全球安全之路。从全球的视野来看，检验检疫工作不仅具有对于国家的"技防性""灾防性""国防性"的安全维护职能，而且还具有对人类的可称之为"球防性"的国际安全维护职能。在"场域安全"的考量中，检验检疫的安全维护具有比"国门安全"更广义的内涵，检验检疫的安全职能是"复合型"的，既关涉国际安全与国家安全，又关涉社会安全与人的安全。

当今世界，在进出口环节中被识别的与人的安全、社会安全、国家安全、国际安全相关联的威胁正在多样化、复合化，其威胁力也有增无减，与此直接相关的进出口食品、生态、经济、健康等方面的安全也越来越成为国际组织、各国政府的关注重点。尽管各个国家经济发展程度和历史文化背景不同，面临的国内外安全挑战也各有差异，但不同国家检验检疫部门所担负的国家安全、社会安全、人的安全与国际安全维护的职责定位是基本一致的。以维护出入境口岸公共安全为基本定位的"国门安全"守护机构（如检验检疫、海关等），需要拓展视角，从更广的视野来审视与国际公共安全相关联的"场域安全"的新定位。发达国家出入境检验检疫的改革历程和主要做法，都在不同方面反映出将"国门"进行拓展的思维，或者说，都在不自觉中探索一种宽领域、多层面、多维度的"场域安全"样式，这构成了从"国门"转向"场域"的国际趋势。特别是

* 本章由余潇枫、张伟鹏、叶东辉、曹霞、蒋小周执笔。

我国正在探索"国门安全"维护向"场域安全"维护的转型，需要放眼世界，重视检验检疫安全维护的国际合作与联动，考察与比较检验检疫的国外经验，在总结中国参与国际互动的实践经验的基础上，吸纳国际组织、发达国家承担检验检疫责任与创新体制机制的有效做法，推进中国特色检验检疫事业的优质发展。

第一节 检验检疫非传统安全维护的国际联动

2014 年我国质检系统积极开展国际合作，再次取得多项重大进展。2014 年质检总局 4 次配合国家领导人高访，8 次参与接待国外元首来访，接待国外副部级以上代表团 105 次，举行部级磋商机制会议 14 次，就150 多项议题进行了磋商，对外签署 77 项质检合作协议，成功举办 10 项亚太经济合作组织质检机制会议、"第四届中国—东盟质检部长会议"，完成中澳、中韩自贸区涉质检内容的谈判；成功申办 2016 年世界标准化组织大会，推动实施中国标准"走出去"，先后同法国、意大利、墨西哥等国家签署标准互认协议，提升了"中国制造"的国际竞争力；等等。进入 21 世纪，国际贸易领域日新月异，跨境电商、市场采购贸易、区域性自贸区等新型业态不断呈现，贸易产品更加丰富多样、贸易手段日新月异、贸易形态日益更新。国际贸易的关涉部门应不断创新手段，为更加便利与安全的国际贸易提供更加有效的监管和服务。

一 "共享安全"：检验检疫国际安全职能新定位

当前人类正在走向深度"全球化"，"全球生存共同体""全球知识共同体""全球传播共同体""全球命运共同体"的现实体验催发人们的全球"共存"与"共享"意识。"普遍性威胁"与"生存性焦虑"的现实境遇也使得与"低政治"密切相关的"非传统安全"成了一个备受各国重视的概念。[①] 人类社会进入 21 世纪以来，国际安全呈现出许多新的形式，传统安全与非传统安全相互交织的种种威胁已经成为国际社会中各主权国家不得不应对的棘手难题。"共同威胁"必然引发人类对非传统安全的关注和对"共享安全"的诉求。"共享安全"的价值前提是以"全球命

① 余潇枫：《共享安全：非传统安全研究的中国视域》，《国际安全研究》2014 年第 1 期。

运共同体"为考量,寻求"共存""共依""共有""共和""共建""共创"的方式,它的基本内涵是以"人的生命为价值基点、以人类共和为价值原则、以互信合作为实现路径、以共赢共享为价值目标"。[①] 而这也应是各国设置检验检疫职能机构的价值取向与探索"场域安全"维护的目标指向。随着国际贸易的不断拓展与深化,各国都十分重视检验检疫国际性安全职能的有效发挥。

(一)检验检疫通过质量把关而减少贸易争端

检验检疫依法对国际贸易中的产品质量、企业信用、贸易摩擦事故等进行必要的监管和处置,客观上有利于国际贸易、外交互动等而产生的国际争端的妥善解决。国际各国检验检疫部门通过对区域内的进出口环节实施质量检验与卫生检疫,能够有效地维护进出口商品信誉和促进出口商品质量的提高,增强企业在国际市场上的竞争力,推动进出口贸易发展。检验检疫工作旨在保证进出口商品、动植物及其运输设备的安全、卫生符合国家有关法律法规规定和国际上的有关规定;防止假冒伪劣商品、有毒有害商品、动植物以及危害人类和环境的病虫害以及病毒传染源输入和输出,为生产建设安全和人类健康安全的维护提供保障,维护国家权益,这也为主权国家间互信的建立创造了必要条件。从全球贸易体系看,各国检验检疫工作,首先是有利于把好进出口商品的质量关,有效维护本国和企业的利益和声誉;其次是通过出口产品质量与安全把关而为他国安全及其公众健康提供可靠产品;再次是对国际贸易中的产品不合格问题进行退货、召回、没收等相应处置而减少不必要的公共安全风险,这在客观上有利于国际社会的公共安全秩序的维持。

检验检疫还借力第三方检测认证来完成进出口贸易中的产品质量与安全把关,采信第三方并对其实施相应监管成为包括中国在内的世界各国检验检疫的普遍做法。在日常的国际贸易中,作为买卖双方的两个主权国家,通常很难以面对面的方式对交易货物进行交接和验收,而交易的货品在运输过程中避免不了发生碰撞、残缺等不可抗力问题,这些问题有时就会涉及到追究保险、运输等部门的责任。这就需要有一个资格合适且与买卖双方均无利害关系的公证检验机构作为第三方进行检验检疫公证工作,以防止买卖双方发生不必要的纠纷与争议。第三方检验检疫机构通过对成

---

① 余潇枫:《共享安全:非传统安全研究的中国视域》,《国际安全研究》2014 年第 1 期。

交货物的品质、数量、重量和包装，以及运载工具等进行检验检疫、鉴定和证明，出具检验检疫报告和检验证书，以此达到公证的目的。①

（二）检验检疫通过安全保障服务国际公共活动

随着全球化进程的不断加深，国际公共活动日趋频繁，每年国际性大型会展活动的举办数量也在上升。以奥运会、亚运会、世界大学生运动会等国际性大型体育赛事为例，食品安全的保障是此类国际性大型会展活动成功举办的关键之一。保障食品质量与卫生安全以及检测食品中是否含有影响运动员比赛成绩的化学物质，检验检疫部门必须"严阵以待"。这既是保障国门安全的需要，同时也是保障各国运动员、教练员、记者等健康的必然要求。以我国广州亚运会为例，组委会充分借鉴了雅典奥运会、北京奥运会等大型会展活动检验检疫安全保障工作的成功做法和经验，高度重视亚组委医疗卫生组、食品药品安全与产品质量组有关工作，组织进行各项工作方案的培训和应急预案的演练，提高安全保障水平和实战能力，并且主持制定了《广州2010年亚运城市行动计划食品安全专项计划》，取得了零食品安全事故的优异成绩，为广州亚运会的成功举办提供了可靠的安全保障。实践证明，检验检疫发挥自身在检验与检疫方面的技术力量，在国际赛事、公开展览等大型国际活动中所提供的食品安全、卫生检疫等方面的保障是必要的，也是有效的，受到了组织者、参加者和社会公众的肯定。

（三）检验检疫通过国际合作深化国家间外交关系

国家间的贸易纠纷会导致紧张的外交关系甚至外交危机，而国家间的贸易合作则能深化友好的外交关系。由于检验检疫与对外贸易的高度相关性，使得检验检疫往往成为国家间外交的一项重要内容或一种重要方式。

新西兰与澳大利亚长期存在着苹果检验检疫纠纷而导致外交关系的紧张就是一例：澳大利亚自从在1919年发现进口的新西兰苹果中存有枯萎病、溃疡病并产生蠓虫，便于1920年起禁止从新西兰进口苹果（此项禁令至1998年才取消），相应地澳大利亚检验检疫部门采用了17种检验检疫措施来阻止新西兰苹果的进口。新西兰政府对澳大利亚政府的举措十分愤怒，当多次外交斡旋均达不到其效果后，便于2007年12月6日将澳大利亚告上世界贸易组织（此案直到2011年8月世界贸易组织才做出了有

---

① 李颖颖：《国际贸易中商品检验检疫的意义和作用》，《现代农村科技》2012年第24期。

利于新西兰的裁决),使得两国因此而引发外交危机。

中国自 2000 年入世以来,是遭受西方发达国家技术性贸易壁垒最多的国家,美、日、欧是对中国实施技术性贸易壁垒的主要国家和地区,其技术壁垒对中国出口企业造成的损失占总损失的 95%。尽管针对中国实施技术性贸易壁垒最多、覆盖经济领域最广的国家是美国和欧盟,但由此而引发贸易战的事件却不多,原因在于,中国在遭遇到欧盟和美国的高检验检疫标准后,常常提高自身的质量标准去适应美国和欧盟市场,而不是以打贸易战的方式来解决。从"本质上看,检验检疫需要双方或者多方一起共同面对,即使一方做得再好,依然可能面临检验检疫导致的贸易难题,因此展开国际合作是防范检验检疫两难困境的重要手段。一般来说,检验检疫的国际合作发生在贸易量密集、贸易互补性高的国家之间,贸易量越大,检验检疫的潜在纠纷越多,对检验检疫合作的需求就越大。检验检疫也常常发生在具有区域贸易协定的国家之间,由于国家之间彼此存在着贸易协议,展开检验检疫合作较为便利。检验检疫合作也需要良好的国际氛围,即友好的国家间关系。国家之间的政治、外交关系越密切,越可能展开检验检疫合作。"①

(四) 检验检疫通过能力提升促进全球安全维护

纵观世界,全球性的非传统安全威胁越来越需要各国的联动与合作进行应对,人类不仅政治、经济、文化的交流相互关联,而且还由于面对各种共同的威胁相互关联。如马克·扎克和塔尼亚·科菲合著的《"因病相连":卫生治理与全球政治》一书在这个意义上阐述了"各类卫生问题越来越构成对安全的威胁","卫生治理越来越成为全球外交的重要议题","卫生治理越来越具有全球政治的维度","卫生安全的实现越来越需要全球卫生治理机制的创新和全球政治机制的建立"等时代性命题。② 全球化态势下,国家、次国家、超国家行为体的联系日益紧密,全球范围内的人流、物流、信息流的规模与层次迅速延伸,非传统安全威胁因素借由全球化带来的世界性人口流动与要素传播更加频繁地跨越国境,在更大范围内

① 甘均先:《国际贸易与国门安全——检验检疫应对非传统安全问题时的两难困境分析》,载余潇枫主编《中国非传统安全研究 (2014—2015)》,社会科学文献出版社 2015 年版,第 142 页。

② [加] 马克·扎克、[加] 塔尼亚·科菲:《因病相连:卫生治理与全球政治》,晋继勇译,浙江大学出版社 2011 年版。

流动。而检验检疫作为国门的重要关口，在边境上对各类可能的威胁发挥着"监听""监视"的作用，因此在国际安全、国家安全、社会安全和人的安全的维护中扮演了极为重要的角色。

近些年来，各国都在不断提升自身检验检疫水平和服务质量，这在客观上为全球检验检疫系统的良性发展注入了建设性力量。在科学技术领域，各国通过加强科技信息化建设提升检验检疫水平，开展外来有害生物入侵、口岸疫病疫情及有害因子跨境传播、进出口商品检验监管方面的技术研究探索；在通关领域，对电子商务企业及产品实施既科学管理又便利通关的措施；在检测领域，各国"加强对国际买卖市场的栽培介质、生物肥料和燃料、矿砂、废旧物品、携带物、邮寄物等检疫监管，加大船舶、集装箱等运输工具动植物疫病疫情监控"[①]，降低国际动植物疫病疫情传播速度，"建立健全风险管理体系框架，深化工业品分类验证监管模式，采信企业符合性声明和第三方机构检验结果，简化检验流程"[②]。

随着经济全球化的不断推进，各国的经济往来和相互依赖程度不断增强，经济运行体系受外来冲击的风险增大，一国或局部的经济、政治动荡都可能引发全球性的经贸危机（或政治危机），国家利益关系"你之所得即我之所失"的零和状态逐渐转化为"一荣俱荣，一损俱损"的非零和状态，这种"你中有我，我中有你"的利益交织关系使各国除了考虑本国的利益外，还必须更多地考虑各国的共同利益。[③] 各国检验检疫部门在监管模式、体制机制和检测技术方面的创新，都在自觉和不自觉地推动形成全球检验检疫共同体意识。从长远看，这为全球安全所需要的"你中有我，我中有你""你的安全才是我的安全"的理念的培育起到了积极作用，因此都是全球安全共建中的实质性举措。

二 检验检疫国际安全维护的国际组织联动

国际组织是与国际安全密切相关的行为体。检验检疫工作的顺利开展离不开国际组织的信息提供和技术支持作为支撑，国际组织在实际工作中

---

① 福建检验检疫局：《2014年福建检验检疫局盯紧十大工作目标提质增效促发展》，中国质量新闻网，http://www.cqn.com.cn/zhuanti/zjxwfbt/fujian2.html，2014年1月23日。

② 同上。

③ 周举文、刘勇：《以总体国家安全观引领检验检疫简政放权》（之一），《中国国门时报》2014年12月30日第2版。

也为检验检疫工作提供了可能与方向。2014 年，我国质检体系进一步加大与国际组织的互动，如积极履行联合国金伯利进程主席各项职责，成功举办全体会议和联席会议，代表进程向联大述职，提交联大决议草案并获通过；作为创始国成员加入国际电工委员会可再生能源认证体系，推动中国可再生能源产业走出去，等等。世界贸易组织、世界动物卫生组织和世界卫生组织是与我国检验检疫开展多边合作与联动的主要国际组织。

（一）世界贸易组织与检验检疫的多边合作

1. WTO 框架下的《TBT 协定》和《SPS 协定》与检验检疫

世界贸易组织（World Trade Organization，以下简称 WTO）是一个独立于联合国的以经贸为重点领域的国际组织，主要负责管理世界经济和贸易秩序。它于 1995 年 1 月 1 日正式成立，其前身是 1947 年订立的《关税和贸易总协定》（GATT）。与 GATT 相比，WTO 涵盖货物贸易、服务贸易以及知识产权贸易，而 GATT 只适用于商品货物贸易。世界贸易组织与世界银行、国际货币基金组织一起，并成为当今世界经济体制的"三大支柱"。[①]

《技术性贸易壁垒协议》（《TBT 协定》）和《实施卫生与植物卫生措施的协定》（《SPS 协定》）是 WTO 历经 8 年之久的乌拉圭回合谈判中的重要国际多边协议，也是各个国家和国际组织紧密磋商与合作的成功代表。在世界贸易组织的诸多协议中，《TBT 协定》和《SPS 协定》与检验检疫工作关系密切，这两项协议都涉及支持各成员实施保护人类、动物、植物的生命或健康所采取的必需措施。《TBT 协定》明确规定了技术法规的制定和实施的根本原则是"不得对国际贸易造成不必要的障碍"，《TBT 协定》通过对主权国家技术法规和技术标准、合格评定程序以及包装和标签规则进行审查，对其行为进行评定进而采取措施，保障国际贸易的顺利有序进行。《SPS 协定》则要求在风险分析的基础上制定必要的保护人类、动植物的措施，以便使其对贸易的影响降到最低，促进动植物及其产品国际贸易的发展。在《TBT 协定》和《SPS 协定》中，对制定、实施技术法规和标准及检验检疫措施等方面的透明度问题进行了专门规定，主要表现为拟采用的技术法规、标准和认证制度应适当提前通知其他缔约

---

① 国家质量监督检验检疫总局编：《中国质检工作手册：进出口食品安全监管》，中国质检出版社 2012 年版，第 377 页。

方，并对其他缔约方提出的意见、建议予以充分重视和采纳；各缔约方有义务在接到请求时，应将技术法规、标准和认证制度的拟订情况通知其他缔约方。此外，世贸组织就《SPS 协定》在内部成立了专门委员会，即 SPS 委员会，SPS 委员会为各成员提供经常性磋商的场所，并通过总结《SPS 协定》的实施情况、讨论潜在的贸易影响，与相关技术部门紧密合作并听取专家意见，采取世界贸易组织解决争端的一般程序解决与该协定相关的贸易争端。

2. 中国在世界贸易组织框架下的检验检疫多边合作

我国是进出口大国，进出口安全对于国民经济的可持续发展和人民生活水平的不断提高具有极其重要的影响，而加入世界贸易组织则是保障进出口安全，推动我国外贸可持续发展的必然之举。中国历时 15 年加入世界贸易组织的谈判分为两个阶段。第一阶段自 1986 年至 1995 年是复关谈判，即恢复中国在关贸总协定（GATT）的缔约国地位的谈判。第二阶段是 1995 年至 2001 年的入世谈判。国家质检总局先后派员参加了 WTO 中国工作组第 10 至 18 次会议，并多次派员与美国、加拿大、澳大利亚等国谈判，就双边市场准入、检疫处理措施等问题进行了多轮磋商并逐步达成共识，扫除了有关障碍，推动了我国入世谈判进程。2001 年 9 月 WTO 中国工作组第 18 次会议，中国与有关各方完成了所有入世的法律文件的谈判。在历经艰苦卓绝的谈判后，2001 年 12 月 11 日，中国正式成为世界贸易组织第 143 个成员国。

加入世界贸易组织之后，充分运用世界贸易组织规则，在检验检疫领域充分维护我国的国家利益就显得尤为重要。我国在加入世界贸易组织多边和双边谈判过程中，涉及检验检疫以及质量认证的世界贸易组织规则主要有 TBT 措施、SPS 措施、装运前检验协议（PSI）三种，我国为此在履行相应承诺的过程中也积极运用世界贸易组织规则为我国外贸和外交服务。与此同时，自加入世界贸易组织起，我国也在不断加强 SPS 措施评议工作，切实享受我国作为世界贸易组织成员的权利。

根据《SPS 协定》透明度条款的规定，世界贸易组织各成员有权对其他成员通报的《SPS 协定》措施草案进行评议，提出意见和建议。为珍惜和充分享受我国作为世界贸易组织成员的权利，力争将国外技术壁垒消除在萌芽状态，为我国产品出口扫除障碍。国家质检总局自成立以来，加强了对其他成员国通报的 SPS 措施阻止评议的工作力度，取得了良好效果，我国的评议意见得到了有关成员的积极回应,其中部分意见得到了采纳,促使有关成员取消、推迟实施或修改了拟议中的 SPS 措施,维护了我国的对外贸易利益。

(二) 世界动物卫生组织、国际植物保护公约与检验检疫的多边合作

1. 动植物检验检疫领域的国际组织与多边合作

在国际贸易的发展进程中,人类逐步认识到动物检疫工作中区域性合作的必要性和紧迫性,形成了植物保护国际公约 (IPPC)、世界动物卫生组织 (OIE) 等国际组织。《植物保护国际公约》(International Convention for the Protection of Plants,简称 IPPC),其目的是确保全球农业安全,并采取有效措施防止有害生物随植物和植物产品传播和扩散,促进有害生物控制措施。国际植物保护公约为区域和国家植物保护组织提供了一个国际合作、协调一致和技术交流的框架和论坛。由于认识到 IPPC 在植物卫生方面所起的重要作用,《WTO/SPS 协定》规定 IPPC 组织为影响贸易的植物卫生国际标准 (《植物检疫措施国际标准》,ISPMs) 的制定机构,并在植物卫生领域起着重要的协调一致的作用。另外,《卡塔赫纳生物安全议定书》和《濒危野生动植物国际贸易公约》对于生物安全做出了有效保障,《维也纳外交关系公约》中也有如"享有外交特权的外交人员进出境时,其携带行李、物品必须进行检查,以确保符合动植物检疫规定"的规定。这些组织制定并实施一系列相关的动植物检疫国际规则和标准,指导并协调各成员国的动植物检疫工作。

世界动物卫生组织 (又名国际兽疫局,法文 Office International des Epizooties,简称 OIE,英文为 World Organisation for Animal Health) 是改善全球动物卫生状况的政府组织,总部设在法国巴黎,由 28 个国家于 1924 年签署的一项国际协议产生。OIE 的主要机构包括世界代表大会、理事会、总干事、专业委员会、地区委员会、地区代表处、总部、协作中心和参考实验室等。[①] 世界动物卫生组织的职能主要包括三方面内容。第一,负责向各国政府通告全世界范围内发生的动物疫情以及疫情的起因,并通告控制这些疾病的方法。这也就使得各主权国家能够在第一时间内了解全球各国的卫生状况,为下一步的检验检疫工作提供参考,也为有效应对各

---

① 国家质量监督检验检疫总局编:《中国质检工作手册:进出口食品安全监管》,中国质检出版社 2012 年版,第 378 页。

类公共卫生突发事件提供依据。第二，在全球范围内就动物疾病的监测和控制进行国际研究。这项职能也就表明世界动物卫生组织可以推动检验检疫领域智力资源的整合与优化配置，使得具有高技术含量的研究成果能够尽快出现。第三，协调各成员国在动物和动物产品贸易方面的法规和标准；帮助成员国完善兽医工作制度，提升工作能力；促进动物福利，提供食品安全技术支撑。这也就有效加强了技术落后国家在检验检疫领域的科研和实际工作能力，对国际公共卫生安全的维护贡献巨大。

中国在争取加入世界贸易组织的过程中，与许多动植物检疫的国际组织或区域性组织开展了友好往来，共同探讨动植物检疫的政策法规和科学技术，防止动物疫病和植物检疫性有害生物在全球范围的传播与蔓延，保护生态环境，使世界各国都能得到可持续发展。国家质检总局成立以后，中国动植物检疫与国际组织交往更加频繁，在国际动植物检疫的地位和作用也日渐显现。

2. 中国在 OIE、IPPC 框架下的检验检疫多边合作

在国际贸易中，各国为保护本国的资源，对有的进口商品实行强制的检疫制度。木质包装熏蒸就是为了防止有害病虫危害进口国森林资源所采取的一种强制措施。因此，含有木质包装的出口货物，就必须在出运前对木质包装物进行除害处理。根据我国国家质量监督检验检疫总局 2005 年第 4 号公告通知，从 2005 年 3 月 1 日输往欧盟、加拿大、美国、澳大利亚等国家的带木质包装的货物，其木质包装要加盖植物保护国际公约（IPPC）的专用标识（胶合板、刨花板、纤维板等除外）。这也是我国严格执行 IPPC 制定的国际植物检疫措施标准的具体体现。当然，中国检验检疫也对相应的入境货物木质包装进行查验，查验是否加盖 IPPC 专用标识，共同防护植物疫情的传入传出。

中国 2007 年在第 75 届世界动物卫生组织（OIE）国际委员会大会上成为世界动物卫生组织正式成员国。作为世界动物卫生组织成员国，我国参与的主要活动包括，参与世界动物卫生组织世界代表大会（原国际委员会）全体会议，并有投票权；参与世界动物卫生组织组织的科学会议以及地区性活动，参与制定与动物和动物产品国际贸易相关的卫生标准；按照世界动物卫生组织要求，及时向世界动物卫生组织通报其动物卫生信息等。通过不断与世界动物卫生组织的沟通和交流，2010 年 3 月，中国首次向世界动物卫生组织提交了深圳出入境检验检疫局鱼病重点实验室作

为世界动物卫生组织鲤春病毒病（SVC）参考实验室的申请。2011 年 5 月，该实验室获准成为世界动物卫生组织鲤春病毒病（SVC）参考实验室，这是中国首个世界动物卫生组织鱼病参考实验室，也是检验检疫系统第一个、全国第二个国际动物疫病诊断参考实验室，具有划时代的重要意义。2010 年 5 月 23 日至 30 日，国家质检总局派员首次以中国政府代表团正式成员身份赴法国参加了世界动物卫生组织第 78 届大会，为质检国际合作又增加了一个多边合作平台。

（三）世界卫生组织与检验检疫的多边合作

1. 世界卫生组织的职能

世界卫生组织（World Health Organization，简称 WHO）是联合国下属的一个专门机构，是国际上最大的政府间卫生组织。"它的职能包括：发展、加强和维持快速和有效应对公共卫生危害和国际关注的突发公共卫生事件的能力；发表指导方针以支持缔约国发展公共卫生应对能力；通过提供技术指导和援助以及通过对所采取的控制措施的有效性评估（包括在必要时调动开展现场援助国际专家组）进行合作，以应对公共卫生危害和其他事件；向缔约国提供进一步的援助，其中包括评估国际危害的严重性和控制措施是否适当；向受到国际关注的突发公共卫生事件影响或威胁的其他缔约国提供适宜的指导和援助。世卫组织还可以向缔约国发布以下建议，如审查医学检查证明和任何实验室分析结果；审查疫苗接种或其他预防措施的证明；对嫌疑者实行检疫或其他卫生措施；对受染者实行隔离并进行必要的治疗。世卫组织还针对行李、货物、集装箱、交通工具、物品和邮包向缔约国发布的建议可包括以下意见，如审查载货清单和航行路线；审查离境或过境时采取消除感染或污染措施的证明；处理行李、货物、集装箱、交通工具、物品、邮包或骸骨以消除感染或污染源（包括病媒和宿主）等。"[1]

以食品安全风险控制为例，世界卫生组织具有向国际食品法典委员会及其成员国提供风险评估的悠久历史，特别是化学性危害因素的评估。联合国粮农组织和世界卫生组织食品添加剂联合专家委员会（JECFA）和杀虫剂残留联合会议室是化学性危害因素评估的最权威机构。通过全球环境

---

[1]　世界卫生组织：《国际卫生条例》（2005），http：//www.un.org/chinese/esa/health/regulation/。

监测系统/食品项目（GEMS/食品）的实施，WHO 在促进化学物质数据以及地区和国际层面的总膳食情况的收集、整理和评价方面发挥着领导作用。为响应 2000 年世界卫生大会食品安全决议和国际食品法典委员会要求，世界卫生组织和联合国粮农组织启动了旨在指导食品卫生法典委员会和成员国开展风险评估为目的的活动项目。这个活动项目就是著名的联合国粮农组织和世界卫生组织微生物性风险评估专家会议（JEMRA）。

再以"口岸核心能力"建设为例，"口岸核心能力"是世卫组织《国际卫生条例（2005）》提出的全新概念，目的在于发展、加强和维持快速、有效应对公共卫生危害和国际关注的突发公共卫生事件的核心能力建设，它要求全球 194 个缔约国的指定机场、港口和陆路口岸的核心能力在规定期限内达到要求，并有效发挥作用。口岸核心能力建设的主要内容有六个方面，分别是口岸公共卫生核心能力基础设施建设（卫生检疫查验场所、卫生检疫专业用房和卫生处理场所建设）、口岸公共卫生核心能力要素建设（卫生检疫技术、卫生检疫人才和卫生检疫工作机制建设）、口岸公共卫生风险监测与控制能力建设（口岸公共卫生风险监测应用体系和口岸公共卫生风险控制应用体系）、口岸公共卫生监督能力建设、口岸突发公共卫生事件应对能力建设和卫生检疫实验室检测技术能力建设。

2. 中国在世界卫生组织框架下的检验检疫多边合作

自 1972 年 5 月 10 日恢复中国在世界卫生组织的合法席位以来，中国出席了该组织历届大会和地区委员会会议，被选为执委会委员，并与该组织签订了关于卫生技术合作的备忘录和基本协议。1978 年 10 月，中国卫生部部长和该组织总干事在北京签署了"卫生技术合作谅解备忘录"，这是双方友好合作史上的里程碑。设在中国的世界卫生组织合作中心目前已达 69 个，其数目之多位居世界卫生组织太平洋地区国家之首。世界卫生组织合作中心作为我国与世界卫生组织开展卫生技术合作的窗口，在促进国际、国内卫生技术交流、人员培训等方面发挥了积极的作用。

对中国而言，开展食品安全国际合作，可以让国际社会特别是那些对"中国制造"抱有成见、偏见的国家，亲身感受中国对食品安全工作的高度重视，以及彻底解决这方面问题的诚意、决心和信心。① 此外，国际合

---

① 张智新：《中国力推食品安全国际合作》，国际在线网，http://gb.cri.cn/12764/2007/08/13/342@1715683.htm，2007 年 8 月 13 日。

作机制既有助于检验检疫安全与质量先进标准的推广，更有助于这方面先进科技、管理理念以及体制机制的国际传播，对于包括中国在内的发展中国家推动产品生产标准化、提升监管水平，将带来更大的动力和助力。而高水平、无缝隙的日常监管，恰恰才是减少并有效应对跨国食品安全危机和公共卫生事件的基础性工作。

在世界卫生组织要求的"口岸核心能力"建设方面，2007 年 5 月 14 日，我国政府发表声明履行条例规定的义务。从那一刻起，中国政府大力推进口岸核心能力建设。李克强总理多次做出重要批示，国务院办公厅印发了《加快推进公共卫生应急核心能力建设的指导意见》，建立了地方政府主导下的各部门共建机制。中国国家质检总局作为口岸卫生主管部门，联合卫生计生委、环境保护部、农业部、安全监管总局、食品药品监管总局、林业局、国防科工委等部门密切配合、全力推进，申请专项经费 3 亿元人民币，协调各地方政府投入 4 亿多元人民币，积极为口岸补充医疗卫生专业人员，制定口岸核心能力建设标准 216 条，先后组织 12 批 46 个专家组实地考核验收。截至 2014 年 6 月 15 日，全国现有 285 个国家批准的对外开放口岸中，259 个运营中的口岸已全部达标，大幅提升了口岸疾病防控和核生化反恐能力，兑现了向世界卫生组织的郑重承诺，展现了中国负责任大国的形象。

2014 年 7 月 5—6 日，在宁波召开的"加强《国际卫生条例（2005）》指定入境口岸核心能力建设国际研讨会"上，世界卫生组织总干事陈冯富珍女士对中国口岸核心能力建设工作给予高度肯定，认为"中国经验，世界分享"。她说："中国用非凡的成绩向世界展示了全面贯彻《国际卫生条例（2005）》的决心和能力，为国际旅行者创造了安全卫生的口岸环境，赢得了全世界的赞誉；国家质检总局实施动态管理确保持续提升口岸核心能力所取得的成就，是最佳战略风险管理模式，为全球口岸核心能力建设国家树立了典范。"同时，我国还积极参与国际公共卫生规则的制定，积极推动有条件的卫生检疫实验室参与世界卫生组织的合作实验室网络体系和伙伴实验室建设工作，将我国卫生检疫事业融入全球公共卫生体系当中。

中国检验检疫还与很多其他国际组织有联动。如在法制计量工作领域，国际法制计量组织（OIML）是处理包括衡器在内的法制计量器具和法制计量学的一般问题和基本问题的国际组织，中国于 1985 年 4 月 25 日

起成为正式成员国之一，由国家质检总局代表国家参加其活动。2015 年 5
月 14 日至 15 日，国际法制计量组织（OIML）和国家质量监督检验检疫
总局在四川成都共同举办了"OIML 法制计量与民生国际研讨会"。又如
在国际标准化领域，国际标准化组织（International Organization for Stand-
ardization，简称 ISO）在世界范围内促进标准化的工作，以利于国际物资
交流和服务，并发展在知识、科学、技术和经济活动中的合作。中国于
1978 年加入国际标准化组织，在 2008 年 10 月的第 31 届国际标准化组织
大会上，中国正式成为国际标准化组织的常任理事国，代表中国参加国际
标准化组织的国家机构是国家质检总局。2013 年 9 月 20 日，在俄罗斯圣
彼得堡举行的第 36 届国际标准化组织大会上，国家质检总局、国家标准
委提名的中国标准化专家委员会委员、国际钢铁协会副主席张晓刚成功当
选国际标准化组织主席。这是自 1947 年国际标准化组织成立以来中国人
首次担任这一国际组织的最高领导职务，标志着我国在国际标准化领域取
得重大突破性成果。另外，我国还加强与国际电工委员会（IEC）、联合
国工业发展组织（UNIDO）、国际认可论坛（IAF）等机构合作。

　　多重的"安全场域"相互叠加使得各国和国家组织成为关乎"生存
权利持存"与"生命质量持存"的经济、社会、文化以及生态环境的安
全保障。这些国际组织与国际公约的存在，首先是扩大检验检疫国际影响
力和树立良好形象的需要，同时也能够大幅提高检验检疫工作的国际科技
话语权，使检验检疫工作具备更强的公信力，更好地服务全球经济的发
展。而更重要的是，这些与检验检疫工作密切相关的国际组织在"场域
安全"领域多维度全方位的工作体现了"共存""共处""共建""共优"
与"共赢"的"优态共存"，为国际安全的保障做出了突出的贡献。

三　检验检疫国际安全维护的国家/地区联动

　　伴随全球化进程的逐步加快，我国对外开放的领域进一步扩大，手段
和方式也更加多样。我国质检机构在不断探索与改革的实践中，积极与其
他国家/地区及其检验检疫机构建立对话与合作，在相互帮助、交流与借
鉴中实现资源共享、政策互惠、共赢共荣。全球检验检疫系统是一个共
建、共享的安全场域，各国检验检疫机构在国际贸易领域出台的举措都会
成为影响该安全场域的"节点"，检验检疫通过加强国家/地区互动而促
进区域与国际安全维护的成效将不断显现。

（一）生态安全领域的国家/地区联动

为进一步加强我国国际贸易中的动植物产品质量及其相应检疫工作，我国质检总局与诸多国家就关于两国贸易中的动植物检疫问题进行了制度化的探索。如 2014 年，为推动我国动物性产品进口，保障产品质量与安全，推动双边贸易，质检总局与众多国家相关部门签订合作议定书或备忘录，如与英、日、法、荷等国签订关于马进口的合作协议，分别与澳、加、荷签订关于活动物和动物遗传物质、牛及其胚胎、猪及其遗传物质进口我国的合作协议。为推动我国优势农产品出口，2013 年 6 月 14 日质检总局与蒙古国农业部共同签署了关于中国向蒙古出口种羊的备忘录，中方向蒙方提供了 10 份证书样本，对蒙古出口种羊项目已完成检疫准入工作。2012 年，为确保我国水生动物输韩贸易便捷顺畅，举办中韩水生动物检验检疫会谈，就派遣检疫等韩方不符合国际惯例的做法进行了交涉，为促进我国水生动物输韩贸易的健康发展奠定了基础。还与尼泊尔官方联系，推动我国奶牛出口，等等。

备忘录是我国与贸易国的动植物卫生领域的长期合作与协调而达成的合作方案。如 2014 年 4 月 1 质检总局与英国环境、食品和农村事务部关于动植物卫生领域合作建立了谅解备忘录，据此规定：双方遵循世界贸易组织关于《实施卫生与植物卫生措施的协定》的有关原则及其他相关国际准则、双方国内法律规定；双边合作交流的具体领域；为方便协助实施本谅解备忘录，双方高级官员组成联合工作组，并定期召开商谈会议，等等。

关于动植物检疫的双边议定书对进出口我国的产品做出了具体的检疫要求。在动物检疫方面，如 2014 年 4 月 1 日质检总局与英国环境、食品和农村事务部就中国从英国输入马的检疫和卫生协定就做出了主要具体要求：英国出具检疫证书的具体要求、内容与程序，英国输入中国的马的具体条件规定及不符规定时应做出的处理要求，向中国输入的马应作出的疾病监测内容，输入中国的马在装运前和运输途中应具备的条件，等等。在植物检疫方面，如 2010 年 10 月 22 日，质检总局与柬埔寨王国农林渔业部（MAFF）签署关于柬埔寨精米输华的植物卫生要求议定书，规定：议定书的签订是为确保柬埔寨精米安全输华，防止有害生物传入，保护动植物健康；要依据有害生物风险分析结果、《SPS 协定》有关原则和中国植物检疫有关法律法规；农林渔业部要保证输华精米不带有中方关注的千金字、独脚金等检疫性有害生物，对经检疫合格的每批精米要出具官方植物检疫证书，证明其符合中方的植物检疫要求，并注明具体产地；农林渔业部需在水稻生长期和贮藏期进行有害生物的调查和防治，重点针对中方关注的检疫性有害生物，并有义务将上述针对性有害生物的调查方法和调查结果定期通报给我国国家质检总局；对于新发生的有害生物，农林渔业部应及时向我国国家质检总局通报，等等。

（二）公共卫生安全领域的国家/地区联动

全球范围的公共卫生维护面临着新挑战，结核病、霍乱等古老传染病频繁爆发，疟疾、登革热、媒介生物传染病等有增无减，甲型 H1N1、H7N9、埃博拉等新型传染病愈演愈烈，核生化恐怖也十分显著，口岸公共卫生安全成为一项关乎各国国家安全并直接影响全球安全的重要方面，国家/地区间开展卫生防控领域的检验检疫合作意义重大。根据 1978 年卫生部与世界卫生组织签订的第一个科技合作协定备忘录的规定与安排，自1979 年 6 月卫生检疫与传染病监测考察组先后到瑞士、美国、日本、菲律宾进行考察以来，卫生检疫对外交流不断增多，国家/地区间的卫生检疫业务和科技合作不断加强，卫生检疫领域的国家联动十分活跃且卓有成效。合作的国家不断增多，合作的内容和形式更加多样，积极参与全球性、区域性科学研究项目，建立重大传染病疫情通报、传染病监测、检测学术交流与培训等合作机制，基本形成了领导高效、组织得力、处置恰当的联防联控机制，呈现出全方位、多层次的推进卫生检疫国家/地区间科技合作与交流的良好局面。

积极探索建立卫生检疫国家联动的战略合作机制。从 20 世纪 80 年代后期开始，中国率先从邻土接壤国家入手，加强国家间的卫生检疫合作机制建设，中朝、中俄、中蒙、中越、中缅、中哈、中乌、中吉之间，陆续就共同关心的传染病、媒介生物控制、疾病监测、边界江河垃圾污染物排放、疫情信息交换以及预防接种要求等方面，采取协调一致的卫生检疫措施，签订了一系列政府间与双边业务工作协议。21 世纪以来，我国卫生检疫国家/地区间合作工作更是得到长足发展，建立了跨区域、跨边境的卫生检疫联防防控机制，与俄罗斯、意大利、新加坡、西班牙、沙特、越南、柬埔寨等众多国家开展疫情防控经验交流并签署合作协议，为有效防控全球性突发公共卫生事件建立了制度化响应方式；不断加大与我国台湾、香港、澳门地区开展卫生检疫合作；配合我国外交大局，安全稳妥地开展中美"特大型港口计划";等等。近年来,更加重视国家/地区间的公共卫生安全领域的联防联动,如我国《"十二五"口岸卫生检疫发展规划》在国家和区域间卫生检疫合作与交流方面的规划是:"'十二五'期间,争取与5—6个重要国家建立卫生检疫合作机制,与五大洲每个洲的1—2个以上国家卫生检疫部门建立长期友好合作关系,3—5个卫生检疫实验室加入全球实验室网络体系"。

国家质检总局与贸易国相关部门签署口岸卫生检疫合作备忘录或协议书,是加强检疫与监管的国家联动的重要举措。如2004年,为促进两国贸易、保护两国公民身体健康、防治传染病在国家间传播、提高两国出入境卫生检疫的效能,我国质检总局与意大利卫生部签订出入境口岸卫生检疫合作谅解备忘录。商定:两国卫生检疫部门加强疫情信息交流和人员互访,建立传染病情报通报制度以及预防控制如SARS、艾滋病、肺结核、禽流感、人畜共患等传染病方面的合作机制和渠道,开展两国口岸卫生检疫工作和突发公共卫生事件应急处理及有关快速检测技术等的交流和培训;当两国发生重大传染病疫情突发公共卫生事件时,双方应采取紧急卫生检疫措施,并应将有关情况及时通报对方;对发现的可疑感染传染病但并不构成直接公共卫生威胁的旅行者,应允许其继续旅行,主管机构将逐一决定是否通知对方国家卫生检疫部门其相关疾病情况。

又如中俄双边卫生检疫业务合作与交流,1992年10月14日,卫生部何界生副部长出访俄罗斯。10月20日在莫斯科,何界生副部长与俄罗斯联邦国家卫生防疫监督委员会主席叶·尼·别利亚耶夫签署了《中华人民共和国卫生部和俄罗斯联邦国家卫生防疫监督委员会边境卫生工作协议》,该协议的签署为今后中俄之间开展卫生检疫方面的合作奠定了基础,提供了依据①。2010年国家质检总局刘平均副局长访俄期间,在中俄两国领导人见证下签署卫生检疫合作协议。二十多年来,双方通过建立定期会晤机制,开展学术交流;加强业务交流,建立疫情通报制度;积极开展传染病监测和检疫查验;积极做好口岸卫生控制,完善运输工具的检疫查验工作等四个方面的工作加强卫生检疫关系。又如积极与东盟、欧盟、美洲各国开展检疫交流,引进和推广应用先进适用的理念、方法、技术与

---

① 杨丽炜、郭晓明、穆晓丽、里斯、王玉娟、王静:《开展中俄双边卫生检疫业务合作与交流的现况与思考》,《口岸卫生控制》2003年第1期。

管理，在口岸卫生检疫领域建立与发达国家和地区的长期战略合作伙伴关系。

公共卫生安全领域的国家间联动还体现在积极配合我国撤侨活动中。如在 2014 年我国连续撤侨活动中，向利比里亚、几内亚、尼日利亚、塞拉利昂四国发照会，要求其开展离境检疫筛查，有埃博拉出血热症状的旅行者暂停赴华；要求疫情发生国家来华人员填写离境检疫证明，入境时提交我国检验检疫部门审核；与我国驻外使领馆合作，在签证环节发放来华健康提示和检疫申报单，切实做好对我驻疫区中国公民的宣传和健康教育工作；等等。

（三）食品安全领域的国家/地区联动

目前，中国从 200 多个国家和地区进口食品、农产品，向 210 多个国家和地区出口食品、农产品。据 WTO 统计，2013 年世界进出口食品、农产品贸易总额为 6.6 万亿美元，其中，中国进出口食品、农产品贸易额 1850 亿美元，占全世界不到 3%。虽然占全球比例不高，但近年来我国进口食品、农产品猛增，近 10 年来的年平均增长率达到 17.4%。从 2004 年起，我国进出口食品、农产品贸易开始出现逆差，并持续扩大。2014 年，我国进出口食品农产品贸易额为 1928 亿美元，其中进口食品农产品贸易额为 1215 亿美元，出口食品农产品贸易额为 713 亿美元，逆差高达 502 亿美元。随着贸易全球化、区域一体化发展，食品原料生产、成品加工、运输、销售等环节分处在不同国家或地区，国际食品供应链越来越长，食品安全风险增加，监管的难度也越来越大。如何保障进出口食品安全，这不是一个国家或地区的"独角戏"，只有加强食品安全国际合作，食品供应链相关各方各负其责，形成国际共治的新格局，才能保障全球食品安全。

国家质检总局积极开展食品安全国际合作。据 2007 年《中国的食品质量安全状况》白皮书说，截至目前，中国国家质检总局同美国、欧盟、俄罗斯、日本、韩国、新加坡、泰国、蒙古国、越南、菲律宾、丹麦、法国、荷兰、爱尔兰、匈牙利、波兰、意大利、挪威、瑞士、加拿大、巴西、阿根廷、智利、墨西哥、乌拉圭、澳大利亚、新西兰、南非、中国香港和中国澳门等 30 个国家和地区签署了 33 个涉及食品安全领域的合作协议或备忘录，签署了 48 个进出口食品检验检疫卫生议定书，从而确立了中国与有关进出口食品贸易伙伴国家或地区的长效合作机制。[①] 截至 2014 年，与 70 余个国家或地区签署了 189 个食品安全合作协议。以 2010 年的"中日食品安全合作框架协议"为例，主要有以下三方面的内容：第一，建立部长级的定期磋商机制，每年举行一次正式会议，制订年度行动计划，公开食品安全领域的信息；第二，一方发生了食品安全方面的问题，双方需要及时公开有关信息，同时接受对方有关部门派出的专家小组，在对方行政部门同意之下，可以对生产厂商、流通渠道、监管机构等进行检查；第三，监管商品的范围除食品以外，还包括食品添加剂、包装容器、婴幼儿玩具等。

国家质检总局还致力于全面推动与有关贸易国家食品安全监管信息互通。与有关国家监管部门建立顺畅有效的进出口食品安全信息通报机制，及时交流和互通食品安全监管信息和风险信息。国家质检总局同日本、韩国、澳大利亚、新西兰、新加坡、挪威、俄罗斯、中国香港等国家和地区定期、不定期地举行研讨会或专家互访。在此基础上，与许多国家和地区在食品安全合作机制下建立了年会制度。如规格为正部级的中欧食品和消费品安全合作会议、规格为副部级的中美食品安全会议等。

中国还重视与不同国家/地区间在食品安全领域的科技合作，加强技术培训，健全食品安全体系，更好地在符合食品安全标准中获益。如 2015 年 5 月中国启动了全球食品安全合作伙伴项目（GFSP），本项目由世界银行主导，美国食品生产者协会支持，项目包括与上海交通大学建立一个食品安全中心、与上海市食品安全联盟共同合作等。GFSP 提供的培训项目不仅仅是教会技术人员在实验室里检测兽药残留含量，而是实验室的规范化管理，质量的控制和结果的解释，特别要培训学员能够得到国际上第三方考核的认可，在管理质量控制方面赶上国际水平。通过培训，覆盖全国所有的实验室并在中国形成与国际接轨的网络[②]。又如于 2014 年 4 月 25 日，在丹麦王国女王玛格丽特二世应邀对中国进行国事访问之际，中丹两国签署了五项食品和农业领域相关协议，除了禽肉和熟制猪肉之外，还有宠物食品、乳制品以及食品安全科技交流合作协议，中国—丹麦

---

① 《中国与 30 个国家地区签署食品安全合作协议》，新华网，http：//news. xinhuanet. com/newscenter/2007 - 08/17/content_ 6551961. htm，2007 年 8 月 17 日。

② 《中国启动全球食品安全合作伙伴项目》，食品科技网，http：//www. tech-food. com/news/2015 - 5 - 16/n1205816. htm，2015 年 5 月 16 日。

乳品技术合作中心成立。

（四）产品质量安全领域的国家/地区联动

为进一步在服务我国国际贸易便利化的过程中加强产品质量与安全保障，我国质检总局与贸易往来国的相关部门在自愿、平等、共赢、互利的原则基础上，针对进出口产品质量、装运前检验、进出口商品监管等各个重要问题及其环节中的重要方面，开展协商、对话与合作，以备忘录、协议书等多种制度化的手段与形式，加强双边经贸关系，保障双边经贸互动中的国家、社会与公众安全。

在商品检验领域的国家联动中，国家质检总局针对出口非洲和中东的产品的双边合作极为活跃，且卓有成效，并成为我国对非洲、中东国家的重要外交手段和援助方式。近年来，质检总局陆续与伊朗、埃塞俄比亚、塞拉利昂、苏丹、也门等多个非洲国家签署质检双边协议，加强进出口产品质量合作，对中国出口商品实施装运前的协议检验。同时，全国各检验检疫机构也积极发挥各自优势，全面服务输非、中东的经贸往来，如2014年义乌港输非洲、中东商品占全国的1/6[①]；2014年，仅宁波检验检疫局检验出口输非（中东）双边协议国家商品3.57亿美元；广东检验检疫局还特别为输非产品探索建立检验检疫集中监管区[②]。

输非（中东）国际贸易中的国家互动，集中体现为国家质检总局与非洲、中东国家相关部门对双边贸易中的重要问题签订备忘录或协议书。如关于装运前检验。出口产品装运前检验的目的是保证中国出口工业产品质量，防止欺诈行为发生和假冒伪劣产品出口，维护我国出口产品质量信誉，促进两国之间贸易的健康发展。国家质检总局与也门、伊朗、埃塞俄比亚、塞拉利昂等国家的相应部门签订了关于我国产品出口至这些国家的装运前检验要求的谅解备忘录或协议书。备忘录或协议书对双边贸易中的合作原则与精神、共同遵守的国际规定、中国出口产品装运前的具体要求、出具检验证书的主体与程序、产品检验范围和内容，合作领域、联合专家委员会的组建等重要方面，都做出了详细规定。再如关于进出口商品监管合作。贸易两国建立进出口产品监管的长期友好合作，共同打击进出

---

① 《2014年义乌港输非、中东商品占全国1/6》，http：//finance. china. com. cn/consume/ycbd/20150123/2923908. shtml，中国财经网。

② 《广东检验检疫局输非产品检验检疫集中监管区建设侧记》，http：//www.chinatt315. org. cn/news/2012 - 7/10/26610. aspx，中国质量网。

口假冒伪劣商品的违法行为，是便利双边贸易，维护两国国家利益与安全的重要手段。如中国质检总局与也门共和国标准计量和质量控制组织签订了进出口商品监管合作谅解备忘录，就两国实施进出口商品监管合作的基本精神、产品范围、产品装运前检验要求、报检和检验程序、进口审核程序、监督合作与常态联络、技术支持与能力建设等关乎两国贸易核心利益的重要环节做出了规定。由于中国经济在区域和全球经济总量中占有极为显著的分量，从区域乃至全球贸易体系看，国家质检总局与贸易国家相关部门开展的有关进出口产品质量、装运前检验和进出口商品监管等方面的制度化合作，是区域和全球贸易与安全的积极性、建设性举措。

第二节　检验检疫非传统安全维护的国际比较

一　检验检疫与国家安全维护

从国家利益与国家安全维护的角度看，检验检疫领域里的公共利益就是国家安全，检验检疫是实现国家利益最大化的重要手段之一。[①]

1. 检验检疫的涉外性特征使其成为国家主权的维护者和体现者

我国检验检疫机构作为涉外执法机构，根据法律授权，代表国家行使检验检疫职能，对一切进入中国国境和开放口岸的人员、货物、运输工具、旅客行李物品和邮寄包裹等实施强制性检验检疫；对涉及安全卫生及检疫产品的国外生产企业要求对安全卫生和检疫条件进行注册登记；对发现检疫对象或不符合安全卫生条件的商品、物品、包装和运输工具，有权禁止进口，或视情况在进行消毒、灭菌、杀虫或其他排除安全隐患的措施等无害化处理并重验合格后，方准进口。对于应经检验检疫机构实施注册登记的向中国输出有关产品的外国生产加工企业，必须取得注册登记证书，其产品方准进口。这些强制性制度，是国家主权的具体体现。

2. 检验检疫部门是国家贸易安全和国际话语权争夺的重要发声者

在经济逐渐走向全球化的今天，每个国家都存在日趋广义与广泛的经济安全问题。有所不同的是，发达国家和发展中国家在经济全球化过程

---

① 周举文、刘勇：《以总体国家安全观引领检验检疫简政放权》（之一），《中国国门时报》2014 年 12 月 30 日第 2 版。

中，对经济安全因素控制能力不同，影响其国家经济安全的因素和重要性有所不同。在推动出口产品由量的增长向质的增长方式转变中，检验检疫部门肩负着维护国家经济安全重任。我国于2001年加入世界贸易组织之后，贸易安全主要受到世界贸易组织贸易救济机制、争端解决机制、非贸易措施约束和市场准入承诺等四个方面的影响和制约。① 在WTO贸易救济机制下的反倾销机制中，检验检疫部门可以通过自身掌握的进出口商品成本、价格、数量、质量等方面的信息及其积累，对有关商品进出口情况进行系统的分析和超前研究，建立预警机制和快速反应机制，做到防患于未然，在出口中避免被诉倾销，在进口中防止倾销，从而保护国内相关产业安全；同时，在发生贸易争端时，代表我国企业与相关成员方政府进行磋商；当进行多边贸易谈判时，代表我国企业参与全球多边贸易规则的制定。

3. 美国利用检验检疫力量维护国家利益的做法值得借鉴

美国国土安全部频繁采取技术性贸易壁垒的形式，在实施贸易进口管制时通过颁布法律、法令、条例、规定，建立技术标准、认证制度、检验制度等方式，对外国进出口产品制定严格的技术标准、商品包装和标签标准等，从而提高进口产品的技术要求，增加进口难度，达到维护本国产品优势的目的。其主要的做法有如下三方面。（1）制定严格的技术法规与技术标准，设置技术门槛。如"美国在《空气净化法》和《防污染法》中明确要求，所有进口汽车都必须安装防污装置，并制定了十分苛刻的技术标准，使得排气量过大的汽车在进入美国市场时遇到严格限制，以此达到保护本国汽车产业的目的。"② （2）严格的产品质量认证认可制度和合格评定系统。美国的认证体系除了联邦政府和州政府实施的认证外，普遍采用所谓"第三方评定"，即由独立实验室和测评机构等测试后，再提供有关产品是否符合标准的正式评定结果。美国目前有55种认证体系，如产品安全认证体系UL、军用MIL、电池兼容、联邦通信委员会等认证体系具有较大影响。与美国标准体系类似，美国的认证体系由于其具有分散性的特征，使得外国企业在与美国的国际贸易中遇到的体系认证越来

① 朱业宏、鄢光旭：《试论检验检疫与维护国家经济安全》，《长江大学学报》（社会科学版）2006年第6期。

② 王康琳：《我国检验检疫部门应对美国技术性贸易壁垒对策研究》，硕士学位论文，对外经济贸易大学，2012年。

多，使企业经常陷入"抉择两难"。（3）利用科技优势设立"绿色壁垒"。美国通过制定复杂的环保公约、法律、法规和标准等形式，对国外商品的输入进行限制。目前美国使用的绿色贸易壁垒主要有以下形式：一是绿色关税和市场准入，二是绿色技术标准，三是绿色环境标志，四是绿色包装制度，五是绿色卫生检疫制度，六是绿色补贴。这些绿色壁垒是美国利用其先进科技的优势针对其他国家产品进口设置的障碍。

二　检验检疫与社会安全维护

英国著名国际关系学者巴里·布赞在其著作《人、国家与恐惧——后冷战时代的国际安全研究议程》中把"社会安全"纳入非传统安全范围。其实作为社会安全的主要方面"社会公共安全"一直以来受到各国的重视。从广义的视角分析，公共安全是指不特定的社会公众在公共领域中生命、健康和财产的灾险防控与相应社会秩序及生存环境的良善保护。① 本节拟举核生化应急反恐和生态安全维护两例来阐释检验检疫对社会安全的保障作用。

1. 检验检疫的核生化安全维护

世界发达国家检验检疫的口岸反恐工作已积累了较好经验，以美国为例，其主要做法有如下方面。

（1）职能定位明确，反恐体制健全。美国自"9.11"事件发生后，积极推动反恐机构重组，建立一套反恐核心机构，强化反恐组织保障。美国的口岸反恐工作主要由美国的国土安全部负责。"9.11"事件之后，美国政府意识到其原有的反恐组织体系已经难以满足反恐实际工作的需要。2003年原紧急事务署、海关总署、海岸警卫队、动植物卫生检疫局、移民规划局等22个机构合并成立国土安全部②，它现已成为美国危机处理与紧急事件反应体系的核心部分。美国国土安全部的建立为反恐跨部门协同作战提供了组织保障，很大程度上增强了美国反恐情报分析与应急处置能力。

（2）建立口岸反恐应急响应体系。美国国土安全部制定了美国应对危机管理和紧急事件的纲领性文件——《联邦反应计划》。该计划由美国

---

① 余潇枫：《公共安全体系建构需树立"总体公共安全观"》，《学术与争鸣》2014 年第 8 期。

② 张亮：《美国口岸反恐应急体系的启示》，《中国检验检疫》2013 年第 10 期。

28 个政府部门共同签署，建立了一个以国土安全部为核心，由相关政府机构和社会资源组成的、统一的突发公共危机应对体系，强化了针对恐怖事件的应急反应机制。这为反恐应急工作的开展提供了国家层面的纲领性举措和具体的行动指南。

（3）公私和国际联合共治。美国政府十分重视反恐跨部门协作，通过机构改革与职能转变，推动政府部门间、政府部门同社会组织间的协作与配合，成效显著。这造就了美国反恐应急"监测—预警—沟通—配合—协作"高效的运作机制。美国建立了"海关—商贸反恐贸易伙伴项目"，目的是同企业界建立合作管理，保证货物整个供应链的安全性。此外，还有"大港计划"，在外国边境和港口设立核辐射探测仪，防止放射性物质进入美国港口和边境；"货物高级自动放射性线探测系统"，目的是提高对于货轮和火车的放射性扫描系统的实用性；"东南运输走廊工程"，目的是在全美的高速公路上，设置放射性探测仪，追踪放射性物质或核武器在美国边境和各地的运输。美国还加强打击恐怖主义领域的国际合作，同加拿大、墨西哥等国签署了协议，强化边境安全。

在应对生物恐怖主义方面，日本政府高度重视，通过借鉴与创新并举进行了卓有成效的工作。1995 年 3 月，日本恐怖组织奥姆真理教在东京地铁站释放化学毒剂沙林后，警方突击搜查了这个组织的实验室，发现研究的病原体有炭疽杆菌和肉毒毒素，并在生物武器库中发现肉毒毒素和炭疽芽孢以及装有气溶胶的喷洒罐。日方认为，大规模生物武器容易制造。厚生劳动省据此成立了"大规模传染病事前应对专门委员会"，于 2002 年 12 月召开了三次专家委员会，讨论确定了厚生劳动省生物恐怖应急预案。"日本检疫部门非常重视搜集疫情信息，主要通过 WHO、CDC、PROMED 等网站，对采集的信息进行归纳整理。"[①] 日本厚生劳动省还高度重视信息化工作，积极收集、掌握和交流国内外传染病疫情，同时注意收集国外各种口岸突发性公共卫生事件和生物恐怖袭击事件的信息，加强信息的传递和利用，并通过网络，及时提出口岸突发卫生事件的预警应对措施。

2. 检验检疫的生态环境安全维护

生态安全指的是人类和国家赖以生存和发展的环境处于一种不受污染

---

① 赵清慧：《日本韩国卫生检疫工作考察》，《中国国境卫生检疫杂志》2004 年 12 月第 27 卷第 6 期，第 383 页。

和破坏的良好状态。生态安全在范围上可以分为三个层面：（1）地方生态安全。这是指一个国家内部的区域生态环境状况。（2）国家生态安全。这是指就一个国家整体而言，其生态环境状况是否对本国人民的生存和国家的发展造成威胁。（3）国际生态安全，包括双边、多边和全球性的生态安全，是指一国或几国破坏生态环境的行为是否给别国生态环境造成损害，以及全球性生态变化对人类的影响。① 事实上，生态安全的不同层次很难截然分开，因为生态安全的显著特征就是整体性，即不同区域之间、不同国家之间的生态安全是相互依存的。

影响国家生态安全的因素中，人为生态破坏问题已经给国家生态安全造成了触目惊心的损害，也引起了人们的广泛关注和重视，而对于严重损害国家生态安全的另一重要因素——外来生物入侵的危害，未能引起足够重视。随着世界经济和贸易的全球化，外来生物入侵问题表现的更加明显，突出表现在以下几方面：第一，危害生态安全的外来优化生物更加复杂，有害非生物因素的种类和数量不断增加，生态污染源增多，生态入侵的危险及入侵后造成的危害进一步加大；第二，国际贸易增加，国际交往扩大，海陆空交通的日益发达，为生态污染的入侵带来更多的便利条件；第三，一些发达国家有意将生态入侵作为控制他国的手段，通过转嫁污染、掠夺资源等方式，对发展中国家实施生态侵略和生态破坏转移，使生态入侵更具明显的政治目的；第四，处于自身经济发展和人民物质需要，引进种质资源，生物天敌及进口原料废物、有毒物质的活动更加频繁，很可能对生态安全造成无意的危害；第五，随着科学技术的发展，各国竞争加剧，生态入侵的方式将更加多样化、隐蔽性更强。由此可见，保障国家生态安全，一方面要加强自身生态环境建设和保护，遏制生态环境破坏，减轻自然灾害的危害，促进自然资源的合理、科学利用，实现自然生态系统良性循环；另一方面，要严把国门，防范外来生物入侵，应该成为国家生态安全体系建设中不可缺少的重要内容。

美国是外来入侵物种最严重的国家之一，因而十分重视对外来入侵物种的研究和控制。美国在国家战略层面制定了《入侵物种管理国家战略》，确定了预防和控制外来入侵植物的目标，提出了对已出现的外来入侵植物进行控制和消除的措施以及对受入侵生态系统进行功能恢复的方

---

① 欧阳志云、郑华：《生态安全战略》，学习出版社、海南出版社2014年版，第6页。

法。美国早在 1957 年就通过了《联邦植物病虫害法》，1974 年通过了《联邦有害杂草法》，以加强对进口物品的检疫和检验，防止外来有害物种的无意传入。针对由于携带压舱水而引进外来水生生物这一问题，美国国会于 1990 年颁布了《外来有害水生生物预防和控制法》。1996 年，美国制定了《国家入侵物种法》，进一步加强了对外来入侵物种的管理。1999 年美国总统克林顿签署法令，要求各联邦政府机构联合行动防范外来入侵物种，并于当年成立了联邦外来入侵物种委员会，负责全国外来入侵物种的防治和控制。[①] 美国国家科学委员会下属的环境和自然资源委员会认识到，尽管美国有满足入侵生物学研究的科学潜力，但相关的核心研究项目严重不足，为此该委员会将入侵物种的研究确认为目前生态系统领域中优先核心研究领域。

澳大利亚在国家战略层面，制定了《生物多样性保护国家战略》，评估了外来物种的影响，提出了控制和消除外来入侵物种的规划纲要，以最大限度地减小引进外来物种可能带来的风险。澳大利亚还制定了《国家杂草战略》以及《压舱水管理国家战略》，加强对通过压舱水入境的外来生物进行管理。澳大利亚早在 1992 年制定了《濒危物种保护法》，该法律规定由澳大利亚自然保护局负责对可能威胁当地生态系统的野猫、狐狸等脊椎动物进行管理。在科学研究层面，澳大利亚针对外来杂草的环境问题，建立了杂草风险评价系统，评估拟引进外来植物在野外建立种群的风险、可能产生的影响以及控制和消除的可能性，以决定是否引进该物种。澳大利亚还成立了海洋外来物种研究中心，建立海洋外来物种入侵的早期预报系统，预测外来物种引进可能产生的风险，控制外来入侵物种的传播，以最大限度减小其影响。

三 检验检疫与人的安全维护

联合国开发计划署 1994 年发布的《人类发展报告》对"人的安全"（Human Security）进行了确切的阐述并成为权威定义的来源之一。该报告阐述了经济安全、粮食安全、健康安全、环境安全、人身安全、共同体安全和政治安全七大安全问题，认为："人的安全"在总体上包括两大方面

---

① 徐海根、王建民、强胜、王长永主编：《〈生物多样性公约〉热点研究》，科学出版社 2004 年版，第 43—44 页。

的内容，其一是免于诸如饥饿、疾病和压迫等长期性威胁的安全；其二是在家庭、工作或社区等日常生活中对突如其来的、伤害性的骚扰的保护。"人的安全"概念的提出使安全从"摆脱威胁的自由"拓展到了"摆脱威胁与匮乏的自由"，并且人的安全问题迅速在外交政策讨论中占据了中心的位置。"人的安全"关注的是人和人的群体、关心的是他们的生活和他们的气息，担忧的是他们是生活在和平环境中还是生活在冲突状态中、他们生活中的基本需求是否得到满足、他们是否拥有社会机遇等。① 人的安全是所有安全问题的核心，我国的总体国家安全观亦强调以人民安全为宗旨。检验检疫工作对于"人的安全"的保障体现在方方面面，卫生检疫和食品安全监管是其主要方面。

（一）检验检疫的公共卫生安全维护

1. 美国的卫生检疫工作

该工作由美国国家传染病中心的全球移民和检疫部（DGMQ）承担，总部设在乔治亚州的亚特兰大。全球移民和检疫部的职责在于降低由于移民和国境发生传染病引起的发病率和死亡率，同时促进边境健康和预防传染性病原体进入美国。最初作为财政部的分支，检疫及其依据的公共卫生服务机构在1933年成为联邦安全机构的组成部分。为了应对普遍关注的疾病通过口岸传入和生物恐怖主义，全球移民和检疫部不断致力于增加检疫站的数量、加强职员培训和增强职员的应急反应能力。检验检疫人员对抵达入境口岸的患病旅客做出应急反应，确保采取恰当的医学和程序性措施。"为了防止传染病传入美国，全球移民和检疫部还依靠其他检查机构对有公共卫生意义的人员和事件进行筛查。这些检查机构包括美国公民和移民事务署（USCIS）、海关与边境保护局、美国农业部（USDA）、美国渔业及野生生物局（USFWS）。"② 当有公共卫生意义的情形发生时，这些机构会通知全球移民和检疫部。全球移民和检疫部人员对该事件情形进行评估，并采取适当的措施，美国疾病控制预防中心（USCDC）也会在必要的时候派出专家或工作组进行工作指导。

2. 日本的卫生检疫制度比较完善

---

① ［印度］阿马蒂亚·森：《以自由看待发展》，任赜、于真译，中国人民大学出版社2002年版，第23页。

② 吴海磊、徐兴大、钱吉生：《美国卫生检疫简介之二》，《口岸卫生控制》2006年第11期。

日本厚生劳动省负责管理全国 96 个检疫机构，分三级，其中检疫所 10 个，检疫支所 10 个，检疫出张所 76 个。① 日本卫生检疫制度与应对机制较为成熟，其解决突发性公共卫生事件的措施主要包括以下三个方面：首先，在健康危机管理方面，通过经历一系列突发性事件的"洗礼"，日本政府痛定思痛，对其卫生检疫部门机构设置进行了调整。1995 年 1 月日本发生了大地震，为了加强内阁危机管理技能，设立了"非常灾害对策部门"；1998 年设"内阁危机管理总监"，厚生省制定了"健康危机管理基本方针"，设立健康危机管理对策室；2002 年制定了"地域健康危机管理标准"。其次，生物恐怖应对方面，设立专门机构和预案。1995 年 3 月，日本恐怖组织奥姆真理教在东京地铁释放毒气沙林后，日本警方对其实验室进行搜查，并认为大规模生物武器极容易被制造，且危害性巨大。随即厚生劳动省成立了"大规模传染病事前应对专门委员会"，并数次召开专家委员会，讨论确定厚生劳动省生物恐怖应急预案。再次，成立空港检疫所，依据食品卫生法和检疫法对出入境人员、航空器、货物、物品等进行检疫，并对公共场所进行消毒处理，对实验室病原体进行检测。

3. 新加坡的卫生服务提供由公立和私立双重系统组成

公立系统由政府管理，私立系统由私营医院和诊所提供服务。在政府层面上，新加坡的卫生检验检疫与维护公共卫生安全的职责主要由卫生部、环境与水资源部和内政部共同承担。卫生部主要负责提供预防、治疗和康复等医疗服务、制定国民健康政策；协调公立医疗部门和私立医疗机构之间的发展；制定卫生标准等。卫生部通过制定标准等职能，在疾病检测以及流行病学和统计学分析研究的基础上，为卫生检验检疫工作的有序开展提供前沿资料和数据支持。环境与水资源部由于涉及环境保护与公共卫生服务两方面的任务，因而承担了极大的公共卫生责任。其具体职能包括废水、污染物、有害化学物质和毒品的回收与处理，导致疾病传播的媒介昆虫的控制食品卫生监督等。② 它的职能还包括管理饮食摊贩，监督所有的公共市场和饮食中心，公共厕所和公共集会场所。在法律层面上，传染病法案是新加坡应对突发传染病疫情等公共卫生事件最重要的法案。该

---

① 赵清慧：《日本韩国卫生检疫工作考察》，《中国国境卫生检疫杂志》2004 年第 27 卷，第 6 期。

② 段小贝、陈少贤：《公共卫生应急处置与案例评析》，人民卫生出版社 2010 年版，第 61 页。

法案于 1976 年制定颁布，1977 年 8 月 1 日实施。一旦遇到重大疫情，新加坡当局都会视情况对法案加以修订，以适应形势需要。在实施层面，新加坡设立了疫情预警系统，该系统共分为五级，依次以绿、黄、红、黑、橙五种颜色为讯号表示。新加坡还会根据国际组织的讯息更新来变换疫情预警系统的讯号表示。此外，新加坡还不断提升救治机构的医疗水平和治疗规模，为公共卫生安全的维护提供了可靠的保障。

4. 以色列十分重视公共卫生安全的维护

脊髓灰质炎是一种病毒引起的极具感染性的疾病，主要影响年幼的儿童。2013 年 9 月 20 日世卫组织认为，1 型野生脊灰病毒在以色列传播的地域范围有所扩大，持续时间有所加长。以色列卫生行政部门立即采取措施，加强对急性弛缓性麻痹监测，增加环境样本收集频次，利用双价口服脊灰疫苗在以色列开展了补充免疫活动，对象是 9 岁以下的儿童，至 9 月底，在以色列被定为接种对象的 138 万名儿童中，有 60% 已经得到了免疫接种，快速阻断了 1 型野生脊灰病毒传播。以色列是个严重缺水的国家，但是以色列却没有因为水资源的短缺而降低对饮用水标准的控制。以色列在 1974 年通过了《公共卫生条例（饮用水卫生质量标准）》。该条例分别在 1979 年、1989 年、1990 年和 2000 年进行了修订。该条例共有 24 页，对相关指标规定得非常精细，除了对饮用水中无机物、有机挥发物、农药残留、化学元素、放射性物质和氟化物等含量的最大值都分别做出了量化规定外，还对不同类别检测的检测周期、采样数量、采样地点等内容都做出了详尽的规定。

（二）检验检疫的食品安全维护

1. 美国的食品安全风险管理体系比较健全

第一，有健全的行政管理体制，如政府机构对进出口商品的检验监管实行专业化分工，由 14 个部、委、局的有关主管部门负责。联邦政府对涉及公众安全、健康的产品、环保产品、军用产品、社会安全产品和一些高额税收产品，如药品、食品、化妆品、酒、棉花、农畜产品等，采用中央集权式的管理模式和监督执法方式。

第二，有检验监管的法律法规体系，涉及食品质量检验监督的法律主要有《联邦食品、药物和化妆品法》《联邦肉类检验法》《禽类产品检验法》《蛋产品检验法》《食品质量保护法》和《公共健康服务法》等。这些法律规定，所有进口食品必须符合与美国国内产品相同的标准。对于产品质量责任，《美国产品责任法》规定生产行销美国的某种产品的国内外制造商对由于其产品制造中的缺陷造成的个人和业务上的损失或伤害承担责任，给予赔偿，不仅包括其直接用户而且包括所有接触该产品而蒙受损失、伤害或引起病变或其他事故的人。

第三，检验监管模式有常态化机制，如实施分类管理，强制性检验与监督检验相结合，采用"风险分析＋源头和过程控制"的监管模式。美国还重视推行食品安全风险交流，如立法机构为公众提供食品召回的通告，召回信息通过机构网站提供；对食品企业实施的相关法规和采取的实施行动进行定期报告。EPA 的杀虫剂残留网站包含对杀虫剂完全的风险分析，风险分析的程序便于公众进行评价。当需要进行紧急风险交流时，通过全球信息分享通告世界卫生组织、世界粮农组织、世界动物卫生组织、世界贸易组织等国际组织和欧盟等地区组织及各个国家等。

2. 德国的食品安全风险管理较有特色

德国成立了联邦风险评估研究所（BFR）和联邦消费者保护与食品安全局（BVL）两个专门的机构，负责风险评估与交流和风险管理，形成了较为完善的风险分析应用模式。其特点主要有四个方面：

第一，风险分析、风险评估、风险管理三种职能分离，这使风险评估和风险管理界限更加清晰，风险评估基于独立的科学基础进行，更加客观。

第二，专门机构负责，职责分工明确。联邦风险评估研究所和联邦消费者保护与食品安全局不仅分不同部门负责各自领域内的风险分析，而且将部门内职责细化至不同的工作组完成，通过明确的职责分工，建立了涵盖整个食品链中可能涉及的风险系统的风险分析体系，充分体现了风险分析的专业性和技术性。

第三，风险交流充分高效，风险评估与惯例透明度强。风险交流贯穿了风险分析工作的每一个环节，联邦风险评估研究所和联邦消费者保护与食品安全局在各自的工作中都采取了多种形式与联邦政府、联邦机构、联邦研究所与研究中心、欧盟食品安全局及其他欧盟机构、欧盟成员国及其他国家、国内协会及消费者进行充分高效的风险信息交流。联邦风险评估研究所从研究机构的角度得出的评估结果及其所提供结果的科学性和全面性，联邦消费者保护与食品安全局从协调机构的角度做出的风险管理决策具有实用性，充分风险交流增强了科学评估与管理决策的一致性，并改善了二者的透明度,有助于提高公众和相关方的信任度。

第四,基础数据全面充分,风险预警快速及时。企业自我检测检验、外部机构监测检验和政府监督监测检验三个层次构成了德国完善的食品完全检测检验体系。大量准确可靠的监测结果为风险评估提供了重要的基础数据。通过联邦消费者保护与食品安全局的监测协调和欧洲快速预警系统联络点的职能能够及时发现已存在的和潜在的食品安全风险,对风险进行预防性的主动评估与管理。

3. 日本的食品安全危机应急机制十分高效

日本是对食品安全关注比较早的国家之一,在应对食品安全危机上有着丰富的理论研究和实践经验,主要体现在三方面:

第一,组织机构健全,职责明确,协作高效。日本厚生劳动省作为保障和提高国民生活,提高和改善社会福利、公共卫生、改善劳动环境、确保就业的行政部门,当威胁国民生命、健康安全的食品问题可能发生时,厚生劳动省采取措施预防事故发生。农林水产省是负责食品的风险管理,保障农产品、水产品卫生安全的专门机构,主要负责生鲜农产品及其粗加工产品的安全性,侧重于农产品的生产和加工阶段的安全监测与应急处置。食品安全委员会既是食品安全风险的监测部门,又是农林水产省和厚生劳动省的协调部门,它们组成了日本食品管理机构既独立分工又相互合作的体系。该委员会直属内阁,主要承担食品安全风险评估和部门之间协调,主要职能包括实施食品安全风险评估、对风险管理部门进行政策指导和监督、风险信息沟通和信息公开等。

第二,食品安全信息网络发达。厚生劳动省设置健康危机管理调整会议,并在健康危机管理机构设置信息收集窗口,广泛收集、分析危害国民生命健康安全的相关信息,之后传递给厚生劳动省的相关部局和其他相关机关。消费安全局各科室定期向联络点收集食品安全信息,向消费安全局长报告,并对收集的信息进行定期评估。医疗团体等也可提供相关的信息,国民可通过新闻机构、政府公报、网络等形式了解国内外健康危机管理的信息。

第三,紧急应对及时有效。农林水产省信息分析后认为可能发生食品安全事故的,迅速采取措施,尽量减小其影响,首先停止向消费者供给问题食品,其次是阻止问题食品继续流通,再次是查明问题食品的发生原因、经过等,并设立专家研讨会,与食品安全委员会、厚生劳动省积极合作紧急处置相关事件。

第三节　检验检疫非传统安全维护的国际经验

从上述检验检疫的国际多边合作与联动、国家安全维护、社会安全维护和人的安全维护的阐述中我们发现，检验检疫非传统安全是内容多、范围广、技术要求高、社会责任大、国际关系紧密的"场域安全"。各国对此有其不同特色的法律法规与体制机制，有不同特色的国别实践与做法经验。这一节对欧盟的检验检疫非传统安全维护作专门介绍，进而对各国初步形成的检验检疫非传统安全维护经验作一概括以资借鉴。

一　检验检疫非传统安全维护的欧盟实践举例 *

欧盟作为全球最大的经济体，截至 2015 年 3 月已拥有 28 个成员国，人口超过 5 亿，是世界上最大的单一市场，2013 年 GDP 总量高达 17.37 万亿美元（全球 73.98 万亿美元），占全球经济总量的近 1/4，2014 年 GDP 增长 1.4%。欧盟作为一个超国家的组织，面临诸多超越一般国家的治理挑战，但欧盟通过积极推进一体化政策和创新管理机制，破解了很多发展中遇到的检验检疫安全监管难题，值得引介与借鉴。

（一）以法律法规为依据推进技术标准体系建设

"法治"是欧洲文明的一大特色。"欧洲人的国际角色，是一种基于现代文明之上自身规范的输出和自有体系的扩展；欧洲人在国际事务中最重要的作用，是自觉和竭力充当国际规范的起草人、宣讲者和推广机器的角色"。[①] 从法律表现形式看，欧盟的质检法律体系比较独特，可分为主要渊源和派生渊源。主要渊源是欧盟条约，是基础条约，1992 年欧共体在马斯特里赫特签署，分别经过 1997 年和 2001 年《阿姆斯特丹条约》和《尼斯条约》的修订，形成了现在的版本，是欧盟的宪法。派生渊源是次级立法，指根据基础条约所赋予的权限，由欧盟的立法机构制定的各种规范性的法律文件，包括条例、指令、决定、建议与意见。

---

* 该部分主要内容由国家质检总局办公厅、宁波检验检疫局联合课题组提供。

① 王逸舟：《创造性介入：中国之全球角色的生成》，北京大学出版社 2013 年版，第 177—178 页。

　　欧盟质检法律法规从形式上涵盖了欧盟法规体系中的条例、指令、决定、建议和意见等,从产品范围上覆盖了各类消费产品和工业产品,从内容上涉及产品安全责任、消费者保护等各个方面。欧盟的质检法律法规按照产品类别立法,而不是分段立法。在一部法规里对产品的原材料来源、生产加工、销售等全部环节和参与者的权利义务进行规范,并根据需要随时发布新的条例,或指令修订其中某个或某些条款,原有的继续有效,因此欧盟的许多法律法规都经过了多次修改,如欧盟发布的 28 个农药残留法规,到目前已经进行了 50 多次修改。所以在欧盟质检法律体系中同一管理对象常有不同年代的管理规定同时存在,兼顾法律的稳定性和时效性。

　　在外贸领域,欧盟一般只制定进口法律法规,法规全面规范进口产品的主体、质量安全等要求,进口标准统一,以此为依据实行统一监管规则,以保障消费者利益,出口法律法规则由各成员国自行制定,出口产品监管也由各成员国自己负责,主要参照产品进口国法规标准。例如,在动植物及其产品检疫方面,欧盟向第三国出口产品原则上都是依据进口国的要求实施检疫,或者依照成员国的要求实施检疫。在协调一致的共识基础上,欧盟市场白皮书提出了一系列消除贸易壁垒的建议,其提出的强调市场自由化的理念适用于所有领域。例如,德国根据一项国内法禁止从法国进口黑醋栗酒,因为酒精含量没有达到一定标准,法案最终被认定为构成贸易壁垒并被废除。

　　1985 年 5 月,当时的欧共体发布了题为《关于技术协调与标准的新方法》的 85/C136/01 号决议,明确了一种以标准作为支撑的立法模式,即所谓"新方法"(the New Approach)。技术法规仅仅规定了产品在安全、健康、环境保护、消费者保护等方面的"基本安全要求",而有关这些基本要求的具体技术细节则通过技术标准加以规定。欧盟委员会以委托令方式,将制定相关技术标准的任务委派给欧洲标准化组织,对满足相应技术法规目标要求的技术标准"引用"情况公布在欧盟和成员国官方公报上。对于符合这些技术标准的产品,欧盟及其成员国主管机构须承认其符合相关欧盟技术法规。

　　欧盟在对产品的检验监管中,根据科学技术的发展和检验监管中发现的问题,不断完善产品的法规、标准、检测方法和危险性评价体系,使法规越来越严、标准越来越高、方法越来越精、评价体系越来越完善,如玩具法令自制定以来已修订了 80 多次，有的法令一年之内修订两次。同时，欧盟建立了严格的产品追溯制度、不合格产品召回制度和严格的赔偿责任机制。按照各环节可相互追查的原则，建立产品生产、经营记录制度，出现问题可追溯到产生问题的环节和责任主体。建立不合格产品召回制度，生产者应有将不合格产品召回的义务。受产品缺陷伤害的消费者，有权在其察觉受伤害、得知产品的缺陷及生产者的身份之日起计三年内，追讨赔偿，产品的生产者、进口商和零售商均须对损害负责，给予受害人赔偿。

（二）以安全监管为导向建立互动高效运行机制

欧盟法规注重规范产品安全，保障消费者利益，涉及产品安全层面的，由政府部门进行强制性管理，而质量方面的则交由市场进行调节。

在食品安全监管领域，欧盟实行决策、管理、风险分析部门分离原则：欧洲理事会以及欧盟委员会作为决策机构，主要负责相关法规及政策制定及对食品安全问题的决策；欧盟健康与消费者保护总司（DGSAN-CO）及其所属相对独立的食品与兽医办公室（FVO）作为管理部门；欧洲食品安全局（EFSA）作为分析部门，其主要职能是开展食品安全的风险分析。欧盟对食品安全监管非常严格，《欧盟食品及饲料安全管理法规》规定，食品和饲料的生产者必须保障其生产产品的安全性，只有安全的食品和饲料才能进入市场销售，不安全的食品和饲料必须退出市场。2000 年颁布实施的《食品安全白皮书》对饲料生产、初加工、食品加工、储存、运输和零售环节安全要求进行了详细规定，涵盖从农场到餐桌的全过程，但不包括食品的营养和成分等问题。欧盟已经建立了以《食品安全绿皮书》为基本框架、以《食品安全白皮书》为核心、以《基本食品法》为基本法、以系列法规指令为补充的食品安全制度，形成了类多，面广，系统性、科学性、可操作性、时效性强等特点的法律体系和安全规范要求。其监管举措包括：从"农场到餐桌"的全过程监管制度，食品安全可追溯制度，食品标签制度，食品召回制度，从业者承担责任制度，新型食品快速评估和审批制度，风险评估和风险管理分离制度，食品和饲料快速预警制度。

在动植物检疫监管领域，欧盟的立法仅限于对欧盟内部行为的规范以及对欧盟以外第三国的产品的规范，而不涉及对出口产品的管理，欧盟向第三国出口产品原则上都是依据进口国的要求实施检疫，或者依照成员国的要求实施检疫。欧盟层面对动植物检疫的监管涉及很多部门，如消保总司及其下设的食品兽医办公室（FVO）、欧盟兽医常务委员会、欧洲食品安全局（EFSA）、欧盟食品链及动物健康常设委员会（SCFCAH）等，这些部门工作各有侧重、密切合作。如在生物安全监管方面，欧盟建立了六大类的生物安全管理名录，即《禁止传入传播的有害生物名录》《禁止随特定植物或植物产品传入传播的有害生物名录》《禁止进境植物（植物产品）及其相关物名录》《满足特定条件方可进境的植物（植物产品）及其相关物名录》《进境前必须检疫的植物（植物产品）及其相关物名录》《需采取特殊检疫措施的植物（植物产品）名录》，涉及有害生物、植物、植物产品及栽培介质等多达351种（类）。欧盟各个成员国在此基础上制定了更为详细的检疫性有害生物名录。在检疫审批机制方面，欧盟注重通过调查、评估、检查、注册等手段，将输欧动植物及其产品安全监管链条前移至第三国，减轻欧盟口岸的检疫压力。在检疫查验程序方面，动物及其产品检疫，报检后的现场检疫分文件审核、货证相符核查和物理检查三步；植物及其产品检疫，注重在生产地检疫，进境植物检疫包括核对出口国官方证书、核对货证相符性、官方检查三个方面。在疫情疫病应急、防控、处理机制方面，欧盟有比较健全的动物疫病通报系统，可进行快速的双向信息传递：成员国发现风险信息时应即时通过系统报告欧盟委员会，欧盟委员会立即将信息传达给各成员国。

在卫生检疫监管领域，欧盟的主要举措包括：

一是建立覆盖各成员国的欧洲传染病监控网络。为配合欧洲传染病监控网络的建立，德国、英国、法国等国家加大了政府改革力度，调整政府部门职能，先后建立了国家级的传染病监控中心和紧急事件处理中心，负责监控恶性传染病以及处理危害公众健康的突发事件。

二是建立预警和快速反应机制，确保全天24小时都能与相应的疾病专家保持联络，能与欧盟委员会、欧洲其他有关机构及部门（如欧洲食品安全局、欧洲药品署等）以及世界卫生组织的其他预警系统协调行动。欧盟委员会和各成员国负责对卫生警报采取相应行动，为公共卫生威胁提供快速有效的反应，控制传染病暴发。同时，随时向欧盟决策者和公众发布公共卫生预警信息。

三是加强内外的全面协调合作，首先是加强与欧盟内部各组织的协作，如欧洲环境署（EEA）、欧洲食品安全局（EFSA）、欧洲药品管理局（EMA）、欧洲药物和药物致瘾监测中心（EMCDDA）、欧洲航空安全局

（EASA）、欧洲刑警组织（FRONTEX）以及欧盟基础权利组织（FRA）。其次是加强与欧盟各成员国之间的合作。再次是加强与世界卫生组织的合作，WHO/EURO 合作路线图上提出了优先的合作领域，这些优先领域是国际卫生条例、流行病和应急准备、艾滋病毒/艾滋病、结核病、疫苗可预防的疾病、耐药性和一般的监控等。除此之外还加强与非欧盟国家的合作，包括欧盟扩大范围国家、欧洲睦邻政策的国家、其他非欧盟国家、国际组织和多边论坛等，针对不同的对象在现有框架内有不同的合作侧重点。

四是完善决策咨询和支撑体系，欧盟以各成员国高水平专家网络为后盾，集中了欧洲范围的有关专家，为欧盟公共卫生政策的实施提供科学评价和技术支持。

在消费品安全监管领域，欧盟建立了一个"官方＋私人机构"的联合体系：官方机构负责制定技术法规，并按产品类别定义其标准及样品审查制度，私人或官方授权机构负责制定标准，并执行大部分测试、检验、认证工作。基于对保障公众安全和健康、保护环境的责任，欧盟对某些特殊产品实施行政强制管理，禁止不符合保障安全、健康和环保要求的产品在市场上销售，防止造成危害后果。欧盟对非食品类消费品建立了快速预警系统（RAPEX）。欧盟非食品类商品快速预警系统是一个欧洲市场的内置安全网，是欧盟各国相关职能部门和市场监督部门所组成网络的基础。当一个成员国发现了不安全的非食品类消费品，这一信息能够通过 RA-PEX 在所有成员国的相关部门、欧盟委员会间共享并进行追踪，以阻止这些产品继续流向消费者。一般各成员国委托本国的市场监督机构（如德国的 BAuA，法国的 DGCCRF），在市场中对消费者具有风险的消费类产品进行采样和检测，当发现危险产品时，可以要求生产商和经销商停止销售、退出市场或向消费者召回可能产生危害的产品。

（三）以质量基础建设为重点完善计量与认证管理制度

欧盟视完善法制计量管理制度为重视质量基础建设的重要方面。欧盟以及欧洲自由贸易组织（EFTA）成员国的法制计量主管部门共同发起成立了欧洲国家法制计量组织（WELMEC）。目前，WELMEC 现有 37 家成员单位。WELMEC 下设 9 个工作组分别聚焦于法令施行、计量监管、预包装、软件、计量器具指令（Measuring Instrument Directive，MID）、液体测量装置（除水外）、公用事业计量表、出租车计价器、计量基础体系建设发展等计量事务。欧盟还成立有欧洲国家计量研究院协会（EU-RAMET），负责组织协调欧盟各成员国国家计量学会在计量科技研究、量值传递溯源、各国计量标准与校准测量能力的国际认可等计量基础领域合作共进，并代表欧盟参加国际度量衡大会。欧盟出台计量器具指令（MID）仅仅包括 10 类计量器具产品，即水表、热量表、废气分析测量仪、自动衡器、燃气表和流量计算器、出租汽车计价器、测量长度和相关联的计量器具、有功电表和测量互感器、测量长度单位和量杯容量的仪器、动态测量数量和流量的测量装置（如油罐车，加油机）。欧盟第三方计量机构被称为公告机构（Notified Bodies），公告机构承担了计量器具制造商的型式批准、质量体系认证等合格评定活动。公告机构是独立的第三方检查机构，受其所在成员国公告当局的管辖管理。公告当局基本上是各国最高计量行政管理机关，代表成员国参与欧盟法制计量管理事务。按照相关欧盟指令，任何符合相关条件要求的机构都有可能申请成为公告机构。

　　欧盟十分重视认证管理制度权威性的发挥。为证明符合欧洲技术法规和标准的要求，欧盟建立了统一的欧洲 CE 标志合格评定制度。对特定和高危险的产品必须由欧盟指定的认证检测机构（Notified Bodies）进行合格评定。2008 年，欧盟通过了《关于制定认证要求及相关产品营销的市场监管，以及废除 339/93 号条例（EEC）的 765/2008 号条例（EC）》，建立起一个关于认证和市场监管规定原则的全面框架。要求各成员国建立统一的国家认可机构，并要求 CE① 认证指定的公告机构（Notified Bodies）须经过认可才能提供服务。2004 年欧盟又通过了《关于确保符合饲料和食品法规以及动物卫生和动物福利规则所执行的官方控制的 882/2004 号规则（EC）》，对 CE 认证制度不涉及的食品、饲料、农产品、动物等方面的安全卫生进行监管。政府部门在监管活动中将分析样品由指定的官方实验室进行检测。为保证检测活动的一致性，该规则指定了欧盟层面的参考实验室与成员国层面的国家参考实验室，指定的官方实验室是通过认可的，并经政府各行业主管部门授权的实验室。一般来说，官方实

---

　　① CE 是法文"欧洲共同体"（Communate Europpene）一词的缩写。1993 年以后，欧盟相继制定了一系列的产品质量标准，至今约有各种标准 3300 余项。欧盟要求各成员国逐步修改其本国的质量标准，以便和欧盟的标准相统一，并启动欧盟质量标准标签，即"CE"标准标签。

验室并不是政府主管部门所属并经营的机构，而是独立的国家研究机构、大学研究所或第三方检测机构。欧盟对认证检测机构采取认可约束的监管方式。欧盟各成员国实行统一管理的认可模式，即每个国家设立一个政府承认并授权的认可机构，统一对实验室、检查机构和认证机构进行认可。目前欧盟各国的国家认可机构性质普遍是非营利有限责任公司，其经费来源是认可收费及少部分政府预算。之外，欧盟各成员国的行业协会发挥着重要的行业自律作用，对认证检测机构具有约束和引导作用。

二 检验检疫非传统安全维护的国际经验借鉴

无论是国际组织参与下的国家间多边互动与合作，还是各个国家对检验检疫非传统安全维护的责任体现与制度创新，都呈现着检验检疫作为一种特殊的"场域安全"重要性。从国际经验学习与借鉴的角度，可以总结出一些值得思考的内容。

（一）重视法律法规建设

检验检疫监管与创新，关键在于法律法规的完善。有了健全的法律法规体系，政府就可以把强制管理的重心放在与安全直接相关的领域。如欧盟实施强制管理的产品，只是可能直接涉及健康、安全、环保等方面的特殊产品，这些产品仅占市场流通产品的很小部分（据估计，这部分产品只占市场流通产品的15%左右）。对其余大多数产品的质量问题，则通过市场竞争解决，而对需要实施强制管理的特殊产品的基本安全要求，都通过制定专门的法律作出规定，对其实施强制管理的范围，只限于流通领域。

（二）推进多元主体共治

检验检疫所维护的是具多向度的"场域安全"，需要多元主体的参与和共治。除了注重和加强检验检疫自身能力建设外，还需要国际、国家、企业、社会多维度共同配合，各方联控，推动其建设的有序推进；需要探索检社共治、检企共治的新模式；需要创造检验检疫国际合作的新路径。这方面欧盟的做法值得借鉴：欧盟建立了决策、管理、执行、咨询等相互分离、相互制约，但又相互支撑的机构运作机制。以食品安全监管为例，欧盟理事会和欧洲议会负责制定法律文件，欧盟食品链及动物健康常设委员会负责为欧盟委员会制定食品链各个阶段的食品安全措施，欧盟委员会健康与消费者保护总司负责有关食品安全法规的实施，欧洲食品安全局作为独立机构负责提供决策咨询。特别是咨询机构的设立,发挥了连接欧盟、各成员国政府、专家、企业、社会公众的重要作用,作为一个汇聚各方意见的平台,在风险评估、风险管理和风险交流方面发挥了重要作用,为科学决策提供了有效支撑和保证。

在重视多元主体共治过程中,要加强与外交部门的合作。使用检验检疫手段应对非传统安全问题时,常常导致保护国门安全和促进国际贸易的两难。为了解决这个两难困境,中国应该进一步加强与国际社会的合作,强化外交在检验检疫中的作用。"首先,深化与相关国家的外交关系。当国家之间外交关系得到提升之后,检验检疫才能有效应对非传统安全威胁,而不再与政治关系、权力斗争等纠缠在一起。其次,对于那些检验检疫事件频发的国家,中国驻外使馆应特别注意从外交角度处理彼此的危机。外交层面上的沟通有助于减轻检验检疫的压力,因此驻外使馆需要加强经济职能。再次,检验检疫部门与外事部门应该建立联动机制,组织上互为补充。检验检疫部门应该有熟悉对外贸易关系的外交人员,而外交部门也应有熟悉特定国家检验检疫标准的人才。只有外交和检验检疫部门有效联动,才能更好地处理经贸交往中迅速出现的安全问题"[①]。

(三) 强化制度创新探索

1. 强化市场准入,筑牢检验监管基础

参考发达国家的检验监管经验,严把市场准入关,确保产品质量的第一道防线。我国现行法律也有类似规定,但未加以充分利用和正确执行,导致准入门槛低或形同虚设。因此,需要探索建立监管对象全覆盖的准入制度,特别是要重视和发挥第三方检验机构作用。检验检疫机构通过对第三方检验机构的管理和监督检查来实现宏观和终端管理。从诸多国家的经验来看,第三方检验机构对于节约资源、提高监管有效性都能起到积极作用。如在检验检测认证行业发展方面,欧洲国家普遍实行"自下而上、从上到下"的形成过程。标准制定更多的是基于市场自身需求,一般由检验检测认证机构、协会提出企业标准和行业标准,经政府采信后上升为

[①] 甘均先:《国际贸易与国门安全——检验检疫应对非传统安全问题时的两难困境分析》,载余潇枫主编《中国非传统安全研究报告 (2014—2015)》,社会科学文献出版社 2015 年版,第144 页。

国家标准。国外第三方机构占据检验检测认证机构主体，如丹麦国家认可机构（DANAK）认可的 314 个实验室中，私人公司 196 个，占 62%。德国 TüV 集团都由原来的非营利性机构转为营利性公司。欧洲国家设有少量政府实验室，但不做一般性检测业务，主要承担检验检测方法研发等职责，为政府制定政策法规、实施日常监管提供技术支持，并进行重大风险防控和应急事件处置等。

2. 提升科学技术与风险评估水平

首先，发达国家建立国家实验室制度值得借鉴。美国等发达国家建立国家实验室作为官方检验部门的技术支撑积累了不少经验与做法，如法律授权由产品质量安全监管部门确定可以从事特定产品检验活动的国家实验室，制定统一的标准。其次，提升风险评估水平与检验监管效能。当前我国检验检疫监管任务繁重，而检验检疫监管资源有限，为此应学习国外的通行做法，通过强化信息采集、辨识风险因子、完善分析方法、建立通报机制等方式建立完善产品监管风险分析体系，以此指导目录调整、分类管理、口岸查验、日常监管等相关检验监管工作，从而提高检验监管有效性和针对性，这也是我国监管模式转变的工作重点。

3. 加强与口岸应急能力相关的制度建设

现阶段加强口岸核心能力建设的重点，一是要继续厘清检验检疫各部门职能、提升各部门工作水平和服务质量；二是要加强部门协作，实现口岸快速反应。如美国的自动扣留制度和日本的命令检查制度，就是通过法律法规的授权，在紧急状态下实施紧急处置的制度。口岸应急能力的提升，还需要口岸其他相关部门的联动与把关，建立信息共享机制，执法互助机制，安全互保机制等。当然作为检验检疫对"场域安全"的维护，还要从国家总体的角度来考量检验检疫的预警与应急能力建设。这方面可借鉴欧盟非食品类消费品快速预警系统（RAPEX）、食品和饲料类快速预警系统（RASFF）、传染病监控网络的做法，分阶段逐步建立风险监测、预警信息发布和交流网络，首先在统筹质检系统应急资源的基础上建立风险预警体系，再逐步推动中央统筹全国范围内的应急资源，建立横跨质检、工商、食药监管、卫生、农业、工信等政府监管部门的预警和快速反应系统，成为国家应急体系的重要组成部分。

4. 建立健全市场监管机制

国外检验监管中很重要的一环就是市场监管，在市场监管中发现问题商品的，采取召回、通报等制度，对消费者和生产企业都产生极大的影响。要解决目前我国检验监管机制不健全、检验监管整个链条断裂的现状，检验检疫部门要介入市场监管。首先要严格准入门槛，加强质量许可和注册登记。其次要加大监督抽查力度，改革完善抽查制度。对于那些已经获得许可和注册登记的企业，要定期或不定期进行抽查，不符合条件的，要限期进行整改，整改还达不到要求的，注销其许可、注册登记资格。再次要建立健全产品质量风险分析制度及预警机制，要推进风险分类管理，按不同品种的危害因素以风险大小进行分类，确定所需要控制的危害及风险等级，完善各种应急预案，提高应急反应和应对的能力。

（四）促进国际联动合作

重视国际联动与合作是各国加强与完善检验检疫安全监管的普遍做法。联动与合作的内容十分丰富，如信息共享、风险共管、互认互利、聚同化异等。中国在这方面已经迈出了可喜的步伐，如2012年3月20日我国质检总局与欧洲委员会相关部门签署消费品联合监管合作协议，21日召开和欧盟健康与消费者保护总司的第七次高层会议，会上，中国与欧盟双方建立了工业品安全和WTO/TBT磋商机制、关于消费品安全、食品安全及动植物检疫的磋商合作机制，签署了29份合作文件。迄今已经成立了机电产品、医疗器械、汽车、纺织品、玩具、化学品、打火机、标准化、合格评定、《TBT协定》、承压设备、化妆品、酒精饮料等13个工作组，通过密切的工作组联系，提高中欧双方的管控成效。中欧地理标志保护试点项目取得重大进展，阿让李子干、帕尔玛火腿、孔泰奶酪等10个欧盟著名产品经过中国国家质检总局注册，正式成为中国地理标志保护产品，东山白芦笋、龙井茶、陕西苹果等10个中国产品通过欧盟地理标志保护注册。

要特别重视与国际组织之间的联动，作为成员国需要扩大检验检疫国际影响力和树立良好形象，同时，也需要大幅提高本国检验检疫工作的国际话语权。当然，国际组织亦应不断完善其规章制度，除了及时发布权威信息，还要整合资源引导多方联动，为国际安全的维护发挥重要的导引作用。另外，不同领域间国际组织的相互配合也是提升检验检疫维护国际安全能力需要探索的新课题。

对中国来说，尤其是当前，要充分凭借"一带一路"的"风头"，作为新兴大国积极探索国际联动的新路径。如深入参与国际和区域性标准、规则的制定，积极扩大计量、标准化、认证认可、检验检测等领域的国际互认，开展实验室资质、检测人员资格的国际互认与衔接，支持质检科研机构、检测、认证机构实施"走出去"战略，树立中国质检国际品牌和形象，推进电子证书联网核查，积极推动便利国家间跨境运输的检验检疫合作。要开拓多种途径，强化动植物检疫、卫生检疫合作，加强跨大洲的传染性疾病威胁、核生化有害因子威胁的监测合作，加强交通工具检查、证书样本互换、证书签发方面的合作，在检查程序、检查时间、采样指征、收费标准方面形成共同遵守的作业指导书，等等。

总之，在维护非传统安全所包含的国际安全、国家安全、社会安全和人的安全四大板块的工作中，检验检疫工作都是不可或缺的关键一环。改革开放特别是进入 21 世纪以来，我国检验检疫工作虽然取得了全面的发展和长足的进步，但与国际上检验检疫大国、检验检疫强国还存在差距。我们需要对检验检疫工作面对的安全威胁以及维护安全的职能有着清晰的认识，这样才能提高对检验检疫工作的重视程度，同时配合国际先进经验和做法，推动检验检疫工作的全面发展。在非传统安全威胁呈现出整体、复合、多维和连续特征的今天，我国检验检疫工作不可或缺，将大有作为，但任重而道远。

第六章

维护"场域安全"：框架与路径[*]

我国对国家安全的战略新定位要求国家安全治理的体制机制应有新的改革与创新，总体国家安全观的提出也促使关涉部门对如何维护国家安全的相关方面而对自身发展有了新的思考与推进。"场域安全"是检验检疫在新的国家安全定位背景下，对检验检疫的安全职能与安全作用进行的新诠释，也为其安全维护与安全保障在理念、体制、机制等方面的深化改革创立了新的理论指导。同时，党的十八届三中全会在《中共中央关于全面深化改革若干重大问题的决定》中明确指出要"改革市场准入、海关监管、检验检疫等管理体制，加快环境保护、投资保护、政府采购、电子商务等新议题谈判，形成面向全球的高标准自由贸易区网络"。与此相应，为了加强安全治理，中央还特别强调要健全"公共安全体系"、创新"社会治理体制"、推进"国家治理体系和治理能力现代化"等，并在中央高层设立"国家安全委员会"，"制定和实施国家安全战略"，"推进国家安全法治建设"。在高层多方部署下，检验检疫要积极融入全面深化改革的大潮，围绕保国安民进行体制、机制改革，以安全促发展，以安全保发展。

第一节 "场域安全"维护的基本框架

随着中国"一带一路"、"西部战略"、自贸区等积极对外开放战略的逐步推进，检验检疫"场域安全"维护既在国家安全的核心领域不断加强作用，也必定在对外开放战略框架内的区域性关键安全领域发挥积极作

---

[*] 本章由廖丹子、余潇枫、朱忠康、叶东辉、顾荷维、邹海燕执笔。

用。"场域安全"的广阔视角为检验检疫的安全治理改革启迪了新思路：要在国家安全治理体系现代化的过程中重新看待检验检疫的安全维护角色及其相应职能，要在总体国家安全观的目标下进一步推进检验检疫的相关制度建设，要在"安全是发展的条件"的认知下培养检验检疫的安全文化，要进一步建立健全检验检疫安全维护的支撑体系。

一　角色再定位：重视检验检疫在国家安全体系中的地位与作用

（一）国家安全是当前我国改革与发展中的重大议题

人类文明诞生至今，"安全"始终牵系着人类社会的方方面面，安全的内涵逐步深化、外延不断扩大，安全的综合性与复杂性不断增加，安全成为个人和组织生存与发展的前提。综观整部人类历史，出于自身生存与安全发展而展开的对抗、冲突、战争、抗衡等频繁登上历史舞台，从应对安全挑战的角度看，人类史就成了一部为安全而抗争的历史。这从历时性的角度至少包括：从部落对大自然力量的防御到部落之间的征战，从不同政权形式之间的攻与防到近现代民族国家之间的殖民与被殖民、侵略与反侵略，从大规模的国家间武力战争到两个超级大国的核对抗，从武器装备的硬实力博弈到文明文化的软实力较劲，再到当前网络虚拟空间、外太空、生物基因、全球安全等的新型争夺，等等。从属性分类看大体包括：直接以军事性武力对抗形式呈现的传统安全挑战、以非军事性武力而呈现的非传统安全挑战、传统与非传统相互交织的挑战。保安全、促安全贯穿人类历史的整个进程，并以更加显著性、主导性的特征持续性地呈现在各个领域与层面。当前随着全球化与信息化的日益纵深，各个领域与不同层面的风险、威胁、灾害等也日益常态化，"在危机中"[1]成为一种实然的生活状态，"安全"成为关系百姓民生、社会发展与政权稳定的重要公共产品，安全维护与保障已凸显为政府的一项十分紧要的公共职能。

二战尤其是冷战结束以后，以传统军事安全为核心的国家安全的主导性日益受到生态环境、自然灾害、重大传染病、生命健康等日益紧迫的非传统安全威胁的冲击，但国家因其权力、资源、权威等的绝对占有而在非传统安全治理中具有越来越不可或缺的作用。随着传统军事性威胁持续严峻，非传统安全威胁牵涉领域愈加广泛、样式愈加复杂多样，国家资源需

---

① 胡百精：《中国公共危机管理报告（2008—2009）》，中国人民大学出版社 2009 年版。

要进行重新组合从而对各类威胁实施总体观照与战略布局,国家安全的内涵与外延比以往任何历史时期都更加宽广与丰富,并已成为世界各国的核心利益与支配性目标。近年来世界各国为其自身国家安全的维护与保障而相互比较、借鉴与较量,在安全观、责任机构、法律规制、人才队伍、信息资源等多方面进行了诸多有意义的探索,如各国国家安全委员会的设立成为"标配"。

近年来我国对国家安全有了新的感触、认知与部署,随着十八届三中全会提出"国家治理体系与治理能力现代化"这一全新改革总目标,国家安全治理体系在国家治理体系中的重要性与紧迫性得到决策高层重视。首先是设立中央国家安全委员会;其次是提出并践行"总体国家安全观",走出中国特色国家安全道路;再次是作为责任大国积极建构区域安全和全球安全,积极倡导"亚洲安全观",在诸多区域和全球性安全问题中积极承担责任。随着国家安全战略高位的确立及安全治理体系的逐步完善,发展中更多的安全议题被置于国家安全战略高度而被分配更多的资源进行整体性、制度性应对,如反恐安全、粮食安全、物种安全、食品安全、金融安全、极地安全、海洋安全、外太空安全、网络与信息安全等,非传统安全问题受到前所未有的重视。这些重大议题每一项都超出了单一部门的能力范围,需要针对各个议题的具体能力要求对现有的安全体制机制进行重新设计,需要基于总体国家安全维护而推进各个领域的改革与探索。

(二)要高度重视检验检疫在国家安全体系中的地位与作用

全球正越来越重视国际贸易和旅行中的非传统安全问题,并将其纳入国家安全战略而进行整体布局。1993年美国克林顿政府运行伊始,即对国家安全战略进行重大调整,提出"贸易作为美国安全的首要因素",国际贸易中的政治问题也历来受到学术界与政策界的高度重视①。1996年俄罗斯出台《俄联邦国家经济安全战略》,突出国家安全的"整体性"和"综合性",将保障经济安全视为"重中之重"。2014年我国设立国家安全委员会和提出总体国家安全观后,中国国际贸易和国际旅行中的非传统安全问题也开始得到高层重视,强化检验检疫的非传统安全能力成为一项重要工作。

检验检疫在国家安全治理体系中的重大地位与作用已得到法的规定与

---

① [美] I. 戴斯勒:《美国贸易政治》,王恩冕、于少蔚译,中国市场出版社2006年版。

保障。基于历史传承因素，质检往往倾向于被看作经济贸易服务部门，质量技术监督前身之一的质量局脱胎于原先的国家经贸委，出入境检验检疫前身之一的商检机构脱胎于原先的国家外经贸部。从历史发展阶段来看，国家标准局、国家计量局和国家经委质量局合并组建国家技术监督局，"三检合一"组建国家出入境检验检疫局，初衷是为了推动经济体制改革、社会主义市场经济建立和服务出口导向经济。而随着形势的发展，质检工作重心逐步调整，检验检疫系统执法依据的《商检法》《动植物检疫法》《卫生检疫法》和《食品安全法》中，后三项法律最初立法就是为了保安全。2002年《商检法》修订时从原先的"根据对外贸易发展需要"修改为"应当根据保护人类健康和安全、保护动物或者植物的生命和健康、保护环境、防止欺诈行为、维护国家安全的原则"，2013年国务院关于出口法检目录的调整也体现了该理念。2007年6月15日正式生效的《国际卫生条例（2005）》，由原来主要管理三种检疫传染病到管理生物、化学和核放射危害等引起的更广泛的公共卫生问题，这从根本上改变了传统的卫生管理模式。保安全、促发展成为检验检疫的基本法定职责。

1999年"三检合一"及检验检疫与质量技术监督合并成立质检系统以来，检验检疫系统依法履行职能，为维护社会公共利益和进出口贸易有关各方的合法权益、防止传染病传入传出、实施国境卫生检疫、维护生态多样性、保护人体健康、保护农林牧渔业生产、促进中外经贸发展、维护国家形象、捍卫国家主权、维护国家安全等方面，发挥了巨大作用。一言以蔽之，从检验检疫的历史发展、法定职责及其新近所防范与处置的风险与威胁看，检验检疫是国家安全治理体系中不可或缺、不可替代、不可分割的重要组成部分。

1. 不可或缺性

安全问题为重大的民生问题之一，安全构成了人们生产生活、社会建设与国家安全的前提与必要内容。我国检验检疫是国家文明的产物，其发端可溯及公元前3世纪。我国古代各类史籍中就有关于检验检疫的记载，如秦以火焚燎过境马车以防疫病传入；唐代建立了对海运进境进行监管的机构"市舶司"，宋、元、明三朝对此均有发展；19世纪后期我国正式建立了出入境检验检疫制度；20世纪末为顺应改革开放、加入WTO及与国际贸易接轨的新要求，中国基本上形成了"三检合一"的大质检格局。当前随着我国国际贸易业务量和进出境要素流的迅速激增，检验检疫在

"国门"环节的服务和安全把关的作用显得越来越重要。究其本质,检验检疫机构依法对出入境的商品、卫生与动植物进行检验、检疫及监管,有效维护了民众的生命与健康、环境的清洁与生态的可持续、质量的保障与食品的安全、企业的利益与产业的安全、经济的增长与政治的稳定、主权与国家利益等。我国检验检疫的安全维护作用直接体现了科学发展观的核心——以人为本,其各项工作直接关涉百姓民生、社会和谐、环境保护与国家安全,因此构成了公共安全与国家安全维护中不可或缺的责任主体。

2. 不可替代性

检验检疫与相关部门①共同构成了"国门安全"和更广阔的"场域安全"的重要保障力量,然而与其他部门相比,其安全维护职能具有不可替代性:首先,从机构定位看,检验检疫的主管机构——质检总局是国务院主管全国质量、计量、出入境商品、卫生与动植物检验检疫,实行进出口食品安全和认证认可、标准化的专门专业机构,担负着"国门"上有关社会、经济、政治、生命、卫生、健康等方面威胁的检验、检疫、检测、认证、认可及相关重大事件的防范与应急处置等职责,是技术性执法、监管性执法和涉外性执法的重要部门。检验检疫经法律赋予、通过合格程序对出入境环节上的商品、动植物和卫生担负检疫与检验,虽然进出口中的检验与检疫的职能会依具体形势有所调整,但其法定、专业、专门性职能具有不可动摇性②。同时,在"国门安全"的整个链条中,检验检疫与相关部门各司其职,分别在不同环节、不同领域担负了相应职责,缺一不可。其次,从主权性看,检验检疫是国家主权的体现。检验检疫机构依据法律代表国家行使检验检疫职能,对一切进出国境的人员、货物、运输工具旅客行李物品和邮寄包裹等实施强制性检验检疫;对涉及安全、卫生及检疫产品的国外生产企业进行注册登记;对发现检疫对象不符合安全卫生条件的商品、物品、包装和运输工具有权禁止进口,或视情况在进行消毒、灭菌、杀虫或其他排除安全隐患的措施等无害化处理并重验合格后,方给予进口;对于应经检验检疫机构实施注册登记的向中国输入有关产品的外国生产加工企业,要求其必须取得注册登记证书后,其产品方准

---

① 指职能相近、相关部门,如海关、质监、工商、税务、交通、边防、边检、海事、海警等。

② 戴敏荣:《再谈检验检疫机构职能转变》,《中国国门时报》2014年9月4日第2版。

进口。① 这些强制性、制度性的规制表明，检验检疫职能具有专业性、法治性，其在国门安全维护链条中是其他部门所无法替代的一环。

3. 不可分割性

我国检验检疫从"三检分立"到"三检合一"，是贸易便利化的现实要求，也是更加有效维护国内外企业利益、保障民众与生态安全的必要举措。为应对激烈的国际贸易竞争和有效应对各类技术贸易壁垒、切实保障国民生命与健康安全和生态环境、减少企业成本与提高监管效率，我国针对企业出口的检验与检疫工作亟须改变过去部门分立、职责交叉、重复检验、强制性收费等工作方式，而转向"大通关""一站式""一口对外"的管理新模式；过往商品检验、卫生检疫与动植物检疫"三检分立"的管理模式，需要向三检整合、统一的管理方式转变。1999 年，为顺应国务院机构改革的要求，原分属于卫生部、对外贸易经济合作部和农业部的国家商品检验局、卫生检疫局与动植物检疫局并为一个机构，即中华人民共和国出入境检验检疫局。实践证明，我国卫生检验、动植物检疫和商品检验"三检合一"的探索具有历史必然性与现实合理性，顺应了我国贸易便利化与"大通关"建设的要求，促进了经济发展与产业升级，更加有效地维护了国家主权与国门安全。"三检合一"是国务院机构改革的重要内容，也是我国口岸管理走向科学化、高效化的有效探索，促进了检验检疫工作的体制高效、机制顺畅、资源整合、工作联合与队伍融合，从长远看有利于我国对外经贸事业的发展与总体国家安全的维护。②

二　制度再创新：安全规制探索

中共十八届三中全会提出，本轮全面深化改革的总目标是完善和发展中国特色社会主义制度，推进国家治理体系和治理能力现代化。其核心就是要推进各领域与层面的制度创新，以制度创新不断完善国家治理体系。中央国家安全委员会第一次会议强调，要准确把握国家安全形势变化新特点、新趋势，坚持总体国家安全观，走出一条中国特色国家安全道路。安全已是我国内政与外交领域中的重要话语，是政府改革和发展中评价政府

---

① 程燕、惠波：《检验检疫人员英语培训方法的探讨》，《中国国境卫生检疫杂志》2005 年第 28 卷，第 1 期。

② 需要补充的是，"三检合一"的具体实践中遇到了观念、体制、机制、人员、技术等方面的障碍，检验检疫对此要有进一步的探索与改革。

执政能力的新维度，被列为社会民生的核心内容之一，成为"最大的民生"问题①。未来国家之间的竞争，既依靠经济文明、政治文明、社会文明、生态文明等领域的制度创新，也依靠"安全文明"② 制度的创新，"国家是否可持续安全"成为国家综合能力强弱的重要筹码。

　　检验检疫要基于安全与发展平衡的总目标全面推进安全制度创新。当前检验检疫正全面探索建立基于风险管理、企业自检自控为主、官方宏观监控的差别化检验检疫分类监管新模式，逐步实现由低效"批批检"向高效过程监管转变。与此相应，在安全制度上应探索建立安全规制的监管制度。

　　"规制"一词是舶来品，由英文 regulation 翻译而来，政府部门一般用"监管"，经济学领域用"管制"，管制经济学已十分发达，而法学、政治学、行政学领域多用"规制"，意指通过法律法规进行管理、督促，台湾学者则多用"规管"。"规制"一词最早由日本学者使用，后经我国学者引介时直接采用其汉字"规制"。③ 研究各界对规制已有诸多不同定义，综观之，规制被认为是政府部门基于公共或部门利益而对市场主体实施干预。一般认为，规制主体是政府行政机关或社会公共机构，一般称为"政府"；规制客体是各类经济主体（主要是企业）；规制手段是规制主体依据法律法规而设立各类规则、规范或制度，而对规制客体的行为实施监督与管理。规制的核心是规制依据和执行的各项规则，手段是通过加强法的规范性、约束性、强制性、引导性而规范市场参与主体的行为，关键是重视法律法规的制定、执行与监督，以及法的精神的培养与践行。

　　对于规制的目标与本质，不同理论流派有不同解释，如公共利益理论认为规制的目标应该是最大化地促进公共利益，规制俘虏理论则认为规制的目标就是防止政府部门被垄断大企业所俘虏，市场失灵理论则认为规制的目标就是弥补市场失灵。规制经济理论、规制激励理论、政府失灵理论等其他理论流派还有不同解释。综合这些不同定义，有学者认为，政府规

　　① 《山西副省长李小鹏：狠抓安全就是最大民生》，新浪网，http：//news. sina. com. cn/c/2012 - 11 -14/073925576699. shtml，2012 年 11 月 14 日。

　　② 王义桅：《全球化时代的大国安全观——中国的安全文明及其对西方的超越》，《人民论坛·学术前沿》2014 年 6 月（上）。

　　③ 日本著名产业经济学家植草益著的《微观规制经济学》由我国著名经济学家朱邵文等翻译，书名中"规制"的汉字被直接作为中文版的书名。参见［日］植草益《微观规制经济学》，朱绍文等译，中国发展出版社 1992 年版。

制的本质，既非公共利益，也非私人利益，而是利益分配的正义性，即通过政府集中式的利益分配而校正市场分权式的利益分配中的不公平性，追求利益分配上的实质正义。① 据此规制可理解为：具有法律授予规制权的机构，基于利益分配的正义性，依据法律法规对市场参与者实施干预。按照被规制对象性质的不同，规制一般分为经济性规制、社会性规制和反垄断规制。

社会性规制大体包括三方面内容，即产品安全规制、环境污染规制和工作场所健康安全规制②，旨在规避人类活动中因外部性、信息不对称、公共物品供给不足、非价值性物品而带来的对生命、健康、卫生、环境等的消极影响。社会规制的目的是确保国民的基本权利和生活质量及其享有中的公平正义，其作用领域存在于卫生、文化、教育、环保、能源、军事、外交等诸多领域的生产、交易与消费过程之中。美国具有全球公认的最自由开放的市场经济，但同时也建有全球最周全、系统的社会性规制体系。美国尼克松总统曾直言："享有洁净的空气和洁净的水，明智地利用我们的土地，保护野生动物和自然美景以及公园以供所有人欣赏……是每一个美国人天赋权利的一部分，未来保障这种与生俱来的权利，我们必须有所作为，并且必须要果断地采取行动，我们确实必须马上行动，否则将追悔莫及。"③

随着社会发展过程中环境、健康与安全问题的急剧增多，加上公民权利意识的增强和政府公共管理方式的创新，社会性规制在各国得到蓬勃发展。直至目前，我国有关社会性规制的法律多达 50 多部，仅在环境安全领域，行政法规有 50 多项，部门规章规范性文件约 200 件，国家环境标准 800 余项，多边国际环境条款 50 多项，各地方人大和政府制定的地方性环境法规和规章 1600 余件。④ 社会性规制的所有内容几乎都与安全有关，或直接关涉生命、健康、自由等人的安全（Human Security）的核心内容，或关涉社会秩序、社会结构、社会伦理、社会道德等社会安全

---

① 文学国主编：《政府规制：理论、政策与案例》，中国社会科学出版社 2012 年版，第 5 页。

② 占飞燕：《社会性规制理论综述》，《湖北行政学院学报》2007 年第 3 期。

③ ［美］凯斯·R. 桑斯坦：《权利革命之后：重塑规制园》，钟瑞华译，中国人民大学出版社 2008 年版，第 32 页。

④ 苏晓红：《我国的社会性规制问题研究》，博士学位论文，华中科技大学，2008 年，第 58—59 页。

（Societal Security）的方方面面，也关涉环境与生态安全、公共卫生安全、经济安全、科技安全等国家安全（National Security）的重要方面。安全规制成为社会性规制中极为重要的内容。

安全规制是具有规制权的主体基于实质性安全价值而依法采取的干预措施。安全规制的实施主体是具有安全规制职能的部门（主要是政府部门，还包括经政府授权的非公共部门）。安全规制的对象则有两类，一是市场参与主体，如企业、工人、消费者；二是安全规制部门，如公安、民政、消防、地震、民防、安监、质监、应急、质检、边检等具有安全规制职能的政府部门，对这些部门的规制是"对规制的规制"。安全规制的目标是国家、社会与人的实质性安全，集中体现为安全这一公共产品在国家、社会与人三个层面上的充分保障与相互平衡。安全规制的依据是有关安全的法律法规、部门规章、地方性条例、行政性文件等具有普遍约束性、规范性与强制性的规定。按领域分，安全规制可大致分为环境安全规制、生命与健康安全规制、能源安全规制、信息安全规制、社会安全规制、科技安全规制、经济安全规制、政治安全规制等；按层面分，大致可分为国际安全规制、国家安全规制、社会安全规制与人的安全规制。

检验检疫部门具有技术执法的内在属性，其安全规制是通过有效执行检验检疫的有关法律法规而对所规定的企业与第三方部门实施宏观干预、监督与管理。检验检疫中的微观技术检验与宏观安全规制的相同点在于两者都以安全为规制准绳；两者关键区别在于，前者注重微观层面具体产品的技术性检验与检疫，而后者是在管检分离的基础上注重对机构整体定位、宏观监管模式、宏观产品质量、宏观产业结构与宏观行业规范等的监督与管理。2014 年 9 月 15 日召开的中国首届质量大会（北京）提出，要建立以市场配置资源为决定性作用、以政府监管为有效作用、以社会共治为积极作用的质量强国之路，大胆推动"放、管、治"的质量提升模式。检验检疫安全规制，就是要建立以微观检测为基础、以宏观监管为主导、以企业责任为主体、以社会共治为条件的宏观安全监管体系。

检验检疫的安全规制改革主要受两方面因素驱动：一是我国力促贸易便利化而先后两次大幅压缩法检目录，检验检疫监管方式需有创新。2013年 7 月 24 日国务院常务会议决定，"免收 2013 年 8 月 1 日至 2013 年年底 5 个月的出口商品法检费用"，"对 1507 个出口工业品不再实行出口商品检验"，"减少法检商品种类，原则上工业制成品不再实行出口法检"；同时简化行政审批的改革要求是要减少三分之一的行政审批事项，取消和下放行政审批事项，加大底层自主权与激发底层活力。基于贸易便利化目标的法检目录调整和简化行政审批的要求，提出检验检疫的工作重心要从微观执法转向宏观监管。二是我国全面推进国家安全治理体系与治理能力现代化，各个领域与层面的安全制度需要与时俱进，检验检疫关涉总体国家安全观的诸多方面，检验检疫实施安全规制的探索是顺势而为、应然之举。

检验检疫的安全规制需要着力推进检管分离基础上的宏观监管，即要从微观技术检验转向宏观安全规制，改变过去过于偏向产品微观检验检疫与企业微观监管的做法，探索建立以安全为核心，以检管分离、重管轻检、只管不检为宏观监管模式。检管分离，即检验检疫业务管理与业务执行分开，将微观技术性的检验与检疫逐步社会化、市场化，推动建立第三方采信制度及其完善。检验检疫机构成立之初大都采用"管理＋执行"的工作模式，但随着近年来检验检疫业务量的急剧增大、企业信用与责任体系的逐步健全、第三方检验市场的逐步完善以及国际上普遍采用严进宽出的做法，我国检验检疫众多分支机构都在简政放权、拉动经济、提高效率的目标下，大力探索管理与执行分开——检管分离——的新模式。如福建检验检疫局为解决原有工作模式过于侧重对检验与检疫监管工作指导，而对宏观质量管理指导不足的问题，从顶层设计入手调整自身相关处室职能，重设内部科室；制定 10 项专门举措以改进商品检验监管工作；成立三个专家研究组从宏观改革思路和微观改革举措两个层面分别进行研究与改革；依法适当增加宏观质量管理职能，如参与规划、制订和管理辖区出口产品质量安全发展目标与方针政策，参与出口产品质量监督和促进任务措施的实施等。[①] 厦门、宁波、深圳等沿海直属局检管分离的探索已取得诸多较为成熟的经验。检管分离的目标，就是要使业务管理部门和业务执行部门的职责清晰明确，各司其职，重点突出检验检疫在宏观决策与监督、准入与许可、抽查与验证、指导与培训、监控与评估等宏观性的综合管理职能，建立"政府负总责、监管部门各负其责、企业负首责"的责任体系。

要创新监管模式与调整监管重点：首先，调整监管方式与监管重点，

---

① 国家认监委：《"管检分离"闯新路》，《中国国门时报》2014 年 4 月 25 日。

对辖区内的业务分配、处室设置进行调整。随着法检目录的大幅压缩，监管方式要进行管检分离，监管重点要进一步转向进口产品监管与检疫性监管。相应地，在部门设置与运行上，要将兼有执行职能处室的"执行部分"抽离出来而成为相对独立的部门，统一行使"执行"业务的职能，而对原有"管理"业务职能的处室，则根据其管理性质进行重新归类与调整，注重对进口产品安全尤其是检疫性安全把关。其次，从"并联"转向"串联"，从"不合格假定"转为"合格假定"，即将检验检疫机构法定检验转为企业法定申报，企业单批检验结果不成为放行的依据，而仅作为法定抽检比例的依据，使检验环节串联在商品进出口的流通环节之中；实现以出口产品合格假定、进口产品风险假定为核心的严进宽出原则，强化出口企业的第一责任制度，加强进口企业的源头管理。再次，要推动建立健全第三方检测体系，完善第三方采信制度。检验检疫的宏观安全规制定位，要求检验检疫将规制重点转向事中把关、事后处置，而要逐步有序地推进第三方检测机构的市场化，建立健全国内第三方检测、检验检疫实验室、国际第三方检测的第三方检测体系，完善第三方检测机构的准入、采信与退出管理。

三 体系再建构：健全六大支撑体系

（一）检验检疫的法律体系

进一步建立完备的法律规范体系是推进法治质检的首要议题。党的十八届四中全会提出了全面推进依法治国的总目标，即建设中国特色社会主义法治体系，建设社会主义法治国家，"实现科学立法、严格执法、公正司法、全民守法，促进国家治理体系和治理能力现代化"。依法执法是检验检疫工作的基本要求，也是加强法治建设的重要内容。"随着我国经济发展步入新常态，检验检疫部门履行的某些法律条款，有的已不再适用，一些新领域、新问题亟待出台新的法律法规。如商品法检目录调整后，怎样对该类商品质量实施有效监管？如何将可复制、可推广的上海自贸区检验检疫创新制度上升到法律层面？在迅猛发展的跨境电子商务中怎样维护消费者的合法权益？这都要求检验检疫部门与时俱进，立法先行，坚持立改废并举、立法与改革相衔接，结合简政放权等改革措施，推动有关法律法规的修订，加快有关管理条例立法研究，多立良法、善法、管用的法，不断完善检验检疫法律体系。"① 国家要着力推动我国大质检法律体系的健全与完善，通过法的形式进一步明确质检系统的安全角色与安全职能。

首先，要推动国家安全法的修订与相关法规、规章的订立与完善，将检验检疫法律体系纳入国家安全法律体系与相关中长期规划中，对涉及检验检疫执法依据如法律、法规、规章、条例、强制性标准和总局有关公告等，要分门别类、分清主次、查明漏洞，有计划地开展修订与完善，进一步完善检验检疫直接关涉的八部法律十三件行政法规的体系性与整体性。

其次，突出有关食品安全、生态环境安全、公共卫生安全、产品质量安全的法律法规的修订、完善、执行与监督，重点突破跨境电商、船舶经济、有害外来物种等新型业态或重大安全威胁的出入境检验检疫之法律法规的制定、修订与完善。

再次，进一步细化责任溯源、风险责任、处罚程序、联动响应、强制性技术标准等内容，如针对强制性技术标准，要加大国内制标机构的重新组合，提升我国在国际上的制标权与话语权。

最后，要加快建立符合国际通行规则的技术性贸易措施体系。政府有关部门应建立和完善技术性贸易措施的通报协调机制、快速反应机制和研究评议机制。政府部门、行业协会、地方和企业联合建立技术性壁垒的预警机制，密切跟踪我国产品出口国的技术法规、标准及合格评定程序和检验检疫要求的变化，对出口可能遭遇的技术性贸易措施进行实时监测和预警预防。②

（二）检验检疫的组织体系

在组织定位上，国家安全委员会是国家安全的领导与管理中枢。当前中国面临的多方面的非传统安全因素与检验检疫息息相关，因此基于安全维护的检验检疫组织设计应被置于国家安全的组织体系之中，参与国家安全战略制定，强化其基本安全保障和核生化应急与反恐等职能。在组织运行上，要坚持总体国家安全观，建立安全保障的常态化运行机制。如将质检总局作为全国大质检安全的领导与管理中枢，在不增减质检总局人员编制的条件下，在总局层面设立质检非传统安全专门机构，担负重大特种设

---

① 中国国门时报评论员：《推进依法治检》，《中国国门时报》2015年1月22日第1版。
② 《国务院关于印发实施〈国家中长期科学和技术发展规划纲要（2006—2020年）〉若干配套政策的通知》，http://www.gov.cn/zwgk/2006-02/26/content_211553.htm，2006年2月7日。

备安全、消费品安全与出入境检验检疫安全三项职责;统筹、规划与牵头处置其法定职能内的消费品、重大特种设备与进出境检验检疫的紧急安全事件;建立健全质检总局与国安委其他组成部门常态条件下的互联互通机制与紧急状态下的统一、有效、快速的联合响应机制,共同研究解决国安委认定的重大安全威胁;检验检疫分支机构按照自身实际情况,设立检验检疫非传统安全管理的专门机构。在质检系统内部加强非传统安全管理的组织建设,如在卫生检疫反恐办公室的基础上建立包含动植物检疫、食品安全等在内的更广泛的安全责任组织。

(三)检验检疫的监管体系

改革倒逼已形成,后目录管理期检验检疫监管路径改革已无退路,加强宏观管理守住安全底线是眼前必须要解决的问题,且事关前程未来,加强顶层设计至关重要。检验检疫监管模式与监管机制要改变过去重视产品微观检验检疫与企业微观监管的做法,建立健全以安全为核心的监管目录体系与监管机制,在检管分离的基础上实现从微观技术执法转向宏观安全规制。

一是监管机制设计上要充分利用信息技术。十八届三中全会明确提出信息互换,各部门在一个平台上运行。检验检疫应未雨绸缪,综合平衡贸易便利和安全防控,及早考虑如何在未来的公共平台上设计检验检疫风险监测、监督抽查、风险布控、追溯调查等功能,并借此建立基于风险分析的检验检疫监管新机制。

二是信用机制设计上要用好分类管理。制定质量信用分级分类管理以及信用信息公示制度,将质量信用纳入社会信用体系建设的整体规划。完善进出口产品、企业分类管理制度,依据产品风险等级和企业信用度、质量保证能力实施差别化监管。

三是联动机制设计上要加强国家间、部门间、军地间合作。要建立与拓展和国际社会及不同国家之间的联动机制,设计境外风险信息收集机制;强化对国外产品、企业、行业安全威胁评估途径。同时,充分利用共享平台拓展和其他机构间的信息共享、资源共享、机制共联的预警与处置机制,加强与国防部门间的联防联动。

(四)检验检疫的科技体系

针对全球非传统安全形势以及我国场域安全维护中可能面临的新威胁,无论是监测预警还是应急处置都要有强大的科技体系作为支撑。要建立口岸检疫的"库、网、技、器";建立开放共享的基础物质库与检疫管控数据库,夯实检疫物质和信息基础;利用"云、网、端"打造检疫风险管控平台,实现检疫监管的智能化;研究新型风险评估预警、智能检测监测、环保检疫处理全链条技术,实现检疫关键技术的全适应与广覆盖;研发智能化装备、检测监测试剂和标准,推动示范应用与成果转化,全面提升新常态下的国家安全保障能力。要研究基于大数据的跨境电商检疫风险评估与防控模式,促进新兴业态的健康发展,加强口岸检疫各流程的信息化、智能化、规范化、标准化建设,实现流程再造和智慧口岸;研究现场快速查验技术与设备,提升验放速度,持续推进检疫便利化,促进新常态下国际贸易的健康发展;进一步完善国家级检验检疫实验室或鉴定中心体系,在检验检测机构整合重组中,必须保证一定数量的重点实验室能保持国际领先;要加强技术性贸易措施的前瞻性研究,要在人力、物力、财力上给予充分保障,充分运用现代风险管理理念与手段对此进行专门管理。

(五)检验检疫的队伍体系

检验检疫的队伍体系建设是提升检验检疫非传统安全治理能力的重要方面。培养和建设一支训练有素、结构合理、精干高效的专业人才队伍,既要重视领导素质的不断提升,也要加强管理人员与业务人员的素质培养与提升。在人才队伍建设中,要加强检验检疫性非传统安全威胁因子的监测预警、检验鉴定、防护处置、检测评估等方面的知识教育与技能培训。面对国境线上的物流、人流、交通流,检验检疫工作人员要当好"哨兵"和"卫兵",研判形势、分析风险、评估危害、有效处置,坚决捍卫新时期的国家安全。同时,要动员全社会力量参与到检验检疫维护非传统安全的工作中来,针对社会主体要建设多元分层的教育培训体系,使各级政府、社会各界充分认识其重要性。

(六)检验检疫非传统安全维护的理论体系

检验检疫工作现有相关理论,或是围绕口岸查验的技术性检测与检验检疫的微观技术理论,或是围绕便利通关的监管模式探讨,而基于国家安全维护的基础理论还极为薄弱,甚至可以说是空白。因此,要基于新时期总体国家安全观、国家安全战略、大开放的经贸与外交的整体目标与实施规划,要逐步建构以检验检疫维护场域安全为核心的理论体系。为此着重要推进:立足可持续发展与可持续安全,构建检验检疫非传统安全理论体系,主要包括检验检疫非传统安全治理的基本理念、发展定位、监管模式、体制机制、能力建设等一般原理研究;开展总体国家安全观实施背景下的检验检疫安全监管模式创新研究;研究检验检疫非传统安全治理对区域经济和国民经济的贡献率,以及在国家安全体系中的地位与作用;开展安全与发展复合化背景下检验检疫服务经贸发展与安全维护的新路径研究;开展自贸区建设背景下的检验检疫非传统安全维护研究;开展区域经济一体化背景下检验检疫非传统安全的国际合作研究;开展跨境电商中的检验检疫非传统安全维护路径研究;开展"新型战争"形势下检验检疫非传统安全战略定位与体制机制研究;研究解决外来生物与有毒有害物质基本规律,重点研究建立海量生物安全风险因子入侵规律;研究重大外来灾害因子的灾害机理;研究引发跨界(境)转移重特大灾害事件的风险转移扩增动力学;研究引发重大社会及政治安全风险的质量安全事件的风险控制理论;要做好外来生物灾害、生物恐怖、重大贸易战的应急预案和应急贮备的研究;研究经济全球化与全球质量安全跨境治理新规律、新机遇与新风险;研究重大疫病检疫政策与国内产业需求平衡关系,服务国内产业需求;研究国家对外检疫策略和储备,服务外贸与外交大局;等等。

要积极与学术研究单位合作建立研究团队,联合开展研究,并将专项课题纳入国家大质检的中长期科技规划当中;要注重研究成果的转化与宣传,将学术理论、政策理论和实践理论有机结合,让研究及时、更好地服务实际工作与惠及更大范围的检验检疫部门。例如宁波检验检疫局立足大安全,率先与浙江大学非传统安全与和平发展研究中心合作,开展《检验检疫非传统安全分析》课题的联合研究,目前宁波已开展了对构建国际贸易非传统安全治理新模式的先行探索。① 再如,深圳检验检疫局运用"检验检疫非传统安全理论"全面梳理业务管理潜在风险,加快理论研究成果转化落地,服务质检行政体制顶层设计,指导深圳检验检疫局改革发展实践。目前深圳检验检疫局已成立专题研究小组并出台工作方案与指导意见;通过强化质量体系运行管理、完善风险管理控制程序、推行信用差别化管理、发挥技术性贸易措施支撑作用等,努力推动各项工作质量提升。

---

① 谢云挺:《我国国际贸易中面临三大非传统安全威胁》,《中国国门时报》2015 年 1 月 12 日第 2 版。

四　文化再培育：弘扬检验检疫安全文化

（一）安全文化的意义与内涵

在《易经》中，文化是人、社会、价值、生态与天下的统一体。《易经》强调："观乎天文，以察时变；观乎人文，以化成天下"，因而文化是人的一种意志投射与价值追求过程中的"人文化成"。狭义的文化是指人的精神价值追求的基本样式，广义的文化则指人在改造世界与完善自身过程中所形成的一切物质与精神成果的总和。在狭义与广义的文化界定之间，文化可以被理解为精神价值的、制度规则的、习得行为的、符号象征的、物化成果的等具有梯度性延伸的不同层次。1982 年在墨西哥召开的世界文化大会上发表的《总报告》和《宣言》对文化的定义得到普遍认可："文化是体现出一个社会或社会群体特点的那些精神的、物质的、理智的和感情的特征的完整复合体。"① 因此，文化可以理解为是人类进步、国家强大、社会和谐、组织完善和个体向上的内生动力，是教育人、激励人、塑造人、凝聚人的无形推力。

清华大学教授邹广文指出，近年来，文化建设越来越引起全社会的普遍重视，这与当代中国改革开放进入新的历史发展阶段密切相关——未来中国的社会发展必须由量的扩张走向质的提升，即弘扬社会的文化品质，切实打造社会主义文化强国。② 中央针对社会主义文化事业有过多次重大推进，党的十六大正式提出社会主义文化建设的重大命题，党的十七大对社会主义文化建设进行了全面部署，十七届六中全会审议通过了《中共中央关于深化文化体制改革、推动社会主义文化大发展大繁荣若干重大问题的决定》，号召国人行动起来"努力建设社会主义文化强国"。党的十八大对文化建设有了更进一步的深刻而全面的论述和清晰的定位，提出了经济建设、政治建设、文化建设、社会建设和生态文明建设"五位一体"总布局，以社会主义核心价值体系为主要内容的社会主义文化建设被摆到前所未有的高度。

安全文化是总体文化的一种具体形态，是内嵌于主流文化的一种亚文化。安全文化有着悠久的历史，可以追溯到人类诞生之初，人类为了生存

---

① 赵文斌:《机关文化建设理论与实务》，化学工业出版社 2013 年版，第 3 页。
② 同上书，序二。

发展,为自己创造安全环境进行了不懈努力,甚至付出生命和鲜血。而作为学术意义的"安全文化"一词最早出现于 1991 年,国际核安全咨询组(INSAG)在其《安全文化》报告中强调:"安全文化是存在于单位和个人中的种种素质和态度的总和。"英国健康安全委员会核设施安全咨询委员会(HSCASNI)对 INSAG 的表述进行了修正,认为"一个单位的安全文化是个人和集体的价值观、态度、能力和行为方式的综合产物,它决定于健康安全管理上的承诺、工作作风和精通程度"。"安全文化"受到国外的重视,但对其界定比较模糊。我国国家安监总局是这样定义安全文化的:"安全文化是安全生产在意识形态领域和人们思想观念上的综合反映,包括安全价值观、安全判断标准和安全能力、安全行为方式等。"这一定义大大前进了一步,使安全文化具有了比较明确的内涵。本研究认为,安全文化是安全理念、安全意识、安全能力在安全实践中凝聚成的安全价值趋向、安全制度样式与安全行为方式的总和。安全文化具有规范、指导、约束、塑造、激励人们安全行为的作用。

检验检疫安全文化应是安全文化体系中的有机组成部分,而且随着检验检疫的安全保障职能的新定位,检验检疫安全文化建设的意义更趋重大。随着国际经贸领域中的技术性贸易壁垒、质量安全及监管缺失、诚信缺失等问题的日益增多,世界经济格局与我国外贸结构正经历深刻调整,与此相随,检验检疫工作中所截获与处理的各类不安全因素急剧增加,由此,检验检疫安全文化建设面临的新挑战与新任务,需要理念创新、内容创新、形式更新、手段创新,以文化的软实力助推社会经济的有序发展。

(二)树立"大安全观"弘扬"保国安民"的安全文化

中共中央政治局 2015 年 1 月 23 日召开会议,审议通过《国家安全战略纲要》,《纲要》指出,国家安全是安邦定国的重要基石。在新形势下维护国家安全,必须坚持以总体国家安全观为指导,坚决维护国家核心和重大利益,以人民安全为宗旨,在发展和改革开放中促安全,走中国特色国家安全道路。要做好各领域国家安全工作,大力推进国家安全各种保障能力建设,把法治贯穿于维护国家安全的全过程。检验检疫对标新国家安全体系,与当前中国安全的"五组关系"和内含"十一类安全"均联系密切,是国家安全的重要内容。检验检疫安全文化的关键,就是要在总体国家安全观指导下以"大安全观"为核心、为引领,转变检验检疫原有的服务经贸发展的单一性、经济性职能定位,充分认识到当前国家安全建设的紧迫性及其对检验检疫提出的安全维护与保障的新任务，在客观、清楚地认识检验检疫在国家安全体系中不可或缺、不可替代、不可分割的作用之基础上，建立检验检疫的"大安全观"，进而培育和弘扬"保国安民"的检验检疫安全文化。

检验检疫所维护的"场域安全"不仅涵盖经济安全、社会安全、环境安全等"常规性"非传统安全问题，还涵盖因生物暴力、重大疫情、外来物种入侵而引发的"生物国防""生态国防""公共卫生国防"等"非常规性"非传统安全问题，即"交织安全"①问题，因而检验检疫的安全实践极具综合性、复合性与复杂性，是一种涵盖了传统安全、非传统安全、交织安全的"大安全"。在口岸所面临的威胁日益复杂多变的当下，检验检疫所维护的安全场域不断延展，甚至与政治安全、军事安全等传统安全相交织（如美、俄等国为有效应对生物恐怖主义、维护"生物国防"而设计了相应机构与计划②）。基于此，根据《中共中央关于全面深化改革若干重大问题的决定》要求检验检疫在推动大通关、大物流、大口岸的战略改革的同时，必须牢固树立"大安全观"与检验检疫安全文化新视野。

检验检疫的各项工作与国内民众日常民生安全、国家各方面主权安全、国家间互建互保安全、全球人类安全共同体有着多样化的联系，因而从所关涉安全领域看，"大安全观"应涵盖经济安全、政治安全、生态安全、军事安全、技术安全、信息安全、科技安全等检验检疫所直接或间接关联的安全领域；从所关涉安全边界看，"大安全观"应是内含国内安全、国家主权安全、国际安全与全球安全的"整体安全"；从所关涉安全部门看，"大安全观"的确立与践行有赖于所有相关职能部门的自觉行动，包括海关、质检、工商、税务、交通、边防、边检、海事、海警、港务及外贸相关单位等；从所关涉安全价值看，"大安全观"的价值指涉对象包括人的安全（个人、群体和全人类）、社会安全、国家安全和国际安

---

①　关于传统与非传统相互交织的问题，余潇枫将之归为"多源性非传统安全威胁"；廖丹子对"多源性非传统安全威胁"有专门分析，参见廖丹子《"多源性非传统安全"与现代民防体制》，载余潇枫主编《中国非传统安全研究报告（2012—2013）》，社会科学文献出版社2013年版，第325—340页；姜维清视为是"交织安全"，并认为其是除传统安全、非传统安全之外的"第三种安全"，参见姜维清《交织：国家安全的第三种威胁》，世界知识出版社2011年版。

②　贺福初、高福锁：《生物安全：国防战略制高点》，《求是》2014年第1期。

全,具体指人的生产与发展、社会结构与功能、国家生产与发展、世界和平与繁荣。我们应将"大安全观"作为检验检疫系统日常工作的指导思想,使其成为检验检疫系统工作的自觉理念。应注重宣传检验检疫作为"大安全观"维护之第一防线的重要性,增强社会共识;同时,为切实落实"大安全观"而建立健全相应的体制、机制、机构、队伍与培育相应的"大安全观"文化。要将检验检疫"大安全观"的探索与实施全面融入我国全面深化改革工作中,按照国安委的改革与建设规划及总体国家安全维护的目标,在质检总局对其安全角色进行新的定位基础上,找准检验检疫的安全改革与安全拓展的切入点,顺势而为,积极作为。与此相应,检验检疫围绕非传统安全维护的改革既应是新时期总体国家安全观的重要实践,也应成为质检系统全面转型升级的有益探索。

检验检疫安全文化要以"保国安民"为价值内核。《国家中长期科学与技术发展规划纲要(2006—2020年)》将检验检疫由此前从属的经济贸易领域改为公共安全领域,将检验检疫作为治理非传统安全问题的一个重要力量。检验检疫工作的执法依据主要是《商检法》《动植物检疫法》《卫生检疫法》和《食品安全法》,这几部法律的立法目的都是保国家、社会、国民的安全,保产品质量、健康、卫生、生态环境的安全。"保国安民"是检验检疫法定职责中的应有之义,也是神圣使命。检验检疫安全文化建设的首要问题,就是要回答安全文化为了谁,答案是既为国也为家。保,即保卫,涵盖保障、维护、守卫、持有等含义;国,即国家,涵盖主权意义、历史意义、地理意义、文化意义、心理意义上的国家含义。保国,即所有检验检疫人都要自觉树立保卫国家安全、保障国家利益、维护国家形象的工作理念与行为方式,在检验检疫各个工作环节中,坚持以国家核心利益为准绳。安,即平安、安全或安顺;民,即广义上一国主权边界之内的公民。安民,即检验检疫的各项工作都要自觉以保障人民的生命与健康,维护人民的生存、发展与尊严为根本出发点与落脚点,以人民安全为宗旨。

"保国安民"是检验检疫安全文化的出发点,也是终极目标和价值追求,是安全文化精神的最高呈现。同时,"保国安民"也要走向世界,以人类命运共同体的安全为己任,树立全球检验检疫安全共同体的自觉意识。随着进出口额和进出境人数的屡创新高,我国随全球化而获益程度不断上升,但同时来自境外的非传统安全风险也随之加大,全球食品链、消费品链、人流链、信息链等日益紧密与复杂，由此而形成的全球安全链也愈加坚固。随着我们国际贸易和国际交往的日益增多，国际组织、主权国家、检验检疫机构之间应逐步形成检验检疫全球安全共同体的自觉意识，主动承担维护国际安全的相关责任，实现不同国家间检验检疫的"安全互保"。

和其他的文化建设一样，检验检疫安全文化也包含精神理念、制度行为和物质形象三个层面的培育与建设任务。精神理念层面的检验检疫安全文化由人们对检验检疫安全的观念、态度和信仰等要素组成，处于安全文化系统的内层，也是灵魂。要明晰检验检疫具有的技防性、灾防性、国防性和国际性安全职能，始终牢记以人民安全为宗旨，以"保国安民"核心价值观为统领，增强"安全是发展的前提，安全是发展的核心"的认识，牢固树立"以人为本，安全发展"的理念，从"国门安全"走向"场域安全"，严守安全底线。制度行为层面的检验检疫安全文化由各种规范、条例、制度、行为准则等诸要素，以及由此在人们身上表现出来的行为习惯组成，是规范和协调检验检疫安全行为的总和与具体表现，处于安全文化系统的中层。要建立以风险管理促进安全保障的安全制度体系。风险是危险发生的可能性程度，风险存在先于危险发生，且成为危险的内在属性，风险防范先于突发应急，因此要强化风险意识。要在检验检疫系统建立涵盖风险识别、风险研判、风险监测、风险预警、风险防范的现代风险管理体系，将主动分析风险、自觉防范风险的意识作为安全文化建设的重要方面。物质形象层面的检验检疫安全文化由办公环境、服务环境、形象标识等组成的检验检疫安全文化的外部表现，处于文化系统的表层。要在兼具识别性、实用性和艺术性的基础上，建立一个系统化、规范化的物质形象体系，向社会公众准确、清晰地传达检验检疫安全文化的精神理念和行为特征。

文化建设三分设计七分传播，检验检疫安全文化亦然。中国传媒大学教授、副校长胡正荣在《传播学总论》中写道：传播也许是文化最普遍和最根本的属性。因为，没有传播，文化便无法发展、生存、延续并广泛地传承。当今时代，谁的传播手段先进、传播能力强大，谁的文化理念和价值观念就能更广泛地流传，谁就能更有力地影响世界。因此，要加强检验检疫安全文化的传播，唯传播才能弘扬。

首先，要利用新媒体加强文化传播的高效性。文化传播必须经过中介或借助物质载体，通称其为途径，它可以是诸如信件、电话等媒介，可以是讲座、课堂等组织传播媒介，也可以是报纸、广播、网络等大众传播媒介。随着现代传媒技术进步，整个世界变小了，信息传播畅通无阻。人称"围脖"女王的姚晨，粉丝数两千多万，发一条微博就等于发行了两千多万份报纸，而中国发行量最大的报纸《参考消息》每年也不过四百多万份。近年来发生的国际国内重大事件，新媒体给公众提供了大规模交流空间和平台，舆论传播速度越来越快，影响越来越大，一个小问题很容易被迅速放大，产生蝴蝶效应。要努力使新媒体成为传播检验检疫安全文化的前沿阵地，既让高端大气上档次的媒体为检验检疫安全文化的传播用力，也要让时尚微小接地气的媒体为检验检疫安全文化的传播出力，综合运用丰富多样的媒介载体，传播、传承检验检疫安全文化。

其次，要统筹策划加强组织传播的全面性。要灵活整合质检系统内外的教育与培训资源，探索与创新检验检疫安全文化的宣传形式，构建安全文化宣传与教育体系，如设立安全文化专栏、开展安全文化征文活动、编纂安全文化经典案例、加强安全文化交流、建造安全文化示范基地等；或围绕国家安全、国防、非传统安全、核生化防护、国内外最新形势等主题，举办主题讲座，开设文化大讲堂，开展检验检疫干部安全文化知识培训等。要不断丰富安全文化宣传手段，加大安全文化宣传力度，如突出以国防日、防灾减灾日、3·15消费者权益保护日、质量月等形式的主题宣传活动，在国家安全基本知识的宣传中，注重对检验检疫维护国家安全的法律基础、历史与发展、类型与手段、技术与设备等知识与技能的宣传。

第三，要进行分众传播强化文化传播的针对性。安全不仅是一种形势与氛围，更是一种群体需求和个人体验。人人都是检验检疫安全文化的受众，但不同的人、不同的社会阶层，对安全的感受和需求都不一样。政府更关注政治安全，企业家更关注经济安全，老百姓更关注质量安全，环保人士更关注生态安全……总的说来，检验检疫安全文化传播的受众，既是机关大楼里的公务人员，又是工厂车间忙碌的工人，既是讲台上耕耘的师者，又是市井里吆喝叫卖的生意人，既是人生历练丰富的老人，又是天真幼稚充满憧憬的孩童。这些受众具有规模巨大、分散异质、匿名流动、无组织性等特点，也容易受到外部力量的影响。检验检疫安全文化需要让人们接受安全不仅是"检"出来的，而更是"生产"出来的；安全不仅是政府的职责，更应是每个公民的义务；安全不仅是法律法规的文本表达，而更是公民与社会的普遍共识与行动。检验检疫只有广泛关注，才能赢得广泛共识，才能更好地发挥安全维护的作用，更好地传播检验检疫安全文化。

习近平主席在 2014 年 5 月 21 日召开的亚信峰会上说，在国际化的今天，面对安全问题，任何一个国家和个人都不可能独善其身，呼吁各国加强合作共面安全难题。无论政府还是社会组织，无论企业还是每一个公民都应增强"安而不忘危、存而不忘亡、治而不忘乱"的风险意识和忧患意识，自觉学习、传播、弘扬检验检疫安全文化，确保国际贸易安全、经济安全、国家安全、国民安全，让自己和身边的每一个人，都生活在安全的时空中。

第二节 "场域安全"维护的路径探索

"一带一路"、区域性自贸区的切实实施，需要"大开放""大贸易""大通关""大口岸""大物流"的发展理念与改革举措，而与此同时，重大传染病、外来有害生物、核生化恐怖主义、有毒有害物质等风险也相应加大。检验检疫的安全认知亟须提升，安全角色亟须再定位，安全职能亟待强化，检验检疫需向"大检疫、大防控、大防御"的安全治理模式转型。另一方面，检验检疫的场域安全特征内在地规定了其具有"技术安全""价值安全""经济安全""生态安全""社会安全""国家安全"与"全球安全"的价值，体现了检验检疫在这些安全问题中主体间的复杂关系与时空的多重叠合。检验检疫亟须在主体、空间、区域、技术、能力等不同方面创新安全维护新局面，通过"前伸""后延""中转""外联""应急"和"反恐"等"组合拳"建立体系性应对新格局。

一 前伸：强化安全问题的源头监管

前伸，就是通过科学、高效、透明的事前监管，优化源头监控，实化风险治理，深化准入管理，使扎实推进"把关前移"有重要抓手。"场域安全"具有全空间、多变量的特征，这要求安全维护实践不应只限于安全问题的当前状态，而应充分考虑安全问题产生、发展的整个过程，其中源发时空、节点、过程等源发性因素是重要考虑对象。检验检疫在场域安全维护过程中实施"前伸",就是要将安全问题的国内和国外源头及时有效地溯源与管控,强化境前安全。这要集中加强源头追溯、风险防控和准入管理三方面工作。

（一） 强化源头追溯

1. 加强进出口产品的源头性安全监管制度

（1） 要强化源头性的具体检验检疫工作。整体原则是要从出口工业、农业产品的原材料、采集、生产、加工、运输、仓储等各个环节严抓质量、严查风险、严把安全。在具体检验检疫工作中：要强化进口准入管理,重抓出口产品在原产地对质量、环保、健康等标准的遵循,着眼出口产品加工与运输环节的风险管理工作；加强生产原材料的来源、品质、品牌管理；健全对生产企业质量保证能力、品牌创建与信用体系的监管；推进各类出口示范区建设（如出口工业品质量安全示范区、出口食品农产品质量安全示范区等①）,强化出口企业及其产品的品牌创新与管理。

（2） 要加强生产与加工过程的安全监管制度。要严格产品生产与加工的源头管理；要规范进口准入标准并加强标准执行能力,如进口产品的标签、质量、包装、资质等；加强装运前检验；加强原料检验；加强重大动植物疫病疫情的源头防控和重大传染病的源头防控。

2. 对源头质量开展专门安全规制,以源头质量确保"本质安全"②

"打铁还需自身硬",要严把出口产品质量关,使中国速度转向中国质量,建设"质量强国"③。据专家估算,我国制造业每年因质量问题直接损失达1700多亿元人民币,假冒伪劣商品造成的直接损失达2000亿元人民币,因产品质量问题造成的对下游产业影响、市场份额损失、污染治理等间接损失超1万亿元人民币；仅2013年我国出口工业品遭退运41140

---

① 2014年我国建设各类质量安全示范区132个,覆盖20个省区市,这得到国际高度关注,为我国产品树立了积极形象。李海峰：《2014年全国出入境检验检疫系统改革发展综述》,载《中国国门时报》2015年1月14日。

② "本质安全"一词源于GB3836.1—2000标准,指通过科学设计而使设备和系统本身具有安全功能,即便是在发生故障时也能通过自身系统运行而自我修复。"本质安全"用于此,特指对进出口产品源头的所有方面进行严密监控,确保产品质量。

③ 国务院《质量发展纲要（2011—2020年）》明确提出要建设"质量强国"。

批,总计 24.26 亿美元①,且六成多可归为质量安全问题②。2014 年,对电商产品开展网上抽查和源头追溯,共查出不合格产品 131 批次,涉及 8 家电商平台、359 家生产企业,不合格产品检出率 26.1%③,线上线下产品的质量监管成为一项重要工作。为了在源头切实提高出口产品质量,以质量保安全、以质量促安全,检验检疫须进一步做好三方面工作:

(1) 检验检疫部门应积极参与国际标准和国家质量发展战略的规划与拟定。2013 年数据显示,全世界 2.6 万多项国际标准中,由我国主导制定的仅占 0.5%。④ 当前西方国家普遍将质量奉为国家战略,如德国在 20 世纪 50 年代推行了以质量推动品牌建设、以品牌助推产品出口的质量政策,80 年代美国开始全面实施《质量振兴法案》。检验检疫要发挥其对出口产品质量的整体状况、监管方式、国外技术要求等有全面掌握的优势,积极参与国家质量发展战略和国际质量规划的商讨与拟定,增强中国质量话语在国际质量体系中的地位,如参与制定具体产品的质量标准、牵头拟定质量安全规划、积极申报质量技术专利等。

(2) 加强企业产品动态监管和全面监管。质量是"产"出来的,也是"管"出来的。要加强对通报涉及生产企业、外贸公司出口产品的监管,动态调整重点监控的产品种类、负面清单、质量风险等;严抓产品质量 3C 认证;构建适应电子商务执法打假的全国执法协查工作机制,完善电商产品质量监管制度;应与行业协会等部门强化合作,积极开展对相关企业尤其是通报集中行业的生产企业、外贸公司的培训指导;以商品监督抽查等工作为切入点,加强对监管相对薄弱企业的培训,详细讲解具体产品要求及应对方案,着重增强企业合同设计评审能力及贸易沟通技巧;持续推进质量强国、强省、强市、强县战略,将质量建设成效纳入各级政府绩效考核之中。

(3) 以企业信用与企业责任保质量促安全。很多西方国家不作政府层面的强制检验要求,由企业按进口国标准实施生产并承担责任。美国法

---

① 戴敏荣:《再谈检验检疫机构职能转变》,《中国国门时报》2014 年 9 月 4 日第 2 版。

② 谢云挺:《我国国际贸易中面临三大非传统安全威胁》,新华网浙江频道,http://www.zj.xinhuanet.com/finance/2015－01/06/c_1113892732.htm,2015 年 1 月 6 日。

③ 《2014 年国家质量监督检验检疫工作总结》,《质检内部参考资料》,2015 年第 3—4 期,2015 年 2 月 1 日。

④ 梅克保:《把我国经济发展推向质量效益时代》,《人民日报》2014 年 12 月 26 日。

律规定出口企业对自己的产品质量与安全承担责任。日本《进出口交易法》规定对故意违法出口、损害本国出口信誉的企业,一年内禁止其向指定地区出口指定商品。这种将监管着眼点放诸企业,而不是单批产品、单个事件的做法,较好地强化了"企业是第一责任人"的意识。

要建立以企业为主体的产品责任与安全责任制度:建立健全包括企业基本信息、企业守法信息、产品质量信息、企业质量管理能力信息、检验检疫监管信息、社会对企业信用评价信息以及其他相关信息的企业信用信息的采集、分类与管理制度,创新企业信用等级评定制度;建立健全企业信用自检和报告制度、企业质量自检和报告制度;加大对失信企业尤其是严重失信企业的惩罚力度,建立产品生产、流通、销售等不同环节的生产经营者第一责任制;加强建立企业自我声明、质量首负责任、产品强制召回等制度;公开企业产品和服务标准,弥补产品和服务的缺失,充分发挥市场竞争的优势,对企业产品质量构成倒逼压力;深入推进质量诚信管理,发挥好组织机构代码管理职能,推动多部门质量信用信息互通共享。

3. 与他国和区域组织共建安全互保体系,为入境安全监管建立源头上的制度基础

在区域与全球层面开展质检高层合作与制度建设,是提升我国质检话语水平、提升国际形象的重要方式。2014 年我国质检总局 4 次配合国家领导人高访,8 次参与接待国外元首来访,接待国外副部级以上代表团 105 次,举行部级磋商机制会议 14 次,就 150 多项议题进行了磋商,对外签署 77 项质检合作协议,成功举办 10 项亚太经济合作组织(APEC)质检机制会议。随着我国进一步深度开放,我国检验检疫的安全举措还应进一步加大。

(1)共建安全互保制度。随着人、物、信息、资源、体制等要素在国家之间的大规模流动,世界各国"因病相连"。2014 年 7 月 28 日《人民日报》重大时事评论组任仲平撰文《新的安全观——命运共同体》,指出"安全应该是普遍的,不能一个国家安全而其他国家不安全,一部分国家安全而另一部分国家不安全,更不能牺牲别国安全而谋求自身所谓的'绝对安全'"。[①] 近年来,我国在探索与他国合作检验领域,已从被动附和到转变为积极介入,在合作制度上已有诸多实质性举措。如与东盟出入

---

① 任仲平:《新的安全观——命运共同体》,《人民日报》2014 年 7 月 28 日第 3 版。

境检验检疫达成共促经贸发展、通关便利化和自贸区的"南宁共识",与欧盟共建"中国—欧盟非食品类消费品快速预警系统"①,与多国合作签订原产地证书②等,仅 2014 年就签署 77 项质检国际合作协议③。为进一步发挥我国检验检疫系统的经贸服务与安全保障的作用,我国大质检系统要在更广的范围、更高层次上与世界各国和区域性组织共建安全互保制度,自觉在"共同安全""合作安全"的意识下,严把自身出口产品安全关,在源头上确保进口国企业与消费者的安全,在"我为你安全,你也为我安全"中实现制度化的安全互保。2014 年我国成功申办 2016 年国际标准化组织(ISO)大会,推动实施中国标准"走出去",先后同法国、意大利、墨西哥等国家签署标准互认协议,提升了"中国制造"的国际竞争力。同时,应针对产品质量、经贸合作、贸易便利化、认证认可、环境与健康等关系问题中的检验检疫性问题,大力探索常态化的高层双边或多边论坛、会晤、互访等制度化合作机制,通过合作协议、备忘录、议定书和会议纪要等形式进一步深化"全球检验检疫共同体"合作。特别地,针对全球化背景下的新风险与新挑战,如大型疫病疫情、核生化恐怖、有害物种、重大质量安全事件等关系国家与人民安全的重大专题,建立健全专项联治、共同磋商、联警联防联控机制。

(2)要在区域性贸易网络建设中发挥安全保障作用。这与党的十八届三中全会《中共中央关于全面深化改革若干重大问题的决定》明确指出要"改革市场准入、海关监管、检验检疫等管理体制,加快环境保护、投资保护、政府采购、电子商务等新议题谈判,形成面向全球的高标准自由贸易区网络"的要求是一致的。全球贸易中区域自贸协定竞争日趋激烈,据世贸组织统计,截至 2014 年 1 月,全球共签署贸易协定 583 个,其中超过 400 个是 1995 年以来签署的,广泛涵盖了贸易、投资等领域④。

---

① 董超:《G2G,检验监管事业可持续发展之路》,《中国检验检疫》2013 年第 1 期。
② 原产地证书(CERTIFICATE OF ORIGIN)是出口商应进口商要求而提供的,由公证机构或政府或出口商出具的,证明货物原产地或制造地的一种证明文件。原产地证书是贸易关系人交接货物、结算货款、索赔理赔、进口国通关验收、征收关税有效凭证,它还是出口国享受配额待遇、进口国对不同出口国实行不同贸易政策的凭证。
③ 李海峰:《2014 年全国出入境检验检疫系统改革发展综述》,《中国国门时报》2015 年 1 月 14 日。
④ 潘悦:《当前国际贸易发展的主要特征和基本走势》,《求是》2014 年第 11 期。

欧美发达国家通过 TPP、TTIP、TISA 等区域自贸区协定①，建立覆盖广、标准高的以欧美国家为中心的区域贸易网络，将广大发展中国家尤其是最不发达国家置于边缘状态，且其中涵盖的对《技术性贸易壁垒协定》(TBT)、《实施卫生和植物卫生措施的协定》(SPS) 等检验检疫层面的商议都是各国角逐的重要抓手。如果中国未能及时建立相应应对之策，将在贸易转移效应和新贸易壁垒中遭受巨大经济损失。我国须以积极的姿态发展中国主导的高标准自贸区网络，将推进与大国的自贸区建设作为构建新型大国关系和战略伙伴关系的重要组成部分。我国正推进上海自贸区、深圳前海现代服务业合作区等区域性经贸网络，检验检疫要在这些重大探索中为区域性国际贸易、物流、金融、信息、科技及其他领域安全保驾护航；同时，配合我国"一带一路"的"走出去"大战略，我国检验检疫应在服务进出口贸易的同时，积极把好安全关。

（二）强化风险防控

风险管理已成为发达国家政府实现科学决策和管理的重要手段。如欧盟食品安全局对食品供应链中涉及的风险进行评估，并就评估的结果与其他相关成员进行交流。新西兰政府从 20 世纪 60 年代开始推行动物产品风险分析，是世界上风险分析工作领先的国家之一，其将风险分析与检疫决策结合起来，建立了一套从科研人员到管理决策的风险分析体系。日本《食品安全基本法》中明确规定：用风险分析方法确保食品安全，有关食品安全政策的制定、修改和作废，原则上以风险分析方法为基础。近年来，我国检验检疫也在大力探索风险布控与管理，以风险管理提升工作效率，取得了一些宝贵经验。② 应进一步借鉴发达国家检验检疫风险管理经验，加强和创新检验检疫的风险防控工作：

1. 建立健全风险管理体系

以风险评估促安全保障。进一步完善以问题为导向，以风险防控为目标，以质量安全监测、追溯调查、责任追究为主要内容的全过程进出口商品风险管理制度，探索建立中国进出口产品质量安全风险预警和快速反应监管体系。

---

① 分别是跨太平洋战略经济伙伴协议、跨大西洋贸易与投资伙伴协议、服务贸易协定。

② 如 2014 年宁波出入境检验检疫通过区域一体化管理，共实施风险布控 107 次，批次问题检出率和自动退单分别增加近 18% 和下降 37%。参见周哲、刘松明《管到点子上》，《中国国门时报》2015 年 1 月 9 日。

2. 建立健全分类管理制度

分类管理的实质是将工作重心由注重最终产品检验转移到加强生产全过程监管。要根据企业信用、质量保证能力和产品质量状况，对出口产品生产企业进行分类，并结合产品的风险分级对不同类别的生产企业采取不同检验监管方式和检验监督管理。要科学制定标准，细分管理对象，区别管理方式，突出管理重点，逐步实现由粗放型管理向精细化管理的转变，实现由单一型检验监管向"产品风险分级 + 企业分类"二维监管的模式跨越，努力将执法把关覆盖到出口产品的全过程中。

3. 建立风险数据库

充分利用当前云计算、大数据、物联网等相关技术支撑，密切关注世界贸易组织（WTO）、国际植物保护组织（IPPC）、世界动物卫生组织（OIE）等国际组织的信息网，加大源头控制中风险数据的识别、收集与分类，据此圈定风险点、预设风险领域、绘制风险图、建立风险数据库；充分利用现代信息化与大数据的前沿技术，建立科学的风险评估体系，对风险数据进行分类、分层、分段及评估；根据风险数据库与评估体系，建立进出口安全风险的预测预警预防体系，为开展针对性强、科学高效的事中、事后监管提供依据。

（三）强化准入管理

借鉴发达国家的市场准入监管制度，确保产品质量的准入防线。发达国家对进出口的检验检疫普遍采取严进宽出的政策，采取以强化宏观规制为核心的进口商品质量管理制度及相应的合格评定程序，切实维护自身国家、企业与消费者的经济与安全利益，而对出口产品，除关涉国防、军工、重大战略性产业等机密性产品外，基本不采取管制措施，而通过制度化的企业责任制进行产品质量追踪。如"美国政府对许多进口产品首先通过质量认证等手段加强源头管理，实现在境外构筑起针对进口产品安全的第一道防线，口岸检验和市场抽查则是进口产品安全保障的第二和第三道防线，目前，进口产品的检验监管模式已从对终端产品的检验逐步转向对源头及过程的监管"。"美、欧、日、韩这些国家对食品药品、机电、化工等特殊商品强化源头管理，通过采用企业注册登记、产品质量安全认证以及备案许可等手段，强化事前把关，设置市场准入门槛"。为了有效防止有毒有害、放射性超标等废物的跨境转移，应从源头上加强管理，对进口可用作原料的固体废物的国外供货商实行注册登记制度，同时严格实行装运前检验制度。进口时，收货人应当提供出入境检验检疫机构或者有资质的第三方出具的装运前检验证书。如对于高硫原油等低品质能源及高污染、高能耗等产品，夹带"洋垃圾"等破坏环境安全的废物原料，应充分利用技术性贸易措施，通过国内法律修订严把进口安全关。在进口食品安全监管中，要开展食品质量安全控制体系回顾性审查，严格实施进口食品境外生产企业注册管理制度，在进口食品企业备案工作中推广采信HACCP认证。完善进口机电产品检验监管模式，构建全监管闭环监管体系；创新旧机电产品、进口服装等监管模式，开展质量安全区域整治集中约谈，等等。

二　后延：强化事后监管

"后延"，即对安全的防护延伸到国外或国内的事中与事后。对进出口货物和进出境人员实施口岸查验，是国家主权的重要体现，也是保障境内外安全的重要手段，从全球体系看是全球进出境安全维护的重要环节。在"场域安全"的视角下，检验检疫进一步强化事中和事后的安全查验和监管，对于国家安全维护具有特别重要的意义。

（一）加强常规性安全监管制度的执行

进口方面，建立进口商品退运、销毁、再次查验、下架、召回、技术整改等不合格问题的流向追溯、信息汇总与风险分析制度。与医药、食品、消防、环保、行业协会、新闻媒体等不同主体开展市场跟踪、抽查、调查及其相应研讨，与相关职能部门共建质量和安全问题的投诉举报、信息收集、应急处理等制度。要求企业建立产品流向登记台账制度、企业信用与责任制度等。针对事后监管，要重点突出进口废物原料、危险化学品、有害物种、重大传染病、核生化恐怖、食品等重点、敏感问题等专项安全监管。针对跨境电商这一当前新型跨境流通形态，要进一步创新监管方式，完善相关法律法规，提升跨境物品的查验和检测技术水平，建立健全口岸联合查验模式。出口方面，加强出口产品的退货、通报、下架、召回情况的统计、调查与分析，针对影响较大的事件应做好信息汇总和处理中的政策建议与支持。对违规行为、不合格产品等，要建立通报制度，加大事后惩罚力度（如降低信用等级、提高抽检率、建立黑名单、加大罚金等）。完善和创新出口退货调查机制。建立健全"事前抽查、事后问责"的管理机制，打破表内表外二元管理机制。

（二）加强国外技术性贸易壁垒的综合应对能力

TBT 措施和 SPS 措施是目前各国尤其是发达国家最常使用的人为性贸易保护主义的最有效手段，且呈现通报数量不断增加、样式不断翻新、框架体系更加严密、技术更新日趋常态化的特征[①]。近年来，我国出口产品遭国外技术性贸易措施被销毁、退货等直接损失每年逾 600 亿美元。[②] 为此，一是建立健全我国针对国外技术性贸易壁垒的应对体系和机制。要完善我国技术法规和标准体系建设，使之符合 WTO 规则与国际接轨，同时要仿效发达国家的技术措施，有选择性和针对性地阻止某些影响人类健康、安全、环境的商品进口或过时的技术与产业进入国内市场，逐步完善进口商品管理机制；对一些尚无相关国际标准的产品，或是中国特色的、有优势的产品，应积极制订国家标准，并努力将其上升为或融入国际标准，促使某些在国外具有一定优势的产业向外扩张。为巩固和保持我国出口的优势地位，国际标准化战略的总体思路应尽快实现从积极采用国际标准向以我为主制定国际标准的转变。要积极提高国际话语权，相关部门应加强国际合作与交流、扩大技术标准及实验结果互认，并通过多边或双边谈判，避免和妥善处理与技术性贸易措施有关的贸易摩擦，维护我国企业利益。

二是相关科研机构、技术部门、高等院校等应深入与大型企业开展合作，及时跟踪国外壁垒，做好技术攻关，研究应对对策，有效破壁攻垒。应为企业特别是信息、技术力量薄弱的中小微民营企业提供权威、及时的服务，为其发展壮大扫清障碍，如建立技术性贸易措施信息服务中心，通报国外技术性贸易措施最新信息、通报召回信息及退货调查信息等。

三是量化技术性贸易措施每年给我国出口带来的影响，应及时将其纳入国民经济统计指标，以客观分析技术性贸易措施对宏观经济的影响程度，使其成为引导政府决策的有效工具，如宁波检验检疫局专门成立中心（全程）以开展技术性贸易措施 GDP 折损率的专项研究[③]。

---

① 潘悦：《当前国际贸易发展的主要特征和基本走势》，《求是》2014 年第 11 期。

② 谢云挺：《我国国际贸易中面临三大非传统安全威胁》，新华网浙江频道，http://www.zj.xinhuanet.com/finance/2015－01/06/c_ 1113892732.htm，2015 年 1 月 6 日。

③ 已构建建成技术性贸易措施影响国民经济的理论框架，明确了八大直接影响因子、五大间接影响因子，建立了对 GDP 折损率的测算体系，形成了"对 GDP 增速拉低百分比""应对贡献率"等系列性指标。《宁波成立技术性贸易措施综合服务中心》，宁波网，http://nb.zjol.com.cn/system/2014/02/20/019870343.shtml，2014 年 02 月 20 日。

此外，还应加强技术性贸易壁垒的理论研究，检验检疫机构是我国合理运用 WTO 规则工作的重要职能部门，但目前对 WTO 框架下 SPS、TBT 相关领域的研究力度不足，进一步提升技术性贸易壁垒的理论研究以指导实践，是十分必要的。应建立和完善公共检测平台，为企业提供快捷、高效、免费的检测服务，建立咨询中心，为企业提供个性化服务等。

（三）加强我国出口产品形象管理

外媒及国外相关机构常常利用一些不合格产品召回数据进行炒作，给中国商品加贴劣质标签。2014 年 3 月 28 日《参考消息》载文《德报：欧盟称 2013 年 64% 劣质商品来自中国》称：欧盟委员会发布的"非食品类消费品快速预警系统"（RAPEX）年度报告指出，2013 年欧盟成员国监管机构通报了 2364 种有害健康的商品，其中 64% 的劣质商品来自中国①。2007 年美媒炒作"中国食品威胁论"，2009 年中韩"大蒜与泡菜风波"，以及德媒的"64% 劣质商品来自中国"等，都给中国商品加贴劣质标签，并通过媒体传播而直接影响消费倾向，对我国产品形象与国家形象产生极为不利的长远影响。经调查，国外质量安全通报中国产品不合格率占比高的原因，是短期内对某种商品的要求掌握不够导致通报数量上升，一两类商品的一两个指标拖累了全部中国制造的质量安全水平；既有产品质量问题，也有安全问题政治化的倾向。

针对国外政府机构与媒体恶意诋毁我国出口产品质量的行为，检验检疫部门一要参照通报涉及产品质量问题、法规要求、贸易双方分工等综合情况，厘清通报原因的责任归属，同时分析发起国家和地区、涉及质量问题、产品种类等信息，动态掌控敏感国家、高风险质量安全项目等情况，及时向企业及政府部门公布相关信息。

二要更加注重通过驻外宣传机构、外交途径等综合手段，在当地媒体、网络上发布中国产品质量安全实际情况，加强话语控制权建设，树立消费者的信心，树立对中国产品的忠诚度。

三是对于因客户设计问题而造成的通报案例，应及时通过有效渠道向发起国管理部门反映，尽可能地为出口企业挽回经济损失，并进一步避免承担本应由进口商承担的差错，有效维护我国出口产品质量声誉。

四是在全球技术贸易壁垒风险数据的基础上制定分布图与态势图，研

---

① 《德报：欧盟称 2013 年 64% 劣质商品来自中国》，《参考消息》2014 年 3 月 28 日。

究制订技术贸易壁垒事件的预警预防体系，据此设立反技术贸易壁垒的专项安全监管制度，包括专门机构、专门法规、跟踪机制、问责机制等。

五是提高标准话语权，积极参与国际标准的制修订。

（四）创新信息化安全监管方式

信息技术是当今世界创新速度最快、通用性最强、渗透范围最广的高新技术之一。加快推进信息化发展，也是检验检疫事业发展的必经之路。十八届三中全会明确提出要探索信息互换的新型口岸管理体制，实现部门的信息共建共享与跨部门联动，要通过推动单一窗口、统一信息化平台建设强化安全保障。多数发达国家进出口物流信息基本上都有一个政府建设的公共信息化平台，如澳大利亚建有公共电子平台，进出口企业和通关代理公司通过平台向海关和检验检疫机构申报数据；新加坡建有 TradeNet 信息化系统，代理人或收发货人发送货物信息后，系统自动对货物进行判别，数据流自动流向货物主管部门，主管部门根据监管要求对货物进行处理，并将处理结果反馈该系统；美国有公共性的网上数据库，向公众发布进出口产品安全的有关信息。要借鉴发达国家的经验，检验检疫与海关、边检等相关部门和国际组织共建联检信息平台与业务窗口，在平台整合、窗口统一、信息共享中提升进出境环节的综合安全监管能力。同时，探索建立检验检疫性危险性因子的风险数据库。应将新开发的检疫查验网与检验检疫科技信息网、国际旅行卫生保健管理网、传染病信息网、远程疾病监测会诊网连接，建立全球疫情监测体系。探索将大数据的前沿研究用以识别与评估检验检疫性风险，开发风险库、风险地图、传染病季节消长图等，为检验检疫宏观管理提供数据支持。

（五）要突出以重点安全领域为核心的专项安全规制

针对有害物种、重大传染病、核生化恐怖、食品等重点、敏感的安全领域，要开展集中性的专项安全规制。如外来物种入侵给我国农林畜牧及水产养殖业带来巨大损失，并对我国生物多样性和生态安全构成巨大威胁。为防控外来有害生物入侵，检验检疫部门首先要力推外来物种引进立法；其次要强化风险评估，定期更新检疫性有害生物名录，通过风险评估、境外预检、口岸检疫、境内监测等多种手段编织一张有效防控外来有害生物的大网，凭借快速、准确、特异、敏感的外来有害生物检测、鉴定、控制以及检疫处理技术、手段和方法；再次要定期开展外来有害生物和引进物种监测，开展经济损害评估研究，引起社会更多关注。

三　中转：对第三方检验检测认证的培育与规制

"中转"，即由有一定资质与技术水准的第三方介入安全检测，并加大对第三方检测市场的培育与规制。第三方检测是指由买卖双方以外的具有资质的第三方检测机构出具进出口检验、检疫、检测、认证、认可等凭证，即第三方采信。将技术性工作交由具备相应资质的第三方机构来完成，整合了执法资源，避免了重复劳动，提高了办事效率与效果。[①] 进出境检验检疫第三方主体的产生与发展，是全球各国检验检疫事业的巨大进步，其发展水平在很大程度上标志着检验检疫"行业"的成熟度与健全度。推动第三方采信建设是质检事业改革、检验认证主体逐步市场化与社会化的必然趋势，也是检验检疫宏观安全规制、检管分离实现的重要方式。

（一）加强第三方检验检测认证发展的整体设计

截至 2014 年底，全国质检系统共有各级技术机构 3625 个，比质检总局成立之初的 2001 年增长 74%，人员、总资产、仪器设备值、实验室面积等各方面都有大幅增长。[②] 然而，我国检验检测认证机构尚处于发展初期，缺乏政府统一有效的监管，规模普遍偏小，布局结构分散，重复建设严重，体制机制僵化，行业壁垒较多，条块分割明显，服务品牌匮乏，国际化程度不高，难以适应完善现代市场体系和转变政府职能的要求，迫切需要通过整合做强做大，提升核心竞争力，激发市场活力。另一方面，我国正大力开展"一带一路"、经贸一体化等国家大开放战略的实施，我国检测与认证认可体系在新的历史条件下需有新标准、新使命、新举措，要推进我国检测与认可体系发展的整体规划。

要按照"专业化、集团化、市场化、国际化"发展路径促进检验检测机构发展。一要推进专业化提升，做专做精。提升检验检测、科研创新、标准研制和综合服务四种核心能力，做专做精检验检测认证机构，促进检验检测认证机构由提供单一检测认证服务向提供面向设计开发、生产制造、售后服务全过程的分析、测试、检验等综合服务发展。二要推进集

---

① 郑娟：《采信第三方认证让检企受益》，《中国国门时报》2012 年 9 月 27 日第 4 版。

② 国家质检总局整合检验检测认证机构工作专栏：《矢志不渝推进机构整合——访国家质检总局科技司司长武津生》，国家质量监督检验检疫总局网，http：//www. aqsiq. gov. cn/ztlm/2014/rzjgzh/xtdt/201404/t20140421_ 409919. html，2014 年 4 月 21 日。

团化整合，做强做大。整合业务相同或相近的检验检测机构检测资源，通过集团化整合方式做强做大检验检测认证机构，引导各类检验检测机构集聚发展，推动检验检测产业规模化发展。三要推进市场化运营，完善体制机制。充分发挥市场在资源配置中的决定性作用，以市场为导向，建立和完善激励机制，提升市场竞争能力，提高检测市场占有份额，推进评审中心整体转企改制。四要推进国际化发展，拓展发展领域。扩大检测领域对外开放，提高检验检测市场国际占有率，参与国际标准制修订，推动检测能力国际互认，深化检测科技国际合作，努力开拓国际检测市场。同时，要做好专业化、集团化、市场化与国际化的整体推进，如为更好地服务"一带一路"与互联互通战略，要推动我国与沿线国家在认证认可标准、规则和结果的协调互认，进一步推动我国与韩、德等国在自贸区领域的认证认可互认。

（二）探索建立第三方检验检测认证体系

将公平、公正的第三方认证结果提供给行政执法机关供其采用，已成为发达国家的通行做法。15 世纪之初国外开始出现第三方检测机构，19世纪中叶第三方检测机构在欧美已较为普遍与成熟。当前较负盛名的国家官方实验室都在西方发达国家，如瑞士 SGS（瑞士通用公证行）、美国ETL（电器测试实验室）、UL（保险商实验室）等。大多数发达国家和地区配备完善的检验检测认证的法律法规体系和监督管理体系，通过公益性政府检验检测机构和经营性社会检验检测机构两大机构来实施；并通过三种途径来实现，即政府部门建立政府实验室、政府购买社会检验检测机构的服务、政府认可社会检验检测机构的市场行为①，官方实验室和第三方实验室共存，分工明确，各有侧重。

根据我国质检事业的发展阶段和改革要求，我国要逐步建立"国家官方检测＋半官方检测＋国外检测机构＋民间第三方检测"多种类别检测机构优势互补、共同发展模式。其中：

（1）国家官方检测主要针对关系民生的关键、敏感、关键领域的产品进行检测，主要承担科研、制订标准、进行实验室之间的培训、比对、

---

① 国家质检总局整合检验检测认证机构工作专栏：《矢志不渝推进机构整合——访国家质检总局科技司司长武津生》，国家质量监督检验检疫总局网，http://www.aqsiq.gov.cn/ztlm/2014/rzjgzh/xtdt/201404/t20140421_ 409919.html，2014 年 4 月 21 日。

仲裁等工作，由政府拨款全额资助，检测免费，或根据具体情况象征性地收取管理费。美国等发达国家建立国家实验室作为官方检验部门之技术支撑的做法值得借鉴。建议法律授权由产品质量安全监管部门确定可以从事特定产品检验活动的国家实验室，明确其承担的职能，如相关科技研究，制订相关技术标准，对抽查产品实施检测，对第三方检验检测机构的检验检测结果实施验证，对产品委托检验检测双方对检验检测结果有异议的，由国家实验室实施最终复验、复检等。

（2）半官方检测主要是地方政府针对本辖区内的核心领域与关键产品进行检验检测，由所在地方政府全额资助或部分资助，检验检测免费或收取象征性的管理费。半官方检测机构主要包括质监、标准、检验检疫等系统内的实验室（中心）。

（3）民间第三方检测是得到官方认可、具有足够资质、独立从事检测业务的民营性实验室，主要承担委托检验及部分强制性检验，检验检测一般都收费。在全国简政放权和质检"放、管、治"的整体背景下，要通过在关键检测领域（如汽车、精密仪器等）试行、实验与示范的方式，通过市场手段推动形成高水准的第三方检测体系。

（4）国外检测机构主要是基于国际久负盛名的第三方检测机构，买或卖方委托其展开检测与认证，按市场化运作与管理，一般承担规模大、运行规范、市场稳定的大公司。民间经营性检测机构由民间资本在自由意愿的基础上依据一定条件与程序进入市场，注册机构，以市场需求为导向担负私人与官方委托的检验检测认证。

针对上述四类检验检测实验室，政府要分类管理、严格准入、严格管理、严格监督，通过不定期检查监督、指定领导层任命、对检验人员实施注册制度、鼓励社会监督等方式实现有效规制，确保检验质量。

（三）加强对第三方检验检测认证机构的再规制

检验检疫机构要对第三方检测机构实施"规制的规制"，即对第三方检验机构加大管理和监督检查。在新一届政府简政放权的政策背景下，检验检疫的检管分离也将进一步深化，检验检疫在检管分离的基础上加大对第三方检测机构的监管，是其简政放权改革的重要内容。2008年我国爆发的三聚氰胺事件严重打击了消费者对中国食品安全的信心，同时也将第三方检测推入社会公众之视野中，① 对第三方检测的再规制亟待加强。为此，首先，各级地方政府应将检验检疫对第三方的再规制工作纳入地方质量发展的目标与考核。其次，相关政府主管部门要通过企业自愿申请、准入把关、社会公示、退出机制、公共监督等手段，对第三方检验机构开展全面的监督与管理，通过监督抽查、能力验证和比对试验等方式，强化对被采信结果的第三方检验机构的事中监管和事后追责。加大对资质不合格、假冒证书等的查处与处罚力度。如 2014 年我国进一步加强进出口商品执法打假，查处输非商品假冒伪劣出口商品 7300 余批，发现并捣毁 8 个制售检验检疫假证窝点，缴获各类假冒证书 150 多份②。再次，要大力促进第三方检测行业规范的形成，鼓励行业协会的发展，发挥行业协会对行业、企业的自我管理，加强行业规范对第三方检测机构的规范、约束与引导。此外，还要从以行政主体为中心转向以行政客体为中心，加强检验检疫的安全规制部门与自身规制技术人员、行业协会、消费者、企业、第三方采信机构的交流，提高安全规制政策实施的效率与效果。

四 外联：健全多元联动机制

"外联"，即与相关部门多元联动以提升总体安全能力。"多元联动"就是实体与虚拟行为体在共有安全场域中实现不同层面、不同领域、不同单元、不同行为体之间的联合响应行动，形成多部门、跨区域、跨行业之间的"大安全"体系，共建常态联检机制、应急联动机制、风险共担机制和公共服务共创机制。

（一）跨部门的联合安全规制

即检验检疫与横纵向相关政府职能部门建立联动安全规制。在开放条件下的"场域安全"维护中，检验检疫需加强与海关、边检、海事、农业、林业、卫生、畜牧、渔业、环保、外交、商务、质监等相关部门协作联动与上下贯通的安全规制，在"信息互换、监管互认、执法互助"的

---

① 2008 年国家在集中检测奶制品中三聚氰胺时，指定部分第三方检测实验室可提供三聚氰胺检测服务，这一举措引发了广大消费者及各行人士的对第三方检测的关注，第三方检测的资质、可信度等问题成为公众热议话题，各方迫切希望第三方检测机构能够具有权威、客观、中立、诚信的社会检测实体。参见马永娇、蔡苍《第三方检测：检测服务发展之必然》，《食品安全导刊》2009 年第 4 期。

② 支树平：《适应经济新常态 创造质检工作新水平——在全国质量监督检验检疫工作会议上的报告》，2015 年 1 月 16 日，上海。

基础上实现安全互保。发达国家通过跨部门合作而强化检验检疫能力的做法值得我国学习。如欧盟有针对非食品的 REPAX 系统与针对食品和饲料的 RASFF 系统,一旦发现不安全产品就立即在成员国之间进行快速预警,从而在整个欧盟范围内采取监控、禁售、召回、销毁等限制性措施。在美国,凡被施以"自动扣留"的产品运抵后,入关时必须接受逐批检验,由美国当地实验室检验合格并经食品药品监督管理局审核认可后,海关才准予放行。日本的"命令检查"则规定产品检查率达100%,其检验费用全部由企业承担,在检查结果出来前,货物被停留在港口不允许办理入关手续。这些举措都强调不同部门间的协作联动,并通过法律等形式予以明确而成为一项工作制度。我国检验检疫跨部门的联合安全规制举措主要有:

1. 与海关、边防、边检等口岸查验部门在"信息互换、监管互认、执法互助"的基础上推进"安全互保"

在经济"新常态"、"一带一路"、自贸区等新背景与新动作下,2014年我国外贸也进入增速换挡、结构转型的"新常态",检验检疫在经贸与外交大局和国家安全大局这两个大局的维护上,面临更加艰巨的挑战。检验检疫应顺势而为,应积极与海关总署、国家口岸办沟通协调,协同推进"三互"改革方案的制定工作,与海关、海事、边检等相关口岸查验部门,共建信息共享、资源共有、机制共联的联合预警、防范与处置机制,在国家安全的不同方面与不同环节履行安全保障作用,形成"安全互保"的整体格局。

(1)通过信息互换推进安全互保。口岸查验部门信息应以共享共用为原则,除涉及国防外交、公民隐私、重大决策等机密信息外,各部门应基于共有的"场域安全"而协商列出信息共享清单,打破画地为牢、信息孤岛,加大信息互联互通,促进联合安全执法。

(2)通过监管互认推进安全互保。在同一系统内部,要进一步完善异地部门之间的监管互认制度,提升首次安全查验水平;在不同系统之间,也要进一步推进同地和异地不同部门之间的监管互认制度,加大相互公认的基础信息的范围,对于核心环节的重要安全信息,应将查验与监管结果及时共享至共有平台。

(3)通过执法互助推进安全互保。在检关联合安全规制中,要进一步探索新理念、新手段。"三个一"通关新模式是海关和检验检疫部门在不改变现有业务管理系统的前提下，搭建关检公共信息平台，以信息化手段对关检双方的作业流程进行整合和互动，通过流程再造进一步简化通关手续，提高通关效率，降低贸易成本。检关要加大"一次申报，一次查验，一次放行"经验的学习与深化①，探索检关合作示范区和检关联合安全规制试验区。沿海、沿边和内陆口岸可根据自身业务需要，检关在深化服务通关合作中创新安全规制举措，如产品安全质量稽查机制、通关调查与追查机制、危险信息统计与监测机制、预警与应急机制等。

2. 依法与地方政府建立常态化的联合安全规制

检验检疫要进一步在产品质量、食品安全、检验认证认可等方面与科技、食药品、卫生、工商、农业、工业等地方政府部门建立常态化的合作机制。一些重要制度探索包括：

（1）联席会议制度或联防联控机制。如广州天河检验检疫局为做好脊髓灰质炎、埃博拉出血热等疫情防控工作，商讨建立检验检疫、边检、海关、广铁集团、广九客运段、东站等六个口岸联检单位参加的联防联控会议②。

（2）联合公告制度。建立健全与相关部门在重大疫病疫情、敏感产品、关注民生的重要领域等方面的紧急联合通报制度。据中国畜牧业协会调查，2013 年 H7N9 禽流感疫情中，我国仅家禽业损失就逾 600 亿元人民币③，重大疫病疫情的防控压力极大。2014 年以埃博拉为代表的国际新发疫情蔓延迅速、传播快、危害大，我国国家质检总局联合外交部、公安部、国家卫生计生委、国家旅游局发布疫情警示公告，严防脊髓灰质炎病

---

① 在检验检疫与海关的联合上，广东检验检疫局与广州海关开启了"一次申报，一次查验，一次放行"的通关改革新试点，即"三个一"，就是一次录入，分别申报，指企业只需一次性录入合作范围的申报数据，通过公共信息平台将数据分别发送给检验检疫和海关；一次开箱、关检依法查验/检验检疫，指在关检双方需要对同集装箱货物实施查验和检验检疫的，海关与检验检疫部门按照法定的各自职责同时开展相关工作；关检联网核放，指海关和检验检疫部门分别将放行信息发送至公共信息平台，由码头公司凭公共平台放行信息放行货物。

② 广州天河口岸是我国目前日车次最多、年旅客发送量最多的涉外铁路客运口岸，经天河口岸出入境的广九直通列车（广州东火车站至香港红堪车站）年均出入境旅客近 300 万人次。《天河局多措并举严防输入性传染病传入》，广州检验检疫局主页，http：//www. gz. gd-ciq. gov. cn/info. do？infoId＝7241，2014 年 8 月 1 日。

③ 谢云挺：《我国国际贸易中面临三大非传统安全威胁》，新华网浙江频道，http：//www. zj. xinhuanet. com/finance/2015－01/06/c_ 1113892732. htm，2015 年 1 月 06 日。

毒、非洲埃博拉出血热、中东呼吸综合征冠状病毒等传入我国①。针对食品安全问题,质检总局与国家卫计委、工信部、食药总局、粮食局等针对食品添加剂联合发布公告,对食品添加剂的具体使用进行了详细规定②。

(3) 发起并联合举办常规性活动。如质检总局与公安部、科技部、食药品总局等部门联合部署的全国"质量月"活动,形成了"质量共治"的合力,还可与相关部门联合开展安全文化建设、安全技能培训、安全专题大讲堂、安全应急演习等。

(4) 联合组建示范区,通过高规格、高品质示范区带动安全规制。如上海检验检疫局与上海海关,上海海事局,上海市商务委、经信委、综管委、卫生局,闵行区政府,长宁区政府等多地方政府机构联合创建"入境再利用产业检验检疫示范区"③。

3. 共建专项安全规制

在重大与敏感性安全领域,应与相关责任部门建立信息联合搜集、分类处理、分段处置的规制。以生态环境安全为例,我国已有 544 种入侵的外来生物,已成为世界上遭受外来物种入侵最为严重的国家之一。近年来我国每年因外来生物入侵而遭受的经济损失达 1200 亿元人民币④,国际上已将生物入侵上升到"农业生物恐怖"的高度。为此,我国以农业部作为外来物种管理的牵头部门,成立了外来入侵物种管理办公室和外来入侵物种预防与控制研究中心,组织起草了《外来物种管理办法》,修订了《外来入侵物种突发事件应急预案》,发布了第一批《国家重点管理外来入侵物种名录》,完善外来入侵生物的信息数据库,制定应急防控技术指

---

① 《质检总局　外交部　国家卫生计生委　国家旅游局关于防止非洲埃博拉出血热传入我国的公告 (2014 年第 75 号)》,国家质检总局主页,http://www. aqsiq. gov. cn/xxgk_ 13386/jlgg_ 12538/zjgg/2014/201407/t20140718_ 417926. htm;《质检总局　外交部　国家卫生计生　委国家旅游局关于防止中东呼吸综合征传入我国的公告 (2014 年第 76 号)》,http://www. aqsiq. gov. cn/xxgk_ 13386/jlgg_ 12538/zjgg/2014/201407/t20140718_ 417926. htm;《质检总局　外交部　公安部　国家卫生计生委　国家旅游局关于防止脊髓灰质炎野病毒传入我国的公告》(2014 年第 79 号)》,http://www. aqsiq. gov. cn/xxgk_ 13386/jlgg_ 12538/zjgg/2014/201407/t20140718_ 417929. htm。

② 《卫生部工业和信息化部公安部监察部农业部商务部工商总局质检总局食品药品监管局关于加强食品添加剂监督管理工作的通知》(卫监督发〔2009〕89 号),中国政府官方主页,http://www. gov. cn/gongbao/content/2010/content_ 1599569. htm。

③ 董超:《G2G,检验监管事业可持续发展之路》,《中国检验检疫》2013 年第 1 期。

④ 《我国国际贸易中面临三大非传统安全威胁》,新华网浙江频道,http://www. zj. xinhuanet. com/finance/2015 – 01/06/c_ 1113892732. htm,2015 年 1 月 06 日。

南，建立应急扑灭清除机制。随着我国各级检验检疫部门所截获的各类有害生物次数的逐渐增多，检验检疫要依法与环保、卫生、公安、农业等相关职能部门紧密合作，通过信息、人力、技术等多方面合作，共建依法联合处置的安全规制。同时，对于进出口食品安全、国门口岸安全、重点敏感商品质量安全、核生化反恐等关系百姓民生的重要领域，检验检疫与地方政府部门要各司其职、分工又合作，开展专项活动，联合守住安全底线。

4. 在服务地方经济过程中强化安全保障制度

实践证明，检验检疫为地方经济结构调整、产业转型升级、产品质量保障、区域经济安全等发挥了不可替代且愈来愈重要的作用。反之亦然，即地方与区域经济的发展繁荣也为口岸管理创新和检验检疫技术提升、监管模式更新、工作平台夯实、人才队伍强化等方面，起到了积极的推动作用。检验检疫在大力服务地方经济的制度创建中，如国家质检总局与全国绝大多数省、市、自治区签订的战略合作协议、高层会晤与议事制度、信息员制度等，要十分注重将前伸、后延、中转、外联环节中的安全规制纳入其中，各自在企业抽查、事前源头把关、事中生产与流通、事后监管等关键环节，既要发挥地方政府资源集中、权力集中、协调统一的优势，也要发挥检验检疫技术专业、查验严密的优势，两者合力为地方经济安全、食品安全、环境安全等保驾护航。

（二）跨行业的联合安全规制

即检验检疫与企业、媒体、科研机构、中介组织、社会团体、非政府组织等形成联合安全规制，构建全社会参与的安全共治局面。

1. 深化检企联合安全规制

加大检验检疫部门对企业产品质量的参与程度。质检部门不应仅作为产品生产企业的监督者、管理者或产品质量和安全与否的裁判者，也应是参与者，即将其部门职能的实施融入企业生产与管理的全过程之中，指导与帮助企业提高产品质量、保障产品安全。如鼓励企业参与检验检疫的安全宣传活动，帮助企业提升产品安全知识。在2014年全国"质量月"活动中，全国有超过50万家企业以及3000万以上企业一线员工参与"质量月"活动，超过100家中央企业参加；中国航天、核工业、石油、化工、纺织等33家中央企业还专门制定"质量月"活动方案①。检验检疫要加强技术性贸易措施知识的宣传和培训工作，完善检验检疫与企业对国外技术性贸易措施的联合应对机制②。同时，针对企业信用与责任制度、企业产品风险管理制等建设，检验检疫机构应在企业责任、企业信用、产品风险等级与分类、技术性贸易产品等方面，提供恰当的帮助。

2. 深化检研合作研究

即各级检验检疫机构应积极与研究机构合作开展安全理论与政策研究。思想是行为的先导，前沿理论是理性实践的先导，检验检疫围绕保国安民的主题开展不同层面的安全研究，可为检验检疫的安全维护与安全保障工作建构理论体系、提供理论基础，为国家安全治理的具体探索总结成功经验、鼓舞改革勇气，还为检验检疫安全实践的下一步探索指导整体方向、建议推进路线。目前，从全国检验检疫系统看，关于检验检疫安全维护的理论研究还较为薄弱，与研究单位合作开展安全理论研究的做法屈指可数，且除总局与少数直属局设立了政策研究部门，绝大多数局还未建立专门的政策研究部门，其职能或分配在办公室、或法治部门、或风险部门、或稽查部门、或政工部门，即便是设立了政研部门，也都因人员数量、质量、结构、能力等方面不足而难以开展实质性的政策研究，且政研制度不健全、理论体系未形成、成果转化成效低③。

因此，要进一步深化检验检疫安全维护的理论与政策研究，首先要注重检验检疫安全维护的理论体系构建，要在广泛调研、取证的基础上，针对检验检疫安全维护的体制机制、监管模式、职能定位、发展战略、人才队伍、机构文化等重要方面，开展专项专题研究，形成研究报告或专著，建构检验检疫安全维护的理论体系。

其次要注重理论成果的转化与运用，即注重理论成果对检验检疫安全维护实践的实质性推进与指导作用。为此，或是自上而下，努力将前沿研究成果引入领导决策领域，形成机关决策，以带动全系统的变革；或是自

① 《推动三个转变　建设质量强国》，《中国国门时报》2014年9月2日。
② 郑志斌：《检企联合应对共同破除壁垒》，载国家质检总局办公厅编《蓝图—质量监督检验检疫事业发展"十二五"规划征文获奖文集》，中国社会出版社2011年版，第472—473页。
③ 王伟、沙锦锋：《探索基本规律　发挥指导作用》，载国家质检总局办公厅编《蓝图—质量监督检验检疫事业发展"十二五"规划征文获奖文集》，中国社会出版社2011年版，第48—49页。

下而上，先在基层试点，总结经验教训，再在提升理论成果的基础上汇报至决策高层，通过高层决策指导与影响全国范围的检验检疫安全维护改革；推动实践经验向制度的转化，即理论研究、试点中的成功经验，得到理论化、模式化后，再依相应程序转为部门规章、行政法规乃至国家法律。

3. 深化检验检疫与社会的联合安全规制

为社会力量支持和参与检验检疫的安全规制营造氛围、开辟渠道、创新形式。

首先，提升消费者与公众的监督力。这就要求检验检疫工作应尽量贴近百姓民生与消费者，让公众对检验检疫有更多了解。要通过引导、激励等机制鼓励消费者与社会公众懂法知法，让他们善于并敢于用法律知识发挥对产品质量与安全的监督，如对假冒伪劣产品进行投诉与举报等。

其次，加大社会团体有组织、专业力量对产品安全的监督。委托行业协会、第三方检测机构、科研院所、消费者协会等专业性组织，对产品质量与安全状况进行调查、研究并发布调查公告，将不合格产品分级分类，据此对相应企业进行不良记录的登记与信用评定。

再次，打造阳光检验检疫，将自身工作透明公开。要充分利用官方主页、微信公众平台、12365 热线等信息平台，推进检验检疫依法执法的公开化、透明化，注重信息公开建设，以阳光态势为检社联合安全规制创造信息资源与平台资源。

（三）跨区域的联合安全规制

检验检疫跨区域的联合安全规制，指不同行政区划的检验检疫机构突破行政划分、利益竞争和认同差异的限制，形成信息共享、有效沟通、资源整合与协同行动的联合安全规制。伴随国际化、城市化、信息化进程进一步加快，跨行政区划的联检能力正成为区域经济发展与区域检验检疫的重要考验。

1. 建立区域性安全互保框架

我国正全面推动经济区域化、自贸区、"一路一带"等"大开放"的经贸与外交格局，检验检疫在跨国、跨境性的区域经济发展中的安全维护工作具有重大意义。特别是 2013 年 9 月，国家主席习近平在访问中亚四国时提出了共同建设"丝绸之路经济带"的战略构想。"一带一路"方略是中国作为新兴大国为生成全球角色、促进区域发展、参与世界治理的全新定位与宣示，是本国利益与他国关切同时兼顾，以及本国发展与各国发展共同谋求的中国方式的伟大探索。为保障"贸易畅通"，检验检疫部门应加强口岸风险评估管理机制建设，紧紧围绕"一带一路"64个国家地区强化安全威胁的识别与评估工作，并且形成一种常态机制定期开展，并按安全威胁等级高低分而治之。同时，加深与沿线国家的检验检疫合作交流，推进各国共担非传统安全治理。目前，在非传统安全的应对和治理方面，除了欧洲部分国家具有较强的应对能力之外，中亚、西亚、南亚和北非等沿线区域都明显欠缺相应的资源与制度，检验检疫应顺势而为、主动介入，应发挥现有资源和制度优势，应沿线国要求，帮助解决其面临的非传统安全问题。针对生物安全、跨域环境污染、质量安全等常规安全问题，加强联合执法、联合查验、风险共管，实现"安全互保"；针对重大传染病、核生化恐怖主义等安全问题，应与其开展反恐联合演练、疾病监测与应急培训、跨域危机联合响应等机制。可以尝试在"一带一路"沿线64个国家地区建议实施质检官员互派的管理制度，打通口岸职能通道，做到官员互派、信息互通、关口前移，在物流、人流大动脉的前端，既从源头上确保检验检疫充分履职，又极大地缓解口岸通关压力。

2. 建立大陆与香港、澳门、台湾的检验检疫协作

内地与港、澳、台之间的检验检疫合作与交流，对于中国进出境合作和维护祖国统一发挥着非常特殊的作用。以动植检为例，大陆对港澳进出境动植物检疫工作受到了中央、国务院与社会各界的高度重视。与港、澳、台动植物检疫合作交流，不仅在密切港澳台同胞感情和促进祖国统一大业上发挥着重要作用，而且供港澳"农场到餐桌"全过程监管制度的建立，为内地食品安全监管制度发挥了示范带动作用，推动了我国食品安全制度的发展完善。要为港澳台进出境产品安全提供坚实的保障，要十分注重重大传染病、不合格食品、有毒有害物质等的查验与处置。如1997年香港首次发现人感染H5N1禽流感病例，一时引起香港社会闻鸡色变，世界各国广泛关注，供港食品安全前所未有地得到中央、国务院以及特区政府的高度重视。首次人感染H5N1禽流感病例后，原国家出入境检验检疫局迅速对内地所有供港活禽养殖场进行H5N1禽流感病毒血清学的全面监测摸底调查，出台了一系列供港澳活禽检验检疫监管措施，积极探索实施养殖源头注册管理、养殖过程疫情监测、出口前监装等监管模式，为2000年《供港澳活禽检验检疫管理办法》的出台奠定了制度基础，也为

两地联合应对突发疫情积累了宝贵经验。

3. 探索检验检疫区域协作工作机制

外贸形势严峻，世界互联互通，检验检疫区域一体化成为可能，也应该是营造良好外贸"软环境"的应有之义，打造更加高效的口岸通关模式。为此检验检疫要重点突出以下几项工作：要与区域内相关部门在直通放行一体化①的目标下，共同推进区域内进出口产品检验与检疫的快速流转和无缝衔接，实现区域内进出口商品监管协同化、操作程序统一化、产品质量与安全检验一体化；要建立区域内检验检疫的定期协商制度，加强双方在机电产品检验监督、动植物检验检疫和食品安全、卫生检疫监管、产品认证认可及标准化管理等方面的合作；要加大科技投入，逐步在区域内陆路口岸、海港口岸实现电子化快速检验检疫，建立通关的严密监管与快速高效；要协商共建区域内贸易便利化举措，建立区域内"一检通"与绿色通道制度，在通关信息上实现信息共享，在陆路口岸和海港口岸实现海关与检验检疫的"一次卸货、同台查验"新模式，提高口岸通关速度②。

4. 由沿海、沿边向内陆延伸，建立沿海、沿边与内陆整合高效的通关协作与安全互保

实现信息互换、监管互认、执法互助、安全互保，从保障点上的"国门安全"扩大至保障面上的"场域安全"。鉴于出口法检目录调整带来的影响，可利用"检疫"职能探索启运港出口质量安全宏观管理，在启运港实施布控、抽查，实现出境信息全掌握，发现问题及时反馈内地机构；进口方面，口岸实施检疫，内地实施检验，在便利物流的同时将监管链条延伸至目的地。内陆、沿海和沿边口岸在长期的历史发展中已各具特色、各有所长，要针对自身实际，大胆借鉴不同区域的口岸查验经验，推动全国检验检疫整体协调发展。

---

① 如在全面深化改革引领下，2014 年珠三角、长三角、京津冀、东三省等经济一体化区域的检验检疫为立足贸易便利化目标，大力探索实施"三通""四放""五统一"等。李海峰：《2014 年全国出入境检验检疫系统改革发展综述》，《中国国门时报》2015 年 1 月 14 日。

② 如北京市、天津市、河北省三地签署了《京津冀质量发展合作框架协议》，根据协议，三地将围绕区域协同发展战略、规划，在地方标准协同、质量基础一体化、检验检测认证机构改革发展、质量安全联查联动、质量信息共享、优化质量发展环境等方面加强区域质量工作合作，健全大质量工作机制。《推动三个转变 建设质量强国》，《中国国门时报》2014 年 9 月 2 日。

五　应急与反恐：加强突发事件应对能力

"应急"与"反恐",即建立专门机构对各类紧急事件与恐怖主义危害进行预警与防控。口岸是恐怖袭击所涉及的重要场域,检验检疫作为特定的"场域安全"维护,还需要考虑到"应急"与"反恐"的能力建设,构建一个口岸核、生物、化学有害因子全面监测的检验检疫反恐应急体系。

（一）强化口岸应急能力建设

1. 健全口岸应急机制

建立指挥统一、运转高效的口岸突发事件应急处置机制,建立"日常工作常联系、部门协作常联合、应急处置齐联动"的口岸卫生应急与传染病联防联控网络,与卫生、公安、教育、对外经贸等部门建立联合响应机制,建立疫情信息通报、年度例会制度,确保实现防控网络健全、信息互通及时、执法互助有力。可以在口岸核心能力建设框架下突出应急能力,与地方应急办、公安、卫生、环保、疾控、海关、海事等关涉安全保障的部门加强沟通与协调,与其签署合作协议、联席会议、联合演练、协作处置等常态工作制度与协作联动的突发响应制度。

2. 建立信息化应急指挥平台

在机场、港口、码头等探索建立突发公共事件的应急处置中心,承担口岸突发公共事件应急处置的协调、指导等工作,并遵循"平战结合"的要求,做好应急事件的日常监测、预警、培训、演练等任务。如在口岸卫生安全方面,要按照质检总局"三级口岸卫生应急指挥体系"建设的要求,探索建立"二级口岸卫生应急指挥体系",通过建设海港口岸信息化应急指挥平台实现二级指挥体系的有效对接;实现口岸卫生应急有关制度、预案、人员、物资等数据库的有效管理;建立口岸突发公共卫生事件的动态监测;建立卫生应急专家库的及时调用;建立分级分类、覆盖全面的应急资源信息网络,满足应急值守、资源整合、专家研判、指挥协调和视频指导等基本功能;建立科学化、智能化、高效化的指挥决策体系。

3. 进一步完善口岸常规安全监管制度

针对集装箱、船舶、航空器等运输工具,要逐一查验,各个防控。如在船舶安全防控中,要将检疫处理、医学监测工作延伸至锚地进行,对来自疫区、装载大宗散货、船龄老化以及有异常情况的船舶一律实施锚地检疫，有效减少疫情疫病的传播风险；在码头安全防控中，要对管辖范围内的各个泊位以及相关的货主自备码头统一安装视频监控系统，了解靠泊动向，监视货物卸载，检查检疫措施落实情况，扩展码头泊位监管的广度和深度；在物流安全防控中，将所有进口散装货物纳入口岸验放的范围，消除进境物流口岸监管的盲区，同时，与出境货物口岸查验机制相互配合，将所有的进出口物流安全卫生纳入有效监管范围；在区域安全防控中，对口岸查验中发现的安全卫生问题及时将有关信息反馈给产地局，以便产地局加强产地检验；对进境货物中截获有害疫情疫病情况，加强与流向地检验检疫部门沟通，共同做好后续监管。特别重要的是，针对核生化等强度极高的威胁，要采取"军检合作"方式进行核生化等方面的反恐能力建设，构建一个口岸核、生物、化学有害因子全面监测的检验检疫反恐应急体系。

（二）强化口岸反恐能力建设

近些年来，恐怖主义伴随全球化和高科技的发展也呈现出新的趋势，即跨国性和高科技化。恐怖主义的跨国联动和利用生物、化学、核等高科技作案对国门安全造成新的压力，口岸反恐面临着新挑战。"9·11"事件后，美国政府就意识到原先的口岸反恐体系存在情报信息不能共享和合作机制不协调等方面的严重缺陷，为此，原紧急事务署、海关总署、海岸警卫队、动植物卫生检疫局等22个机构合并成立国土安全部，突出反恐情报分析与应急处置职能，建立72个应对生物恐怖袭击的预警系统，并将口岸安全直接纳入国家安全战略，建立口岸反恐应急体系；还与毗邻国家展开打击恐怖主义的国际合作，如同加拿大、墨西哥等国签署协议强化边境安全。由国土安全部全权负责，美国口岸反恐取得了巨大进展，实施了"海关—商贸反恐贸易伙伴项目"（同企业界建立合作关系，保证货物整个供应链的安全性）和"大港计划"（在外国边境和港口设立核辐射探测仪，防止放射性物质进入美国港口和边境），启动了"货物高级自动放射线探测系统"（提高对货轮和火车的放射性扫描系统的实用性），发起了"降低全球威胁倡议"和"防扩散安全倡议"等。这充分反映出美国对口岸安全的重视，也折射出恐怖主义新的动态对"国门安全"的威胁和检验检疫传统职能的严峻挑战。

我国沿海多局也探索了口岸反恐，如江苏检验检疫局[①]。国家质检总局经过多年努力，已建立起反恐的多部门联防联控机制，使得应急保障能力不断提高，口岸反恐工作取得明显成效。要进一步建立健全口岸公共安全防控体系，建立健全口岸核生化监测网络，建立核生化涉恐突发事件应急处置机制。

1. 完善口岸反恐组织机构建设

（1）与质检总局反恐办相对应，直属局和地方各局成立口岸反恐专门机构，明确职能、细化任务；与此相应，成立口岸反恐怖防范工作领导小组，与海关、海事等相关部门协同响应。

（2）搭建口岸反恐评估应急处理中心。充分利用系统内外现有的人、财、物资源，打造口岸核生化评估应急处理中心平台。整合生物、化学实验室检测评估资源，建立放射性检测实验室，并建成"口岸核生化侦检实验室"，实现对核生化有害因子在口岸的实验室检测，为有效处置提供依据。如宁波以金蛇公司卫生处理队伍为基础，建设核生化有害因子洗消处理平台，实现口岸核生化有害因子的快速控制、预防扩散。

（3）组建专家队伍。在现有专业人才的基础上，通过招录、聘用引进专业人才，特别是核医学、化学等专业人才；通过人才培训培养等方式组建起核、生、化专家队伍，开展对口岸核生化事件应急处置、检测评估、洗消处理的技术指导等；建立全国口岸核生化反恐工作专家组的定期会晤机制，发挥专家组在指导口岸反恐制度、机制建设中的智囊作用。

2. 完善口岸反恐应急的支撑力量

（1）加强技术基础。系统内寻求质检总局相关部门的支持，派系统内专家作技术指导。系统外则通过与军事科学院、防化学院等的合作，在实验室建设和检测评估、核生化装备配置和监测技术指导、培训演练等方面寻求支持。如宁波检验检疫局邀请军事医学科学院五所的专家，指导"口岸生物涉恐事件应急处置演练"，并签署关于"推进实验室合作平台建设""建立人才队伍培养合作机制"和"生物涉恐应急处置的协作机制"等五个方面合作意向的合作协议书。与中国人民解放军防化学院进行联系沟通，达成在核生化实验室建设、洗消平台建设、专家资源共享、

---

① 刘洋，陈亨赐，陆永昌：《国门反恐前线发回的记录》，《中国国门时报》2013 年 5 月 22 日第 6 版。

培训演练互通等方面的合作意向。

（2）开展反恐理论和政策研究。与地方研究单位联合展开口岸反恐的理论和政策研究，为口岸反恐工作提供理论指导和政策建议。

（3）完善口岸反恐预案体系，根据生物、化学和核恐怖事件性质进一步分类细化应急处置预案。

3. 加强口岸反恐培训和演练

围绕口岸核生化安全而会同相关部门开展培训和演练，如口岸公共安全应急处置竞技演习、核与辐射突发事件处置竞技演习、核生化有害因子监测技术竞技演练、联合海事等口岸部门进行系列危险化学品应急演练，积极组织人员参加全国性和地区性的口岸反恐专题研讨或演练。通过培训和演练，确保各口岸在发生涉恐事件时，能够快速、联动、科学应对，筑牢口岸反恐防范屏障，提高一线人员应对核生化突发事件的能力，增强应急保障工作的针对性、实效性和科学性，提升口岸核生化安全能力，为国家总体安全增添力量。

"前伸""后延""中转""外联""应急"与"反恐"六方面，每一方面既是其他方面的前提，也是必要基础和条件，形成了检验检疫"场域安全"维护实践中相互联结、彼此互动的整体链条，共同构成了总体国家安全维护的必要环节。"场域安全"的整体思路与六方面的实施探索，正在为当前市场采购、跨境电商等新型业态的有效监管提供思路，如宁波检验检疫局针对跨境电商监管中呈现的新难题，在"场域安全"思维的启发下，探索建立了"源头可追溯、过程可控制、流向可跟踪"的监管方式。其中，"源头可追溯"主要指电商对国外生产商、出口商相关信息掌握完整，电商可获得国外生产企业产品质量自检报告或第三方产品质量检测报告，以供监管部门作相应处理；"过程可控制"就是在入境电子商务商品进入保税区到出区寄送至消费者的过程中，有一套完整的程序确保安全可控；"流向可跟踪"是通过跨境电商监管平台，第一时间掌握每单商品的具体流向，将电商商品纳入"进口商品防伪溯源平台"管理，让消费者了解所购商品的源头[1]。从日益紧密的全球贸易体系看，检验检

---

[1] 张正伟，陈曦，谢新民：《宁波检验检疫局"快放严管"助力宁波跨境电商快速跑》，《宁波日报》2015 年 1 月 7 日第 A11 版。

疫的"前伸""后延""中转""外联""应急"与"反恐"的举措创新与相互作用，无疑也是确保产品质量与安全、保障公民健康与安全、助力突发事件应对的不可缺少的举措，从而，也是全球检验检疫共同体逐步形成中的建设性力量。

检验检疫"场域安全"维护的整体设计与路径探索，还要与中国质检的"职能强化"与"规制创新"紧密结合。检验检疫是国家质检系统的重要组成部分，检验检疫的深化改革必须与我国质检改革同步，并努力为质检改革进行先行先试的制度创新。目前，从深化质检总体改革的角度看，质检总局提出强化质检职能的创新突破主要有四方面：一是围绕转变政府职能，创造新的行政管理途径；二是围绕贸易便利化，创造新的监督管理模式；三是围绕确保安全底线，创造新的风险管理体系；四是围绕自贸区产业发展需要，创造新的业务管理制度。① 国务院针对口岸管理、贸易便利化等也有相应要求，如"三个一""三互"等，国家安全战略实施中有对总体国家安全、安全与法治等的改革要求。因此，检验检疫"场域安全"维护的理论探索和实践创新不仅要置于大质检全面深化改革的整体要求和实施规划中，也要紧密关注国家的安全、经济与对外发展战略，要与时俱进、顺势而为、积极作为，努力将理论与实践的探索成果服务大众、服务国家，并在中国"责任大国"建设中发挥应有的作用。

出入有境，服务无境；国界有边，安全无边。我们不仅要全面落实国家质检总局的"抓质量、保安全、促发展、强质检"方针，我们还要创造检验检疫的"管得住、检得出、检得准、检得快"的业绩。我们更期盼，检验检疫非传统安全的有效维护，将为走出一条中国特色的国家安全道路做出重要贡献。

---

① 支树平：《学好经验用好经验创造经验》，《中国国门时报》2015 年 1 月 23 日第 1 版。

参考文献

1. Ole Wæver, "*Security, the speech act: analyzing the politics of a word*", second draft, Centre fo Peace and Conflict Research, Copenhagen, June 1989.

2. The White House. *A National Security Strategy of Engagement and Enlargement* [*EB*] . Washington DC. 1994.

3. David l. Rousseau, Rocio Garcia – Retamero, *Estimating Threats: The Impact and Interaction of Identity and Power, in American Foreign Policy and the Politics of Fear: Threats inflation since 9/11*, OX: Routledge, 2009.

4. Luke Glanville, "The Myth of 'Traditional' Sovereignty," *International Studies Quarterly*, 2013, 57 (1) .

5. Richard H. Ullman, "Redefining Security", *International Security*, 8 (1983), pp. 129 – 153.

6. Joanne M. Fish, Sanuel J. McCraw and Christopher J. Reddish, *Fighting in the Gray Zone: A Strategy to Close the Preemption Gap*, Carlisle, PA: Security Study Institute, 2004.

7. Department of Defense, *Dictionary of Military and Associated Terms: Joint Publication 1 – 07*, Washington, DC: Department of Defense, 2010 (As Amended through 15 March 2014) .

8. Department of Defense, Joint Tactics, *Techniques, and Procedures for Anti-terrorism: Joint Publication 3 – 07. 2*, Washington, DC: Department of Defense, 1998: V7 – V8.

9. David Strachan – Morris, Threat and Risk: What is the Difference and Why Does it Matter?, *Intelligence and National Security*, 27 (2), April 2012.

10. Alan Collins, *Contemporary Security Studies (third edition)*, Oxford: Ox-

ford Press，2013.

11. Edited by Paul D. Williams，*Security Studies*：*An Introduction*（*second edition*），Routledge，2012.

12. 《中共中央关于全面深化改革若干重大问题的决定》，人民出版社2013年版。

13. 《〈中共中央关于全面深化改革若干重大问题的决定〉辅导读本》，人民出版社2013年版。

14. 国家质量监督检验检疫总局编：《中国质检工作手册：进出口食品安全监管》，中国质检出版社2012年版。

15. 国家质量监督检验检疫总局法规司编：《出入境检验检疫法律基本教材》，中国纺织出版社2008年版。

16. 中国社会科学院语言研究所词典编辑室编：《现代汉语词典》（第6版），商务印书馆2012年版。

17. 上海出入境检验检疫局编著：《上海动植物检疫发展史》，上海古籍出版社2012年版。

18. 上海出入境检验检疫局编著：《中国卫生检疫发展史》，上海古籍出版社2013年版。

19. 王逸舟：《创造性介入——中国全球角色的生成》，北京大学出版社2013年版。

20. 朱明权：《国际安全与军备控制》，上海人民出版社2011年版。

21. 赵远良、主父笑飞：《非传统安全与中国外交新战略》，中国社会科学出版社2011年版。

22. 乔良、王湘穗：《超限战》，中国社会科学出版社2005年版。

23. 欧阳志云、郑华：《生态安全战略》，学习出版社、海南出版社2014年版。

24. 李莉：《无形战场的较量》，解放军出版社2011年版。

25. 顾秀林：《转基因战争：21世纪中国粮食安全保卫战》，知识产权出版社2011年版。

26. 唐力权：《周易与怀特海之间——场有哲学序论》，辽宁大学出版社1997年版。

27. 王帆、卢静：《国际安全概论》，世界知识出版社2010年版。

28. 刘跃进，《国家安全学》，中国政法大学出版社2004年版。

29. 乔金鸥：《非传统安全概论》，黎明文化事业股份有限公司 2011 年版。

30. 董险峰、丛丽、张嘉伟：《环境与生态安全》，中国环境科学出版社 2010 年版。

31. 吴明隆：《SPSS 操作与应用——问卷统计分析实务》，五南图书出版公司 2008 年版。

32. 张永慧、吴永宁：《食品安全事故应急处理与案例分析》，中国质检出版社 2012 年版。

33. 段小贝、陈少贤：《公共卫生应急处置与案例评析》，人民卫生出版社 2010 年版。

34. 余潇枫：《非传统安全与公共危机治理》，浙江大学出版社 2008 年版。

35. 余潇枫、潘一禾、王江丽：《非传统安全概论》，浙江人民出版社 2006 年版。

36. 余潇枫等：《非传统安全能力建设：理论、范式与思路》，中国社会科学出版社 2014 年版。

37. 余潇枫：《中国非传统安全研究报告（2014 - 2015）》，社会科学文献出版社 2015 年版。

38. 余潇枫：《中国非传统安全研究报告（2013 - 2014）》，社会科学文献出版社 2014 年版。

39. 余潇枫：《中国非传统安全研究报告（2012 - 2013）》，社会科学文献出版社 2013 年版。

40. 余潇枫：《中国非传统安全研究报告（2011 - 2012）》，社会科学文献出版社 2012 年版。

41. 范柏乃、蓝志勇：《公共管理研究与定量分析方法》，科学出版社 2008 年版。

42. 胡百精：《中国公共危机管理报告（2008 - 2009）》，中国人民大学出版社 2009 年版。

43. 黄冠胜主编：《中国特色进出境动植物检验检疫》，中国质检出版社、中国标准出版社 2013 年版。

44. ［美］斯蒂芬·沃尔特：《联盟的起源》，周丕启译，北京大学出版社 2007 年版。

45. ［美］威廉·恩道尔：《粮食危机：运用粮食武器获取世界霸权》，赵刚译，知识产权出版社 2008 年版。

46. ［美］玛丽恩·内斯特尔：《食品安全：令人震惊的食品行业真相》，程池译，社会科学文献出版社 2004 年版。

47. ［美］戴维·斯沃茨：《文化与权力：布尔迪尔的社会学》，陶东风译，上海译文出版社 2006 年版。

48. ［美］I. 戴斯勒：《美国贸易政治》，王恩冕、于少蔚译，中国市场出版社 2006 年版。

49. ［美］威尔·马歇尔、［美］马丁·施拉姆主编：《克林顿变革方略》，达洲、培青、幼甫、肖武译，新华出版社 1993 年版。

50. ［英］巴里·布赞、［丹麦］琳娜·汉森：《国际安全研究的演化》，余潇枫译，浙江大学出版社 2011 年版。

51. ［英］巴里·布赞、［丹麦］奥利·维夫、［丹麦］迪·怀尔德：《新安全论》，朱宁译，浙江人民出版社 2003 年版。

52. ［英］巴里·布赞：《人、国家与恐惧——后冷战时代的国际安全研究议程》，闫健、李剑译，中央编译出版社 2009 年版。

53. ［法］布迪厄，［美］华康德：《实践与反思：反思社会学导引》，李猛、李康译，中央编译出版社 1998 年版。

54. ［加拿大］马克·扎克、［加拿大］塔尼亚·科菲：《因病相连：卫生治理与全球政治》，晋继勇译，浙江大学出版社 2011 年版。

55. ［新加坡］梅利·卡拉贝若 - 安东尼、［新加坡］拉尔夫·埃莫斯，［美］阿米塔夫·阿查亚：《安全化困境：亚洲的视角》，段青编译，浙江大学出版社 2010 年版。

56. ［印度］阿马蒂亚·森：《以自由看待发展》，任赜、于真译，中国人民大学出版社 2002 年版。

57. 余潇枫：《共享安全：非传统安全研究的中国视域》，《国际安全研究》2014 年第 1 期。

58. 余潇枫：《从危态对抗到优态共存——广义安全观与非传统安全战略的价值定位》，《世界经济与政治》2004 年第 2 期。

59. 余潇枫：《"平安中国"：价值转换与体系建构——基于非传统安全视角的分析》，《中共浙江省委党校学报》2012 年第 4 期。

60. 余潇枫、徐黎丽：《边安学刍议》，《浙江大学学报》（人文社会科学版）2009 年第 5 期。

61. 余潇枫、李佳：《非传统安全：中国的认知与应对（1978—2008）》，

《世界经济与政治》2008 年第 11 期。

62. 余潇枫、贾亚君:《论国家主权的当代发展与理性选择》,《浙江大学学报》(人文社会科学版)2001 年第 3 期。

63. 蔡高强:《中国加入 WTO 与国家主权保护》,《甘肃政法成人教育学院学报》,2002 年第 2 期。

64. 秦亚青:《全球治理失灵与秩序理念的重建》,《世界经济与政治》2013 年第 4 期。

65. 张胜军:《全球深度治理的目标与前景》,《世界经济与政治》2013 年第 4 期。

66. 王勇:《论相互依存对我国国家安全的影响》,《世界经济与政治》1994 年第 3 期。

67. 赵晓春:《国际安全问题国内化与国内安全问题国际化研究》,《国际安全研究》2013 年第 3 期。

68. 崔顺姬:《人的发展与人的尊严:再思人的安全概念》,《国际安全研究》2014 年第 1 期。

69. 刘学成:《非传统安全的基本特性及其应对》,《国际问题研究》2004 年第 1 期。

70. 傅梦孜:《从经济安全角度谈对"非传统安全"的看法》,《现代国际关系》1999 年第 3 期。

71. 俞晓秋、李伟、方金英、张运成、翟坤:《非传统安全论析》,《现代国际关系》2003 年第 5 期。

72. 傅勇:《非传统安全与中国的新安全观》,《世界经济研究》2004 年第 7 期。

73. 熊光楷:《协力应对非传统安全威胁的新挑战》,《世界知识》2005 年第 15 期。

74. 王义桅:《全球化时代的大国安全观——中国的安全文明及其对西方的超越》,《人民论坛·学术前沿》2014 年 6 月 (上)。

75. 朱业宏、鄢光旭,《试论检验检疫与维护国家经济安全》,《长江大学学报》(社会科学版)2006 年第 6 期。

76. 李干荣:《揭开进口服装质量面纱——进口服装频出质量问题探究》,《中国检验检疫》2007 年第 5 期。

77. 袁琪:《出口儿童服装风险分析研究》,《中国检验检疫》2010 年第

4 期。

78. 李今中：《如何正确处理"保安全"与"促发展"的关系》，《中国检验检疫》2012 年第 3 期。

79. 张亮：《美国口岸反恐应急体系的启示》，《中国检验检疫》2013 年第 10 期。

80. 卢超、张立、徐鉴等：《浅述出入境检验检疫与非传统安全问题的治理》，《检验检疫学刊》2011 年第 1 期。

81. 吕泉福、储晓刚、李竞等：《浅谈我国第三方检测机构的现状和发展》，《检验检疫学刊》2011 年第 6 期。

82. 刘伦辉、谢寿昌、张建华：《紫茎泽兰在我国的分布，危害与防除途径的探讨》，《生态学报》1985 年第 5 卷第 1 期。

83. 丁建清：《外来生物的入侵机制及其对生态安全的影响》，《中国农业科技导报》2002 年第 4 卷第 4 期。

84. 董梅、陆建忠、张文驹等：《加拿大一枝黄花——一种正在迅速扩张的外来入侵植物》，《植物分类学报》2006 年 44 卷第 1 期。

85. 郭惠明，程红梅：《外来入侵植物紫茎泽兰化感作用研究进展》，《中国农业科技导报》2008 年第 10 卷第 1 期。

86. 冯惠玲、曹冯麟、梁晓东等：《薇甘菊在广东的分布与危害》，《热带亚热带植物学报》2002 年第 10 卷第 3 期。

87. 丁义、褚建君：《水葫芦的生物防治》，《杂草科学》2005 年第 3 期。

88. 成新跃、徐汝梅：《中国外来动物入侵概况》，《生物学通报》2007 年第 42 卷第 9 期。

89. 成新跃、徐汝梅：《中国外来动物入侵概况》，《生物学通报》2007 年第 42 卷第 9 期。

90. 杨叶欣、胡隐昌、李小慧等：《福寿螺在中国的入侵历史、扩散规律和危害的调查分析》，《中国农学通报》2010 年 26 卷第第 5 期。

91. 潘沧桑：《松材线虫病研究进展》，《厦门大学学报》（自然科学版）2011 年第 50 卷第 2 期。

92. 张伯强、陆承平：《外来动物疫病的传入途径分析及其防控》，《中国动物检疫》2009 年第 26 卷第 7 期。

93. 魏伟、马克平：《如何面对基因流和基因污染》，《中国农业科技导报》2002 年第 4 卷第 4 期。

94. 贾世荣：《转基因作物的环境风险分析研究进展》，《中国农业科学》2004 年第 37 卷第 2 期。

95. 张晓婷、张月霞、杨振华等：《常见危险化学品危害防范及处理办法》，《大学化学》2012 年第 27 卷第 1 期。

96. 庞堃、刘孟春、肇子春等：《进口固体废物原料相关问题探讨》，《再生资源与循环经济》2010 年第 3 卷第 10 期。

97. 刘云兴、迟晓德：《中国电子垃圾危害与处理技术研究》，《环境科学与管理》2013 年第 38 卷第 5 期。

98. 丁斌：《危险化学品泄漏事故的应急处置》，《安徽化工》2008 年第 34 卷第 1 期。

99. 刘晓青、冯子健、张静：《伤寒副伤寒防控对策研究》，《疾病监测》2008 年第 23 卷第 1 期。

100. 张莉：《病毒性肝炎的防治研究》，《当代医学》2012 年第 18 卷第 32 期。

101. 刘洁、曲波、何钦成：《我国 1989－2009 年疟疾变化趋势分析及未来发病预测》，《实用预防医学》2011 年第 18 卷第 3 期。

102. 车河龙、林栋：《疟疾的防控现状及进展》，《热带医学杂志》2010 年第 10 卷第 2 期。

103. 廖如燕、陈胤瑜、宋卫等：《国境口岸生物恐怖事件应对策略与措施的探讨》，《中国国境卫生检疫杂志》2008 年第 3 卷第 2 期。

104. 赵清慧：《日本韩国卫生检疫工作考察》，《中国国境卫生检疫杂志》2004 年 12 月第 27 卷第 6 期。

105. 陈一资、胡滨：《动物性食品中兽药残留的危害及其原因分析》，《食品与生物技术学报》2009 年第 28 卷第 2 期。

106. 万亮、李金林、曾凯等：《浅析酒中常见金属污染物》，《广州化工》2013 年第 41 卷第 19 期。

107. 徐俊：《进口旧机电检验监管刍议》，《科技创新导报》2010 年第 24 期。

108. 曹学强：《进口服装亟待通过检测关》，《进出口经理人》2011 年第 6 期。

109. 于洪峰：《家用电器安全隐患的原因及预防措施》，《电子与封装》2010 年第 10 卷第 6 期。

110. 陈国柱、林小涛、陈佩：《食蚊鱼入侵生态学研究进展》，《生态学报》2008 年第 28 卷第 9 期。

111. 丁晖、石碧清、徐海根：《外来物种风险评估指标体系和评估方法》，《生态与农村环境学报》2006 年 22 卷第 2 期。

112. 周国梁、印丽萍、黄晓藻：《外来生物风险分析指标体系的建立》，《植物检疫》2006 年第 S1 期。

113. 李春田：《现代标准化方法——综合标准化第五章标准系统的结构》，《中国标准导报》2011 年第 5 期。

114. 杨立宏：《掌握标准分类快速检索标准》，《品牌与标准化》2011 年第 8 期。

115. 查文安：《完善我国标准化体系跨越技术性贸易壁垒》，《中国标准化》（获奖论文专刊）2013 年。

116. 李颖颖：《国际贸易中商品检验检疫的意义和作用》，《现代农村科技》2012 年第 24 期。

117. 王俊、王昕：《国内外突发公共卫生事件应急管理综述》，《中国市场》2012 年第 26 期。

118. 任仲平：《新的安全观——命运共同体》，《人民日报》2014 年 7 月 28 日第 3 版

119. 王逸舟：《重视非传统安全研究》，《人民日报》2003 年 5 月 21 日第 7 版。

120. 韩春苗、胡楠：《洋垃圾：跨越国境的生态灾难》，《人民日报》（海外版）2009 年 7 月 22 日第 2 版。

121. 潘悦：《当前国际贸易发展的主要特征和基本走势》，《求是》2014 年第 11 期。

122. 蔡文彪、叶东辉：《国际贸易带来的非传统安全问题亟待重视》，《学习时报》2013 年 12 月 16 日第 A7 版。

123. 彭海、张凤坡：《生物国防防范悄无声息的战争》，《科技日报》2013 年 10 月 29 日。

124. 王军：《量子技术：让信息化战争变了容颜》，《中国国防报》2014 年 1 月 8 日，第 3 版。

125. 刘慧：《中国将全面推进贸易便利化》，《中国经济时报》2014 年 5 月 5 日。

126. 刘仁陆：《正确认识出入境检验检疫在国家安全与发展战略中的地位和作用》，《中国国门时报》2014 年 6 月 30 日。

127. 王立：《"合规性"贸易壁垒将成美国新保护伞》，《中国国门时报》2013 年 5 月 8 日第 6 版。

128. 麦文伟：《筑牢"铜墙铁壁"防范外来物种入侵》，《中国国门时报》2013 年 4 月 17 日第 6 版。

129. 周哲、万勇：《宁波检验检疫局着力改革创新服务地方发展》《中国国门时报》2014 年 1 月 24 日第 1 版。

130. 戴敏荣：《再谈检验检疫机构职能转变》，《中国国门时报》2014 年 9 月 4 日第 2 版。

131. 甘均先：《国际贸易与国门安全——检验检疫应对非传统安全问题时的两难困境分析》，载余潇枫主编《中国非传统安全研究报告（2014 - 2015）》，社会科学文献出版社 2015 年版。

132. 廖丹子、王梦婷：《从"国门安全"到"场域安全"——出入境检验检疫在国家安全治理中的新定位》，载余潇枫主编《中国非传统安全研究报告（2013 - 2014）》，社会科学文献出版社 2014 年版。

133. 廖丹子：《中国民防体制的困境及其超越》，博士学位论文，浙江大学，2013 年。

134. 马森：《加拿大一枝黄花的入侵生物学研究》，博士学位论文，复旦大学，2003 年。

135. 阮光册：《贸易便利化背景下海关应对非传统安全的策略》，博士学位论文，华东师范大学，2012 年。

136. 张伯强：《外来动物疫病口岸防控的现状分析与对策》，博士学位论文，南京农业大学，2008 年。

137. 李建中：《六种潜在外来入侵线虫在中国的适生性风险分析》，硕士学位论文，吉林农业大学，2008 年。

138. 王康琳：《我国检验检疫部门应对美国技术性贸易壁垒对策研究》，硕士学位论文，对外经济贸易大学，2012 年。

139. 王涵：《我国检验检疫制度发展现状、问题及对策研究》，硕士学位论文，厦门大学，2009 年。

140. 吴义乾：《广州出入境检验检疫问题研究》，硕士学位论文，华南理工大学，2012 年。

141. 杨勇琼：《检验检疫机构转变检验监管模式改革研究》，硕士学位论文，吉林大学，2012 年。

142. 韩星忠：《论中国出入境检验检疫法律制度之完善》，硕士学位论文，中国海洋大学，2011 年。

后　记

当本书付梓时，所有研究成员都感觉卸下了千斤重担，不禁感叹：书到写时方知难！作者们自嘲道，这是我们"联合编队"的第一个孩子，尽管护胎过程历经了万苦千辛，但所幸，她终于诞生了！

宁波出入境检验检疫局自2013年底起开展"检验检疫非传统安全分析"（2014IK277）课题研究，浙江大学非传统安全与和平发展研究中心有幸共同参与，这是双方集体努力两年多的成果。这支"联合编队"在质检总局领导的鼓励和关怀下，实地调研了宁波、深圳、上海、浙江、广东、重庆、河南等检验检疫局，并就研究中的具体问题对宁波检验检疫局及其下属局进行了十多次的反复走访、比较与探讨，在全国16个直属检验检疫局开展了问卷调查。在书稿的撰写过程中，这支"联合编队"通力合作，就书稿的立意、观点、框架、结构、逻辑、数据、案例、表述等很多方面，不厌其烦地反复进行集体磋商、讨论、思索、调研，甚至还展开"辩论会"，每一次思维的争辩和碰撞，都是书稿某一方面"臻于至善"的重要台阶。诚然，书中正误，有待读者和时间来检验，但在研究的合作方式上，不得不说，这支"联合编队"的创立与实战，着实是检校实质性合作方式的一大创新和成功典范。

实际上，本书所建构的"场域安全"，已在实践中得到运用，且见成效。如宁波保税区跨境电商监管模式就是在"场域安全"思想的启迪下设立和不断完善的，宁波进出口商品采购贸易改革示范区的监管模式探索，也是在"场域安全"所蕴含的"前伸""后延""中转""外联"的思路下而不断创新。同时，我们在书中提出了检验检疫系统、甚至是大质检系统基于总体国家安全观和全面深化改革而应努力的方向与思路，这是基于理论分析、现实需要和国家利益而对未来进行的一种"构想"，读者对此必定见仁见智，因此期待读者与我们有更深入地讨论。

　　我们的研究成果得到了新华社、中国社科院等机构的关注，他们分别通过各自的信息渠道以"安全和发展"的名义向决策层建言进策，我们也据此发表了一系列的学术文章。实事求是地说，本书还只是在检验检疫非传统安全研究中迈出的一小步，但却是将检验检疫与非传统安全理论相互关联迈出的一大步。本书以期为检验检疫的"保国安民"宗旨及其具体工作建立理论支撑，为检验检疫甚至大质检维护国家安全的深化改革提供新的理论思路。当然，这项研究工作才刚刚开始，大质检的丰富实践与大胆创新，值得我们进一步关注、学习、研究与提升。付梓印刷之际，衷心感谢国家质检总局的鼓励和支持，特别是支树平局长、梅克保副局长、党组成员李元平对本研究的持续关注和指导，还有办公厅以及相关司局给予的智力支持；还要感谢深圳、上海、浙江、广东、重庆、河南等检验检疫局及其下属机构在"联合编队"调研时给予的支持，以及对于问卷的认真回复，尤其要感谢他们对本课题研究所提出的建设性思路和参考性建议；当然，还感谢"联合编队"所有成员为书稿付出的持续努力和辛劳，特别是余潇枫、赵振拴、廖丹子为最后阶段的统稿所做的努力，叶东辉、钱显明、邹海燕为本书的校对、出版联系所付出的辛苦。